《易》曰「备物致用」，旨在斯欤！

# 本草致用

朱步先　著

丁泽婉　协助整理

人民卫生出版社

·北　京·

# 著者简介

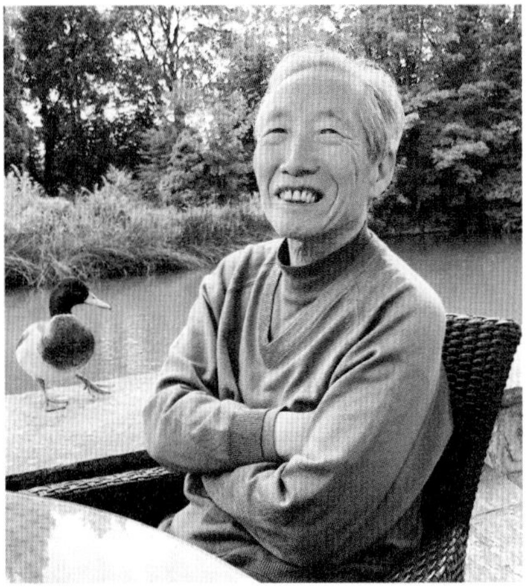

朱步先，1945年生，江苏泰兴人。始承家学，后拜朱良春、朱则如为师，从医60余载。曾任泰兴市中医院副院长、《中医杂志》编辑部副主任，《中医杂志》社副社长等。现旅居英国。

主要著作有《〈普济本事方〉发微》（2011年人民卫生出版社出版）、《寒热并用药对串解》（2013年人民卫生出版社出版）。

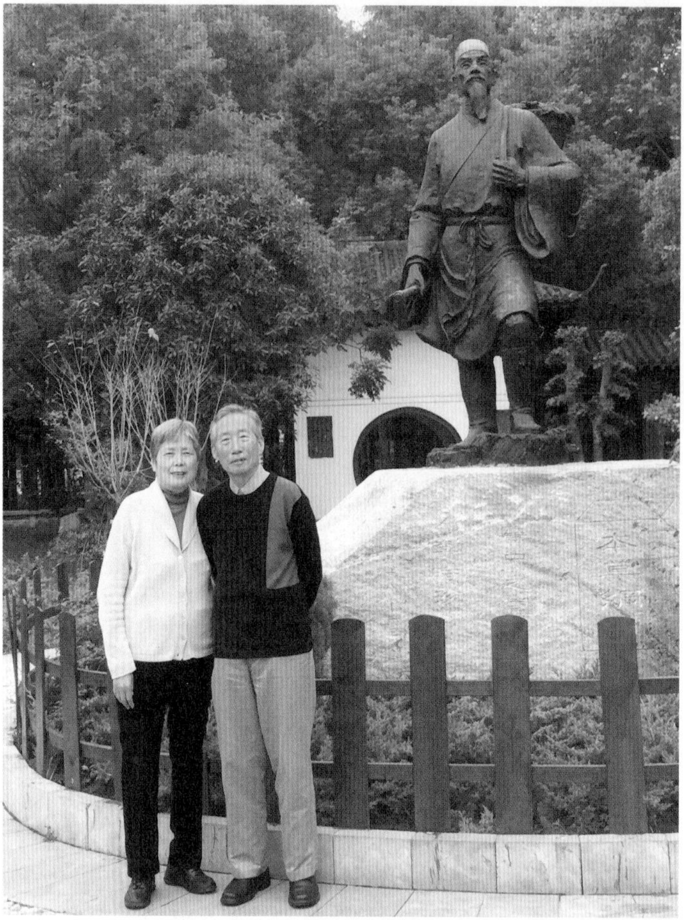

2017 年 10月摄于湖北蕲春李时珍纪念馆

# 自序

本草之学，以识药知体、明性致用为要义，体用兼赅，能事毕矣！然而识药不易，明性更难。一难在性味之考定。同为一药，常有此言寒，彼言温；此言苦，彼言酸者。虽然其间不无气味相兼，互补、互发之处，然寒温异性、苦酸异味、功用殊途，岂能一概混同？二难在文献采撷之精当。《本经》《别录》以降，本草著述甚丰，或疏证发微，阐述古籍之精义；或搜罗宏富，匡补前修之未逮；或由博返约，以利诵习。其间引申发挥者有之，因循讹误者亦复不少。若朱紫莫别，何能取精用宏？三难在破思维之程式。约定俗成，分门别类，发汗解表药、通里攻下药、补气补血药等等，久久习以为常，药性日趋简化，药用日渐狭窄。殊不知万物负阴抱阳，作为天然药物的中药，功用的多样性乃是其特质，也是其区别于化学药品的重要标志。倘只见一面，不见通体，焉能领略中药的奥秘？

研求药性必须精思敏悟、崇尚实践。古之良医，不耻下问于渔樵，以经验所得，不乏真知，胜过肤泛空论。非亲历其境，难辨药物之真伪；非亲证其用，难明药性之究竟。当今，人们的生活环境不同，疾病谱在变化，化学药品的不良反应层出不穷，临证用药面临新的挑战。我们既不能妄自菲薄，也不可墨守成规。病因、病机在变，但变中有不变的法则，那就是中医经典揭示的大经大法，是气味阴阳解析药性的通则。坚守此，方不致迷失自我。思接千载，视通万里，将生发出无穷的创造力。化古为新，发掘药物的潜在功用，不泥于古，亦不悖于今；锲而不舍，潜心研究，不断加以丰富与完善，乃能开辟一个全新的药用世界。

参悟药性，要通过由此及彼的分析和正反两方面的推勘，不为条框所拘，不为藩篱所限，才能获得思想的自由。从而开启心智，物我一体，精神专一，顺乎自然，则药之应用操之在我，正用、反用、活用、奇兵妙用，得之心而应之手，至于出神入化，更是无上妙境。凡滞于纸上语者，用药失之拘；道听途说者，用药失之妄；知正不知奇者，用药失之窄，均为治学之所忌。

兹拈取常用中药百味以为例，折衷诸家，参以己见，存真去伪，由伪识真，阐明药性以彰药用。自惭所见甚浅，难尽药用，聊供读者参阅而已。

《易》曰“备物致用”，旨在斯欤！是为序。

朱步先

二〇一九年四月于英国牛津

# 说明

一，笔者近三十年来悬壶海外，受到动物药等禁用的限制，悉以中草药应病，久之略具心得，遂萌著述之志，斯书之缘起也。所集远非本草全貌，然解析药性的思路与方法未尝不可触类旁通，给人以启示。

二，老药新用，古义今用。对海外的常见病，例如过敏性哮喘、花粉症、溃疡性结肠炎、湿疹、抑郁症等，书中特加以讨论，介绍应用概况。以有限的中药品种应对复杂的病证，就必须发掘其药用潜力，扩大其应用范围，从而进一步彰显其药用价值。

三，一药多用，殊难穷尽。万用归一，其间必有内在联系，执一可扼其要；知常达变，配伍变通，一化为万，其用无可限量。正所谓：尽精微，致广大；摄毫厘，弥宇宙。

四，阴阳相抟，万物化生。“纯阴”“纯阳”之说切勿胶柱，所谓纯阴者，阴中必有阳；纯阳者，阳中必涵阴。推之，药物的升降，不可绝对言之：性升者，非无降也，升多降少也；性降者，非无升也，降多升少也。且上行极而下，下行极而上，洞明此理，方不致拘泥不化。

五，阴阳互藏，乃道之所在。气能生血，血能藏气。中药的入气分、入血分仅是大致的划分，没有截然的界限。养血填精药可用来益气，益气药亦能补血生精。推之行气药可用来化瘀，活血化瘀药未尝不有助于行气解郁。诸如此类，全在医者审时度势用之。

六，药物的补泻、损益当辩证地看待。生生化化，不化不生，人参能破坚积，枳实能生肌肉，黄芪能攻毒消肿，大黄能安和五脏……凡此均为余所服膺。学者苟能细心揣摩，不仅有助于了悟药性，且可开治病愈疾之法门。

七，解除精神束缚，破除药物非攻即补、非通即涩、非散即敛之类的定式，领悟补中寓通、敛中寓泻、开中寓阖，乃至能补能泻、能散能敛、能燥能润之类的精义，从中体悟中药的奥义。

八，凡本人有新的发现，书中必录。例如白蒺藜能治便秘，固然可从其疏风行气、促进肠蠕动加以理解，但笔者发现它含植物油，不仅辛润，抑且油润，对其能通便又多了一层领悟。再如木贼能治肠风、崩漏，与其味涩有关。凡此前人所未言，或语焉不详者一并收载。虽非定论，但可资进一步研索。

九，药物归经之说，张洁古倡之，王海藏因之，对循经用药直达病所不为无益。徐灵胎质疑其说，以为药物固有专长，而人之气血无所不通，岂有某药只入某经之理（见《医学源流论》）。余以为临证用药还有从化（如从某药则补，从某药则泻，从某药则热，从某药则寒）、相随（随某药入某经）等配伍妙法，故归经之说切勿执着，庶不致立一说而生一弊。

十，书中古贤著述，余多用简称，如《神农本草经》《太平惠民和剂局方》引为《本经》《和剂局方》，《备急千金要方》《千金翼方》合称《千金方》等，兹不一一赘述。

# 目录

〇一

# 人参

◎人参味甘、微苦，性微温，入脾、肺、心经，为补气生津、安神定志的良药，还能通经活血、攻坚破结，广泛应用于外感、内伤的诸多疾患。如伤寒热病（特别是心力不健之候）、霍乱、消渴、哮喘、反胃、痞满、积聚、久痢、惊悸、健忘、吐血、崩漏及外科疮疡诸疾。其性中正平和，为扶元之大药，逐邪之良品。明代医家张景岳称人参、熟地、附子、大黄为『药中之四维』，其所赖者深矣！明用『参』之法，亦可启悟用药之道。

◎人参用之得当，固无论矣；用之不当，则益疾增病，胶固邪气。特别是外感热病，当用与否，应用之时机，用量之多寡，此中之分寸不易把握。明代医家喻嘉言在《寓意草》中论述颇详，揣其大意，外感用参主要有二义：一是扶元达邪，虚弱之人用少量人参入解表药中，为祛邪之资，如参苏饮、败毒散之类；二是和解剂中用人参，『藉之以得其平，亦非偏补之意』，如小柴胡汤。清人陈士铎对用参的多寡作出如下的界定：『当邪之初入也，宜少用参以为佐；及邪之深入也，宜多用参以为君；及邪之将去也，宜专用参以为主。斟酌于多寡之间，审量于先后之际，又何参之不可用，而邪之不可攻哉！』（《本草新编》）上列二家均是阅历有得之言，可供参考。究其精义，余独心折清代医家徐灵胎之邪正离合论，徐氏在《神农本草经百种录》中云：『仲景伤寒方中，病未去而用参者不少，如小柴胡、新加汤之类……此则以补为泻之法也。』又云：『古人曲审病情，至精至密。知病有分有合，合者邪正并居，当专于攻散；分者邪正相离，有虚有实，实处宜泻，虚处宜补，一方之中，兼用无碍，且能相济，则用人参以建中生津，拓出邪气，更为有力。若邪气尚盛而未分，必从专治，无用参之法也，况用之亦皆入疏散药中，从无与熟地、萸肉等药同入感证方中者，明乎此，而后能不以生人者杀人矣。』盖正与邪如影随形，邪正并居，是指邪气亢盛、正邪相争之时，治之或汗或清或下，邪去则正安，无须用参。除非元气不支，阳证有转阴之势，如老年人患流感，高热而心力不健之际，当见微知著，用参或其他顾护心力之品。至于邪正相离，当补虚夺实，虚实兼顾，宜攻（消）补兼施，斯时人参能解表、能通下、能化痰、能利水、能攻坚、能通脉、能化瘀。《本经》称人参『除邪气』，《别录》说人参『通血脉，破坚积』，皆其意也。

姑以人参扶元气、除邪气为两大纲，略述其临床应用如次：

用人参治危急重症，着眼于挽心力之衰微，固元气之将脱。有独用，以及伍附子，伍麦冬、五味子诸法。独参汤用其一味，水煎浓汁服用，治症情危重，肢冷多汗，面色苍白，脉微弱者；吐血、崩漏等各种大出血症亦可用之。以有形之精血不能速生，当急固无形之气，气旺自能摄血。若真阳有暴脱之虞，汗出黏冷，或上气喘急，或大便自利，脉微欲绝者，当人参与附子并用（参附汤），以温阳强心，回厥复苏。若气阴兼伤，气短倦怠，汗多口渴，脉虚细者，宜人参与麦冬、五味子并用（生脉散）。盖阴液不足则脉道不充，用麦冬济人参以滋阴液；气散不聚则元气耗伤，故用五味子以敛之，庶可收生脉扶元之效。倘兼见阳气欲竭，酌加附子；阴伤血痹，复入生地。

用人参"补五脏"（《本经》）、宁神志，以其伍胡桃肉、伍白术、伍熟地、伍茯苓均是其例。《百一选方》观音人参胡桃汤，补益肺气，平定喘逆，取"新罗人参一寸许，胡桃肉一个（去壳，不剥皮），煎汤服"。其证畏寒肢冷，咳喘，动则尤甚，咳痰不易。胡桃肉温心肾阳气，能融痰、滑痰，连皮用之能敛肺，以利肺之开阖；新罗人参出自朝鲜，与之相伍，足可益肺气、健心力、平喘逆。《集简方》参术膏，补益脾气，益气生精，取"白术一斤，人参四两（切片），以流水十五碗浸一夜，桑柴文武火煎取浓汁熬膏，入炼蜜收之，每以白汤点服"，适用于脾胃虚损之候。张景岳之两仪膏，补益精气，系以人参、大熟地二味加蜜熬成，适用于积劳虚损、精伤气怯之候。方用人参益气，熟地填精，精气互生互化，"用以调元，尤称神妙"（张景岳语）。人参伍茯苓，意在利窍宁神，可用于心气不足，心下有饮邪积聚，惊悸不安；随证加用半夏、陈皮、龙骨、牡蛎之属，还可用于上气不足，湿痰阻痹，机窍不灵，令人恍惚善忘之候。盖此证徒补无益，当益气健脑与化痰利窍并用方能有济。茯苓行气化，化湿痰，与人参并用补中兼通，窍空则灵。《千金》"主心气不定，五脏不足，甚者忧愁悲伤不乐，忽忽喜忘，朝瘥暮剧，暮瘥朝发"之定志小丸（人参、茯苓、菖蒲、远志），以及《千金》"令人不忘方"（菖蒲、远志、茯苓、茯神、人参），均以参、苓相伍，还配合远志交通心肾，菖蒲以开机窍，即是此意。

用人参解表，取其扶正托邪，并顾护心力。《和剂局方》人参败毒散（人参、羌活、独活、前胡、柴胡、桔梗、枳壳、川芎、茯苓、甘草、生姜、薄荷），适用于外感风寒，憎寒壮热，无汗，头痛项强，身体烦疼，胸膈痞满，舌苔白腻，脉浮软者。其证表气郁闭殊甚，用羌活解外，还配合柴胡、川芎、薄荷开发郁结，以利发汗；因正虚，故用人参鼓邪外出。此方还可用于痢疾、疮疡初起之候。喻嘉言治痢疾阳邪陷入阴分，有“逆流挽舟”一法，用此方有效，深具卓识。冬令老人、虚人感冒，若心力不健，见脉有间歇或脉浮而弱，此方可以用之。若临证兼见苔白而干，不妨加入玉竹，既可化羌、独之热，与人参同用又能气阴兼顾，调节心律。虚人外感用《和剂局方》参苏饮（人参、紫苏叶、葛根、前胡、姜半夏、木香、茯苓、桔梗、枳壳、陈皮、炙甘草、生姜、大枣）亦妙，此方的特点是解肌清热，化浊和中，可因证酌用。

用人参通下，取其补虚夺实之用。《伤寒六书》黄龙汤系大承气汤加味而来，方由大黄、芒硝、枳实、厚朴、人参、当归、甘草组成，水二盅，姜三片、枣子二枚，煎后加入桔梗一撮，热沸为度。适用于腹痛拒按，谵语，腹满，便秘，或自利清水，色纯青，神昏肢厥，舌苔焦黄或焦黑，脉沉细数者。其证胃肠燥热，燥屎内结，而气血两虚，阳气不布，非参、归不能助硝、黄通下，非硝、黄通下不能逐邪存正，正所谓补泻“兼用无碍，且能相济”也！清人蒋宝素《问斋医案·伏邪》中载一案：留邪宿滞，凝结肠胃，大便三旬未解，呕吐，不能纳谷。药用：大黄、玄明粉、枳实、人参。药后“大解紫黑恶臭，结粪颇多，呕吐竟止”，转予养胃和中之品善后。此病延较久，邪热宿滞固结肠中，胃气不得顺降，转而上逆，呕逆不食，中气大虚，用人参以扶胃气，伍枳实通补阳明，降逆止呕；胃气顺降，足可助硝、黄通下邪热积滞，邪去而胃气更易复也。

用人参和解，是借其中和之性以平调寒热。《伤寒论》小柴胡汤（柴胡、黄芩、半夏、人参、甘草、生姜、大枣）、黄连汤（黄连、桂枝、人参、半夏、干姜、甘草、大枣）二方均用人参。前者适用于伤寒往来寒热，胸胁苦满，嘿嘿不欲饮食，心烦喜呕之证，旨在和解表里；后者适用于“伤寒胸中有热，胃中有邪气，腹中痛，欲呕吐者”，旨在和解上下。一则柴、芩并用，一则桂、连兼施；然用参、半、甘草和胃气则一。盖和解表里是言气机之出入，和解上下是言气机之升降，均以胃气为依托，方能“藉之以得其平”。疟疾用和法的机会亦多，人参亦有应用之时，如

《百一选方》大效人参散，“治山岚瘴疟，不以久近，或寒或热，或寒热相兼，或连日，或间日，或三日一发”，“人参（去芦头）、常山（锉）、青蒿（去根梗）各等分，上为细末，每服二钱半。如明日当发，今日午时用酒一大盏调，分作三服，一更尽时一服，三更一服，五更一服。”常山、青蒿均为截疟之要药，人参独用并无截疟之功，但与之相伍，有助于和解寒热、扶正达邪，转可截疟。

用人参化痰，取其使津液复归正化，痰涎不致旋消旋生。痰涎量多，祛之不净，既表示邪盛，也说明脏腑功能之衰减，徒事攻痰无益。《问斋医案·痰饮》载一案：《内经》有饮症，无痰字。盖痰因病生，非病因痰致，治其所以生痰之源则痰自清。若但从事于痰，任行攻击，恐违实实虚虚之旨。方用：人参、云茯苓、冬白术、炙甘草、制半夏、陈橘皮、制胆星、枳壳、生姜、大枣。证系脾湿生痰之候，故用六君子汤加胆星、枳壳，浚其源而洁其流。张仲景治“咳逆上气，时时吐唾浊，但坐不得卧”，用一味皂荚（刮去皮，用酥炙），制蜜丸，以枣膏和汤调下。皂荚善祛胶固之痰，但性悍，正气虚者可仿李东垣《兰室秘藏》交泰丸之例，与人参相伍。余治中气不足，痰涎、食滞内停，腹胀纳呆，常以人参（或党参）与莱菔子并用，不仅祛痰得力，且健运中州，醒胃开食。

用人参利水，是用其增气化之力，奏行水利尿之功。《卫生易简方》“治一切水气，遍身肿满”，用“人参一两半、葶苈四两（锅内铺纸炒黄），为末，枣肉为丸如梧子大，每服五十丸，桑皮汤下，空心，食前，日三服”。此方实系张仲景葶苈大枣泻肺汤加人参而成，若兼喘逆，用之尤宜。葶苈子泻肺化饮其力颇峻，用人参以助气化，庶几消补兼行，有利水逐饮而不伤正之妙；桑白皮肃降肺气，利水消肿，以其煎汤送丸用意颇佳。现代所见心力衰竭之患者，若症见心悸气短，咳逆倚息不得卧，咳痰如水状者，可用此方，取其益气强心、逐饮平喘之效用。癃闭小便点滴不通，甚则胀闷欲死，当以启窍利尿为首务。人参滋补，似乎不宜，不知补能助其通也。陈修园《时方妙用》采一验方，用人参、麻黄各一两，水煎服。麻黄其性轻扬，发散之力猛，用其通阳利尿一般宜冷服，取其直达下焦，以开关启窍；此方以人参之大力驾驭之，既可助其通阳化气之力，又能缓其发散之性，颇具巧思。张锡纯治癃闭之宣阳汤，药用：野台参四钱，威灵仙钱半，寸麦冬六钱，地肤子一钱。为“阳分虚损，气弱不能宣通，致小便不利”之证而设，张氏以为此方“以人参为君，辅以麦冬以济参之热，灵仙以行参之滞，少加地肤子为向导药”以奏功。以余观之，威灵仙通行十二经，化有形之痰水，能治大便秘涩、小便不通，其与人参并用，与上方参、麻相伍，有异曲同工之妙。

用人参化瘀，取其能通血脉，俾血随气行以消癥破积。如人参伍五灵脂，能化瘀通经，治疗妇人经闭。古有人参畏五灵脂之说，然而明人李言闻云：“古方疗血闭四物汤加人参、五灵脂，是畏而不畏也。”二味并用还能泄浊、消胀，清人张璐尝用之治血蛊。《张氏医通》治血蛊之琥珀人参丸，“人参、五灵脂各一两，琥珀、肉桂、附子（生）各五钱，赤茯苓、川芎、沉香、穿山甲（煅）各三钱，为末，浓煎苏木汁为丸，每服二钱，早暮温酒各一服。”张氏谓：“此人参与五灵脂并用，最能浚血，血蛊之的方也。”五灵脂还能镇痛，脘痛经久不愈，胃气虚乏，瘀滞阻络者，此二味并用亦验。其中人参亦可用党参或太子参代替，党参功近人参而力较弱，长于健脾，其性平和；太子参虽力薄，但益气清补可以养胃，均可随证择用。此外，《圣惠方》还有人参、苏木相伍之法，治产后瘀阻于肺而发喘者。适应证不同，但与参、脂并用之意不殊。

人参作调和中焦之剂，配伍应用不胜枚举。脾虚失运，腹中胀满，可伍厚朴，如《伤寒论》厚朴生姜半夏甘草人参汤。胃虚失和，心下痞坚，可伍枳实（枳壳），如李东垣《兰室秘藏》消痞丸（干生姜、炒神曲、猪苓、泽泻、厚朴、砂仁、半夏、陈皮、人参、炒枳实、炒黄连、黄芩、姜黄、白术、炙甘草）。胃寒呕逆，水谷不化，可伍丁香，如《拔萃方》治此证用“人参、丁香、藿香各二钱半，橘皮五钱，生姜三片，水二盏，煎一盏，温服”。邪热扰胃，噤口不食，可伍黄连，如朱丹溪治噤口痢，常以人参伍姜汁川连以治之。食谷不化，胃反呕吐，可伍半夏，如《金匮》治此证用大半夏汤（半夏、人参、白蜜）。

总之，人参之用，变而通之可至于无穷，以上略示其例而已。

# 〇二 黄芪

◎黄芪味甘、性平（生则微凉、炙则微温），入肺、脾经，具补气升阳、通调血脉、利水消肿、托毒生肌之功，为劳倦内伤、水肿、久痢、肺虚咳嗽、消渴、痹证、肌肉痿废、自汗、子宫下垂、脱肛、崩漏、便血等证常用之药。还善疗痈疽疮疡，可作外治之用，内服尤能托里排脓，消肿止痛，生肌愈疡。

◎黄芪为补气之要药，尤长于充养卫气，所以前人有『固表』『实表』之说，然而张洁古称其『无汗则发之，有汗则止之』。其性是散是固？是发是敛？《灵枢·本脏》：『卫气者，所以温分肉，充皮肤，肥腠理，司开阖者也。』气机的升降出入无所不在，护卫固表非固涩之谓，而在于有助于毛窍的开阖，助其开，故『气虚而难汗者可发』；助其阖，故『表疏而多汗者可止』（张景岳语）。清人张璐《本经逢原》称黄芪为『腠理开阖之总司』，其说得之。

◎黄芪伍防风，古人曾用于治疗风邪入中、肢体偏废，腠理不密、易感风邪，以及自汗、下痢后重等诸多疾患，配伍独特，义堪参究。李东垣谓：『防风能制黄芪，黄芪得防风其功愈大，乃相畏而相使者也。』防风、黄芪一散一补，大开大阖，防风通行周身，载黄芪无处不到；黄芪驱使防风，逐风邪外出，可谓相反相成。李时珍曰：『古人用补药必兼泻邪，邪去则补药得力，一辟一阖，此乃玄妙。后世不知此理，专一于补，所以久服必致偏胜之害也。』（见《本草纲目》『泽泻』条下）盖体虚之人易感风邪，风性疏泄，卫表愈加不固。防风祛风，风去则表气自固；黄芪本主『大风』（《本经》），卫气充养则风邪自散。二味同用，散中有存正之功，补中有祛邪之意，开阖兼济，其理深微。

观乎古人对历节病、痹证等的治疗，亦可见用黄芪助开阖之意。《金匮》“治中风手足拘急，百节疼痛，烦热心乱，恶寒，经日不欲饮食”之千金三黄汤（麻黄、独活、细辛、黄芪、黄芩），用麻、独、辛，辛开温散，宣通痹着；黄芩清风化之热；黄芪既可助正气以达邪，且与辛散诸品并用，开阖兼济，以杜风邪复入之路，倘无此一味，诸药失之统御，殊失制方之精义。又如《金匮》治“脚气疼痛，不可屈伸”之乌头汤（麻黄、芍药、黄芪、川乌、甘草、蜂蜜），旨在通阳宣痹，散寒镇痛，方中麻黄伍黄芪，亦是开阖兼济之意。再如《济生方》蠲痹汤，为风湿痹痛，项背拘急，腰腿沉重，手足举动维艰之证而设，药用：当归（去芦，酒浸）、赤芍药、片子姜黄、黄芪（去芦）、羌活各一两半，甘草（炙）半两。上药㕮咀，每服四钱，水一盏半、生姜五片、枣一枚，煎至八分，去滓温服，不拘时候。驱风逐湿羌活之力雄，伍入黄芪，与上方麻、芪相伍配伍虽异，但用意不殊。配合活血通络、宣痹镇痛之品，立方深具法度，为风湿痹痛所习用。总之，用黄芪治虚痹人所易知，上述种种用法，尤当深入领悟。

芪、防并用，加一味白术，为玉屏风散，可用于表虚自汗，以及虚人易感风邪者。若配合桂枝汤，对感冒缠绵不解或反复发生有一定的效果。内有郁热，酌加黄芩亦可。若加一味枳壳，为《普济方》“治痢后，里急后重”之三奇散，此方取“枳壳、黄芪、防风等分为末，每服二钱，蜜汤下，米饮亦得”。黄芪扶正气，防风升清阳、祛肠间风气，枳壳化肠间瘀滞，三味并用，升而能降，适用于痢疾邪少虚多之候。此方可作汤剂，治疗虚痢，可随证加用清肠化滞、固摄下焦气化之品，通塞互用，尤为熨帖。

黄芪补气生津，善治消渴。消渴涵盖了今之糖尿病，证治其理可通。糖尿病患者小便反甜乃水谷精微外泄之征，故多具脾虚之内因。黄芪益脾气，收摄脾精，促进脾脏功能的恢复。精微流失脾阴受损，故黄芪常配合濡养脾阴之品，以冀气阴兼顾，阳虚者还当参用温阳之品。《千金》载一消渴方，药用黄芪、茯神、瓜蒌根、甘草、麦冬、干地黄，即以其伍入甘寒濡润、生津养血之品，仅用一味茯神流通气化，为益脾固本、生津止渴之良剂。《证治准绳》黄芪汤“治诸渴疾”，系以《千金》此方加五味子而成，借其酸敛以固摄精微，用意更为周到。刘河间《宣明论方》黄芪汤，治“饮少溲多”之肺消，药用：黄芪三两，五味子、人参、桑白皮、麦门冬（去心）各二两，枸杞子、熟地黄各一两半。上为末，每服五钱，水二盏，煎至一盏，去渣，温服。其证不仅肺脾功能失调，且病及于肾，故参用填精化气之品，以固其本。近代名医陆仲安善用黄芪，曾用大剂黄芪等治愈胡适的糖尿病，一时传为佳话。至于黄芪伍山药，尤为糖尿病常用之药对，再视其病涉何脏，阴虚、阳虚之偏颇，夹痰热、夹瘀滞、夹湿浊之各异，随证组方。

黄芪补气复能行气，气化行则水肿自消。《金匮》治“风水，脉浮身重，汗出恶风者”，予防已黄芪汤（防已、黄芪、白术、甘草、生姜、大枣）；治“皮水为病，四肢肿，水气在皮肤中，四肢聂聂动者”，予防已茯苓汤（防已、黄芪、桂枝、茯苓、甘草）。前者依凭黄芪充养卫气以祛风邪，配合防己之宣导，白术之健脾胜湿，共奏利水消肿之功；后者四肢水肿，水气流散在皮肤中，用黄芪配合宣导、温化之品，俾水气从内外分消。要之，水气泛溢肌肤而成肿胀，以黄芪伍羌活、防风之属乃常用之配伍方法。以其能利卫表之开阖，羌、防还能疏通太阳经气以利膀胱，加入白术鼓舞脾气以利升降，遂可通利三焦，导水气外出、下趋，分消走泄。阳虚者可益以桂、附，化热伤阴者加入知母、白芍，再参入陈葫芦瓢、木瓜、木香、陈皮等行气消胀之品，多能应手。此类用法，对慢性肾小球肾炎或心力衰竭之水肿，均可供参考。前人经验，有用一味黄芪治愈水肿危候者，可谓别具一格。据《冷庐医话》记载，一患者“夏秋间忽患肿胀，自顶至踵，大倍常时，气喘声嘶，大小便不通，危在旦夕”，医者令用生黄芪四两，糯米一酒盅，煎后频服，移时小便通利，肿亦渐消。后黄芪用量自四两至一两，随服随减，佐以祛湿平胃之品，两月复原。一年后病证复发，另一医用除湿猛剂，十数服而气将绝。家人又改用芪米汤而获效，坚持服用黄芪至数斤而痊愈。盖气虚则水聚，黄芪补中兼行，开通隧道，水被驱逐，肿自消矣！

气为血帅，气旺则血行，是以黄芪还能通调血脉，流行经络，可用于治疗血痹麻木、中风偏瘫诸证。《金匮》治“血痹，阴阳俱微，寸口关上微，尺中小紧，外证身体不仁，如风痹状”，予黄芪桂枝五物汤（黄芪、芍药、桂枝、生姜、大枣），是黄芪能通阳气、活血脉，治麻木不仁之明征。麻属气虚居多，木属痰湿死血，麻与木很难截然分开。治疗麻木，气虚者黄芪为必用之药，虚甚者伍入人参，参入养血和营之当归、白芍、川芎、桂枝、甘草等有效。若系血虚风袭，络脉不和，用制首乌伍入鸡血藤、豨莶草、白蒺藜、桑寄生可也。王清任《医林改错》补阳还五汤，为治疗中风后半身不遂的有效方剂，方由黄芪四两，当归尾二钱，赤芍一钱半，地龙、川芎、桃仁、红花各一钱组成，水煎，分二次温服。中风后筋脉失荣，络脉痿废，功能失用，用大剂量黄芪充养经气，伍入小量活血通络之品，激活痿废的络脉功能，然必审其为气虚瘀阻者用之方宜。原书加减法："初得半身不遂，依本方加防风一钱，服四五剂后去之。"取其能运行经气，且芪、防并用，能御风袭。余用此方，若见半身不遂久延不复，患侧欠温，手足发凉，常加制川乌作引经药，以敷布阳气，开经络之湮塞，颇能应手。若阴液已伤，舌上津少，不妨再加知母，温凉互济，可以久服无弊。

黄芪能通大便，亦能疗转胞。《和剂局方》治"年高老人大便秘涩"，"绵黄芪、陈皮（去白）各半两，为细末。每服三钱，用大麻仁一合，烂研，以水投，取浆一盏，滤去滓，于银、石器内煎，候有乳起，即入白蜜一大匙，再煎令沸，调药末，空心、食前服。秘甚者不过两服愈。"并谓："常服即无秘涩之患。此药不冷不燥，其效如神。"盖老人恒多气虚液乏之候，遂使大肠传导乏力，大便秘涩难行。此方以益气助运为主，配合火麻仁、蜂蜜之滋燥，从而增进肠蠕动，润肠通便。妇人妊娠转胞，小腹胀急，溺不得出，常因胎体渐大，压迫膀胱所致。余常予张锡纯之升陷汤（生黄芪、知母、柴胡、桔梗、升麻）治之，气虚甚者加党参以益之。若腹胀、苔腻者，加芳香之佩兰以流通气化，收效甚佳。

黄芪为治疗自汗、盗汗常用之药。严用和《济生方》芪附汤，"治气虚阳弱，虚汗不止，肢体倦怠"，用"黄芪（蜜水炙）、附子（炮，去皮、脐）各等分，上㕮咀，每服四钱，姜五片、水一盏半，煎至七分，去滓温服"。芪、附并用，益阳气，充腠理，增强卫外功能，津液不致外泄为汗。钱乙《小儿药证直诀》之黄芪散，专治"虚热盗汗"，方以黄芪、生地黄、煅牡蛎三味为末，煎后服用，用量随证斟酌。此方旨在养气养阴，清热敛汗。上列二方，可为自汗、盗汗偏阳虚、偏阴虚用药之示范。

用黄芪补益，以其伍甘草，伍当归，伍沙参、麦冬均是其例。《和剂局方》黄芪六一汤，善疗诸虚不足，肢体劳倦，胸中烦悸，时常焦渴，唇干口燥，面色萎黄，或卫虚自汗等证，方由黄芪（去芦，蜜炙）六两，甘草（炙）一两组成。上药㕮咀，每二钱，水一盏，枣一枚，煎至七分，去渣温服。此方甘缓、甘润，益气生津，养血润燥，还能扶正解毒。李东垣《兰室秘藏》当归补血汤，"治妇人肌热，躁热，目赤面红，烦渴引饮，昼夜不息，其脉洪大而虚，重按无力。"药用"黄芪一两，当归身二钱（酒制）"，"上㕮咀，都作一服，水二盏，煎至一盏，去柤，稍热空心服。”气血相依不可须臾相离，血虚则阳气浮越于外，反见面红、烦渴等假象，“脉洪大而虚，重按无力”是其征也。用大剂黄芪益脾、肺之气，归身养血和营，两味同用，阳生阴长，气能生血，血能藏气，虚热自退。此饥馑劳伤之疾，不可见热而妄投寒凉，致生他患。黄芪伍沙参、麦冬，意在益气润肺，适用于久咳不已，肺之气阴两伤，气短易汗、口干舌燥、咳痰不多之候。还可随证伍入川贝母、杏仁、炙紫菀、五味子、陈皮、甘草等。倘兼心悸，乃心肺相关，气虚则心营失养，随证加入丹参、柏子仁、十大功劳叶之属。

用黄芪治痈疽疮疡，内服取其托毒、散肿、透脓、生肌、止痛等功，历代名方甚多，用作外治颇不多见。《外台》载刘涓子疗痈肿有热黄芪贴方，独具深意。其方用炙甘草、大黄、白蔹、黄芪、川芎各等分捣筛，以鸡子黄和如浊泥，涂布上，外贴患处，称“数用神验”。古之智者以补泻温凉萃于一方，以黄芪作解毒散肿之用可谓神奇。盖“邪之所凑，其气必虚”，痈疽为患之处，不仅邪盛，抑且正虚，方以大黄、白蔹攻毒，川芎通血脉，黄芪、甘草以扶正托毒，用意极佳。《外台》还载有黄芪散，“主痈疽撮脓方”，药用：黄芪五两，芍药、白蔹、瓜蒌各三两，川芎二两，赤小豆一两。上药捣散，酒服方寸匕，日三服之。所谓“撮脓”，即提脓、排脓之意。以黄芪内托，配合散结消肿、凉血和营之品，选药精审，可法可师。《和剂局方》神效托里散，主治痈疽发背、肠痈、奶痈、无名肿毒，焮作疼痛，憎寒壮热，类若伤寒。药用“忍冬草（去梗）、黄芪（去芦）各五两，当归一两二钱，甘草（炙）八两”，“上为细末，每服二钱，酒一盏半，煎至一盏。若病在上，食后服；病在下，食前服。少须再进第二服，留渣外敷。未成脓者内消，已成脓者即溃。”方中忍冬去梗亦即用叶，其实用金银花或忍冬藤均可，不用煮散剂，直接煎服亦可，用量随证斟酌。《普济本事方》黄芪散，“令发背自溃”，药用“绵黄芪（细者，洗，焙，一两），甘草（炙，半两），皂角刺（择红紫者，锉，麸炒黄，一两）”，“上细末，每服一大钱，酒一盏，乳香一块，煎七分，去滓，温服。加当归、赤芍药各半两尤效速。”黄芪为疮家圣药，托里排脓是其所长；皂角刺其性锐利，破坚散结直达病所，无脓则消，有脓则溃；乳香活血散瘀，消肿止痛；甘草解毒扶元；酒行药势，适用于一切痈疡疖肿。脓毒已成，尚未溃破，或漫肿无头，气虚无力托脓外出者，此具“代刀”之功，可资选用。

## 〇三 甘草

◎甘草味甘、性平，入脾、胃经，通行十二经，具润肺燥、益脾气、养阴血、通九窍、利百脉、缓急迫、和诸药、解百毒之功。其气薄味厚，可升可降，出表入里，通行上下；生则泻火，炙则温中，为内科诸疾及痈疽疮疡常用之品。

◎药之五味，辛散、苦泄、酸收、咸软，而甘味直入脾胃，居中能和。和之义大矣，和脏腑之虚实，和病证之寒热，和药性温凉燥湿之偏胜，能补能泻，得攻补之宜，收持平之效。药物之甘至甘草而极，是以和之用尤擅胜场。徐灵胎谓，甘草『其效皆在于脾，脾为后天之主，五脏六腑皆受气焉，脾气盛则五脏皆循环受益也』（《神农本草经百种录》）。『五脏六腑皆受气』，言其能补；『循环受益』言其能通利血脉，故甘草能补能通。『伤寒，脉结代，心动悸』，心气大虚，脉道滞涩不利之征，甘草能补能通，正是所宜。张仲景有炙甘草汤（炙甘草、人参、生地黄、桂枝、阿胶、麦门冬、麻仁、生姜、大枣）之制。中焦痞满之候，一般忌用甘味，恐其壅气满中，但王好古云：『凡不满而用炙甘草以为补，若中满用生甘草以为泻，能引诸药直至满所……经云：以甘补之，以甘泻之，以甘缓之，是矣。』兼此补、泻二义，方得『中和』之道。颇堪注意的是，除满之甘草系生用。近人张锡纯谓，甘草『方书谓胀满证忌之，若轧末生服，转能通利二便，消胀除满』。此可证王好古所言不谬。《全幼心鉴》治小儿『初生便闭』，用甘草、枳壳二味煎服，盖取甘草引领枳壳，共奏泻热通便之功。近贤章次公称甘草可作『缓下药』，并谓：『时贤高思潜谓调胃承气汤之甘草，非硝黄之监制药，正所以协助硝黄下利者。』想此证胃热肠燥，燥屎内结，津枯液干，假甘草之濡润增液，匡扶元气，方能助硝、黄收泻实调胃之功。此种妙思，实开养营承气汤、增液汤之渐也。

甘草能润肺，还能祛痰。肺痿之病，《金匮》以热在上焦，因咳而得之，多系肺热津伤之候。《千金》有甘草汤一方，“治肺痿涎唾多，出血，心中温温液液”。径取“甘草二两，㕮咀，以水三升，煮取一升半，去滓，分三服”。肺虚有热，热伤血络则血溢，热蒸津液则酿为痰涎。甘草清润，既能润肺复其治节之权，还能祛已生之痰，标本兼顾，独用即胜其任。甘草与桔梗相伍之桔梗汤，不仅祛痰，还能消痈排脓，《金匮》用于肺痈“咳而胸满，振寒，脉数，咽干不渴，时出浊唾腥臭，久久吐脓如米粥者”。桔梗汤还可用于心咳，心咳是指“咳则心痛，喉中介介如梗状，甚则咽肿喉痹”之候，多系心包之火上炎，肺络震动使然。《证治准绳》治此证，取“苦桔梗三钱，甘草六钱，水煎服”。其中甘草用量独重，以其生用能泻心包之火，兼有润肺消痰、解毒利咽之功。至于桔梗汤用治喉痹，此处不赘。

《金匮》甘草干姜汤，系以炙甘草与炮干姜相伍而成，为散肺寒、温中阳之妙剂。此方原为“肺痿吐涎沫而不咳者”而设，因其具温摄之功，可广泛应用于脾阳不振，四肢欠温，口渗清涎，大便溏泄诸多病证。小儿平昔贪食冷饮，此类病证尤多见之。笔者曾治一口腔嘈破历久不愈的青年患者，舌上苔少、花剥，干裂作痛，口渴引饮，迭治无效，甚以为苦。其所处地域常年温热，干燥少雨，患者酷嗜冷饮，然而饮冷愈多，口渴愈甚，形成恶性循环。盖过寒则伤阳，水不化气、津不上腾则口渴；阳失潜藏、虚阳上浮则口内嘈破。遂以此方加五味子振复脾阳，厚土敛火；济之以麦冬之凉润平调阴阳，参入丹参、合欢皮、木蝴蝶生肌止痛，药后甚验。

附子善走，麻黄善散，得甘草则缓其走散之性。例如《金匮》甘草附子汤（炙甘草、炮附子、白术、桂枝），适用于“风湿相搏，骨节疼烦，掣痛不得屈伸，近之则痛剧，汗出短气，小便不利，恶风不欲去衣，或身微肿者”。其证里阳已虚，风湿外袭，不仅犯表，抑且深入骨节，故见证若斯。祛在表之风湿可用桂枝，祛湿邪之痹着宜用白术，温里阳、逐邪湿当推附子，甘草一味足可缓附子善走之性，俾其徐徐祛除着骨之风湿。方名首列甘草，用意良深。再如《金匮》甘草麻黄汤（甘草、麻黄），适用于“里水”，证见“一身面目黄肿，其脉沉，小便不利”。寒凝下焦，阳气不通，气化不行，小便不利。麻黄长于通阳解凝，但其性轻扬，用甘草缓之，庶几不急于发表，转而入里以行气化，利小便。小便通利，浮肿自退。若寒凝殊甚，又当参入附子、细辛之属。

甘草安和五脏，脏安则神安。《金匮》治“妇人脏躁，喜悲伤欲哭，象如神灵所作，数欠伸”，用甘麦大枣汤治之。方药简易，疗效确实。脏躁的病位，前人有在心、在肝、在五脏之争。清人沈明宗则认为在子宫，系“子宫血虚”所致，尤在泾《金匮要略心典》赞同其说：“脏躁，沈氏所谓子宫血虚，受风化热者是也。”二氏所言，允合临床实际，为笔者所服膺。此证常见于妇人更年期即是明征，惟沈氏所说的“子宫血虚”可理解为泛指，包括阴液亏虚在内，不必拘泥。阴血亏损而脏器躁急，生热化风，风即气也，于是脏气不平，引发诸多情志疾病。立法用药，寒则伤阳，热则生燥，只宜甘平濡养，增其阴液，和其营血，缓其急迫，以安脏宁神，此甘麦大枣汤所以为千古不祧之名方也。《日华子本草》说甘草“安魂定魄”，亦可从中获得体悟。

甘草通利血脉、解毒消痈，外敷、内服咸宜。外敷发背痈疽，崔元亮《海上集验方》“用甘草三大两，生捣筛末，大麦面九两，和匀，取好酥少许入内，下沸水搜如饼状，方圆大于疮一分，热敷肿上，以绸片及故纸隔，令通风，冷则换之，已成者脓水自出，未成者肿便内消，仍当吃黄芪粥为妙”。内服如国老膏，以甘草一味熬膏服用，能消肿逐毒，使毒不内攻。均可供参考。

《本经》称甘草“解毒”，《别录》说甘草“解百药毒”。孙思邈《千金方》谓：“甘草解百药毒，此实如汤沃雪，有同神妙。有人中乌头、巴豆毒，甘草入腹即定。”孙氏又谓，方称大豆汁解百药毒，余每试之不验，加入甘草为甘豆汤，“其验尤奇”。此一亲身体验值得珍视。要之，甘草与黑豆同用，专解药毒；甘草与绿豆同用，专解疮疡之毒，并有防止毒气攻心的作用。《证治准绳》治诸药毒，用“生甘草、黑豆、淡竹叶各等分，上㕮咀，用水一碗，浓煎连服”。《赤水玄珠》护心散（又名不二散），“治毒气冲心，呕吐”，取“炙甘草、朱砂（飞）各一钱，绿豆粉（炒）二钱，为细末，作一贴，白汤调下”，均有参考价值。甘草解毒的机制，依前人质朴的认识，“解毒者，甘乃土之正味，凡毒得土则化，故大甘之味可以解毒”（张山雷语）。其说可通，然余独心折清人徐忠可之高论，别开生面，启人悟机。徐氏之说见于其解析《金匮》用甘草荠苨汁解诸药毒条下，但此条诸家版本不一，申述如下，以供探讨：

《金匮要略语译》（1959 年人民卫生出版社）：“凡诸毒，多是假毒以投，不知时，宜煮甘草荠苨汁饮之，通除诸毒药。”

《金匮要略方论》(梅花本，2012年人民卫生出版社)：“凡诸毒，多是假毒以投，无知时宜煮甘草荠苨汁饮之。通除诸毒药。”

徐忠可《金匮要略论注》，今据《四库全书·子部·医家类》版本：“凡诸毒，多是假毒以损元，知时，宜煮甘草荠苨汁饮之，通治诸毒药。”

以余观之，当以徐本为优。徐氏在此条下有一段妙解：“此总结前诸毒之伤人，谓一线之毒，何能伤人，乃假些微毒气渗入元气，元气反为毒气作使，至不可疗。所谓星星之火，势极燎原，亦惟以甘寒如甘草、荠苨培其本气为主，而兼与消解毒气，自无不愈，故为通治诸毒之药。见诸解毒药不若此二味精当，然亦可悟解毒之药概取甘凉矣。”毒不仅伤元气，抑且渗入元气，借元气为之作使，流行扩散，以至不可收拾。须知邪正倚伏，“元气反为毒气作使”的过程，是一个正气变异的过程，殆至“正复为奇，善复为妖”(《老子·五十八章》)，则正邪混为一气，殊难挽狂澜于既倒。甘草禀中和之性，与人身之元气最具亲和力，既能护元气，又能化毒气，为当选之不二良药，伍入荠苨尤能化毒热，是以能通治诸毒。凡此类证候，一味蛮补无异于为虎作伥，一味攻毒则徒损正气，必须在护正与解毒间找到平衡点，方能化毒气于无形，扶元气于俄顷。昔乎千百年来有此卓识的医家甚罕，不禁喟然三叹！

# 〇四 桔梗

◎桔梗味苦、辛、微甘，性平，入肺、胃经，具宣肺化痰、解毒排脓、开发郁结、宣通上下之功。为咳嗽、鼻塞流涕、胸胁胀痛、喉痹、肺痈、下痢里急后重、惊悸、口舌生疮、齿鳖肿痛等证常用之药。还能『补血气』(《别录》)、『补内漏』(《日华子本草》)，既可安正，亦可敛疮，在祛邪中有扶正之功。

◎陶弘景谓桔梗『近道处处有，二三月生苗，可煮食之』。苏颂亦称其叶『嫩者亦可煮食』，沿至今日，苗叶或根均可凉拌食用。药用其根，以味偏苦者为胜，具升发之性。张元素喻其为『舟楫之剂』，『诸药有此一味，不能下沉也』。王好古谓其『味厚气轻，阳中之阴，升也，入手太阴气分及足少阴经』。是说它由肺及心，开肺郁，畅心气。证诸古籍，《伤寒论》治『寒实结胸』之三物白散(桔梗、巴豆、贝母)即用之，不特协同贝母开郁化痰，还取其载巴豆上行，以破坚积、化寒凝，用意殊深。桔梗味辛能散，味苦能降，是以能升能降，既主『胸胁痛如刀刺，腹满肠鸣幽幽』(《本经》)，还能『下蛊毒』(《别录》)；不仅开通上焦疏调气血，还能泄肠间水气，乃至利肠通便，为助三焦气化、宣通上下之妙药。此外，桔梗还有解毒作用，其为治喉痹之要药，治痈疡有排脓之功。我们可以从不同的侧面领悟桔梗的药用价值，以畅其用。

临床用桔梗，有独用者，如《千金》“治喉痹及毒气方”，即取“桔梗二两，水三升，煮取一升，顿服之”。独用力专，意在消肿解毒。更多的是配伍应用，择其大要，有桔梗伍甘草、伍枳壳（枳实）之法。前者借助甘草之甘缓，以逗留桔梗之性，使其下泄无力，专于治疗肺系及咽喉诸病；后者则升降兼行，由心肺胸膈而及胃、肠，散寒热之痞结，消心腹之胀满，分消走泄，流气化湿，调和阴阳。张仲景所制之桔梗汤（桔梗、甘草），《伤寒论》用于少阴病咽痛者，《金匮》则用于肺痈，证见“咳而胸满，振寒，脉数，咽干不渴，时出浊唾腥臭，久久吐脓如米粥者”。清人陈修园认为桔梗汤之治咽痛，在于“甘草生用，能清上焦之火而调经脉……桔梗汤以开提肺气，不使火气壅遏于会厌狭隘之地也”。二味并用，轻散郁火，润喉利咽，适用于多种咽肿喉痹之候。笔者以为，咽喉乃气机升降出入之门户，其为病介于表里之间，用桔梗汤贵在随证加味。倘外感初起，邪尚在表，恶寒发热，无汗，咽红、咽痛，扁桃体肿大，宜加入荆芥、防风、牛蒡子、薄荷以疏风利咽，解毒散结；痰多加入僵蚕、大贝母之属，不宜早用苦寒之品，恐遏邪热外达之机。二三日后，邪渐入里化热，高热有汗，扁桃体红肿疼痛，宜用桔梗汤渐次加入连翘、牛蒡子、金银花、马勃、板蓝根、青果、山栀等，以清泄里热为主，清中兼透，以冀表里双解。

桔梗汤可视为咽喉口舌诸病之通治方。王好古《医垒元戎》载之颇详，其中不乏切合实用者，如云失音加诃子，声不出加半夏，上气加陈皮，涎嗽加知母、贝母，咳、渴加五味子，酒毒加葛根，少气加人参，呕加半夏、生姜，唾脓血加紫菀，肺痿加阿胶，胸膈不利加枳壳，心胸痞满加枳实，目赤加山栀、大黄，面肿加茯苓，疫毒肿者加牛蒡子、大黄，不得眠加山栀，均可供参考。

用桔梗汤治肺痈，李时珍以为“取其苦辛清肺、甘温泻火，又能排脓血、补内漏也”。兼具宣肺排脓与生肌医疡二义。前人有径用此方者，有配合《千金》苇茎汤（鲜芦根、薏苡仁、冬瓜仁、桃仁）或加入鱼腥草用之者，以增其效。清人林珮琴《类证治裁》载韦姓肺痈案，以此方配合民间验方获效，颇有启发，录之如下：“嗽重痰腥，胸背隐痛，脉数有力，已成肺痈”，系“肺受风寒，蕴邪壅热，宜疏痰导热”。予“桔梗汤三服，兼用陈腌芥卤汁一杯温服”而愈。陈腌芥卤汁系芥菜（一名雪里蕻）以燥盐腌制后的卤汁，以坛盛埋土中，久则清澈如水，王孟英称其“为肺痈、喉证神药”。林氏引用获验，良有以也。由此可知，用古方切勿拘泥，后人的创获亦有突过前人之处。

用桔梗伍枳壳（枳实），《和剂局方》桔梗汤、《类证活人书》桔梗枳壳汤可供研索。桔梗汤治“胸胁胀满，寒热呕哕，心下坚痞，短气烦闷，痰逆恶心，饮食不下”，“桔梗（细锉，微炒）、半夏（汤洗七次，姜汁制）、陈皮（去瓤）各十两，枳实（麸炒赤黄）五两，为粗末，每服二钱，水一中盏，入生姜五片，同煎至七分，去滓，温服，不计时候”。桔梗枳壳汤则取桔梗、麸炒枳壳二味为方，治“伤寒痞气，胸满欲绝”者。约而言之，其适应证曰胸满、曰坚痞、曰寒热、曰呕哕，一派升降失调、上下不交、寒热不和、痰湿阻滞之象，其证治要义在于“和”，亦即和上下、和寒热、和阴阳，桔、枳并用要义在此。二方均主心下痞满，惟桔梗汤主“心下坚痞”，以枳实削坚之力胜于枳壳之故。于此亦可体悟二者性能之异。迨至清代，叶天士治湿热病有分消走泄之法，其治脘中痞闷，但舌白不燥，或黄白相兼，或灰白不渴者。系外邪未解里先结，或邪郁未伸，或素属中冷之候，主张“宜从开泄，宣通气滞以达归于肺，如近俗之杏蔻橘桔等，是轻苦微辛，具流动之品可耳”(《温热论》)，在前人桔枳并用的基础上有了新的发展。

质言之，上列二方之用桔梗，亦犹小柴胡汤用柴胡也。惟柴、芩并用旨在和解表里；枳、桔并用，意在和解上下。和解之法同，和解之药异，倘若将柴、芩、桔、枳并用，可得表里上下一并尽解之义。此意清人俞根初得之，《通俗伤寒论》柴胡枳桔汤为“和解表里法轻剂”，由川柴胡、青子芩各一钱至钱半，枳壳、姜半夏、新会皮各钱半，桔梗、鲜生姜、雨前茶各一钱组成。方用柴、芩和解少阳为君，以疗寒热往来；然而“外感之邪，初传少阳三焦，势必逆于胸胁，痞满不通，而或痛或呕或哕，故臣以宣气药，如枳、桔、橘、半之类，开达其上中二焦之壅塞，佐以生姜以助柴胡之疏达，使以绿茶以助黄芩之清泄，往往一剂知，二剂已”。盖无形之寒热，可从表里得解；有形之痰湿，亦可从上下分消，其妙用如此。但若寒热未解，胸膈痞满，痰热结胸已成，俞氏有柴胡陷胸汤之制，为“和解兼升降法”。药用：柴胡、苦桔梗各一钱，姜半夏三钱，小川连八分，黄芩、小枳实各钱半，瓜蒌仁（杵）五钱，生姜汁四滴（分冲）。方用柴、芩、桔、枳实和解疏利，配合小陷胸汤及姜汁，辛开苦泄，涤除胸中垢浊，因里结已深，其方降泄之力较上方过之。

盖病证有轻重之别，用药有浅深之异，然而和解表里、分消上下大法不离。

《本经》有桔梗主“惊恐悸气”之说，以其兼入心经，解心气之郁之故。气郁得解，心气自畅，神明自安，心下郁结之痰水尽消。《和剂局方》妙香散，由麝香（另研）一钱，木香（煨）二两半，山药（姜汁炙）、茯神（去皮、木）、茯苓（去皮，不焙）、黄芪、远志（去心，炒）各一两，人参、桔梗、甘草（炙）各半两，辰砂（另研）三钱组成，上为细末，每服二钱，温酒调服，不拘时候。主治心气不足，精神恍惚，惊悸郁结，梦遗失精，虚烦不寐。观方中诸药，不乏益心气、宁心神、开心窍之品，辅以桔梗，不仅能载诸药久留膈上，且能宣通心气之郁。凡气虚则气馁，每致心气逆乱，心律失常。若气结未甚，正宜桔梗开之，有解郁而不伤正之妙。无独有偶，《妇人大全良方》有桔梗饮子“治心气不足”，并用其“解劳倦，益血”。药用：苦桔梗、甘草、黄芪、人参（去芦）、麦门冬各一两，青皮半两，共为末，每服二钱，水一盏，煎至七分，温服。从方药测证，不仅气阴兼伤，心气郁结，且兼见气逆，故用青皮疏泄之。二方可随证选用。

桔梗功善排脓，治肺痈可证其用。《金匮》还有排脓散（枳实、芍药、桔梗、鸡子黄）之制，以枳、芍、桔疏导气血，配合鸡子黄甘润化毒，而收消痈排脓之效。余常以桔梗、枳实、芍药为主干，随证制方作煎剂，以疗鼻窦炎浊涕频多，或痢下脓血、腹中疼痛、里急后重者。又，桔梗有祛痰之功，肺气失宣、咳嗽痰多尤可用之。方药甚多，不加赘述。

# 〇五 知母

◎ 知母味苦、性寒，入肺、胃、肾经，功善润肺清心、消痰止嗽、清热解渴、利水消肿，并能祛风湿邪热。常用于热病高热烦渴、咳嗽气喘、骨蒸潮热、消渴、心烦不寐、水肿、癃闭、淋浊、风湿热痹等证。

◎ 知母药用其根，虽味苦性寒，但其性升发，张元素称其『阴中微阳』，是以能升能降。上能清肺润肺，以滋化源；中能清胃泻火，濡养胃阴；下能滋养肾阴，以制亢阳。古人对苦寒药常怀忌惮，例如李士材谓：『苦寒之味，行天地肃杀之令，非长养万物者也。今世未明斯义，误以（知母）为滋阴上剂，劳瘵神丹，因而夭枉者不可胜数。』（《本草通玄》）而崇尚温补者尤大加挞伐，如黄元御谓知母：『后世庸工以此通治内伤诸病，滋水灭火，误人性命，至今不绝。其诸主治，泄大肠，清膀胱。』殊不知其论失之偏颇，知母用之得当不仅不伤阳，还有益于阳气，其说见于王学权《重庆堂随笔》：『知母苦寒，清肺胃气分之热，热去则津液不耗，而阴自潜滋暗长矣。』又谓：倘『胃热太盛，则阴不足以和阳，津液渐干，而成枯燥不能杀谷之病，其阳则绝……清其热，俾阳不绝，则救津液之药，虽谓之补阳也可』。盖阴阳互根，阴乃阳之基，邪热伤阴，阴伤而阳气亦损。王氏此言甚确。考知母凉润，嚼之发黏，味甘微苦，又名地参、水参，足以清邪火而滋燥，养胃阴而挽胃阳，王氏之说可谓空谷足音，开后人悟机。

《本经》称知母“下水”，能利尿消肿。水为阴邪，水饮停蓄小便不利，一般宜通阳利尿，然病有常亦有变，倘久郁生热，膀胱液涸，无阴则阳无以化，则宜知母滋阴化阳，小便方能畅行。知母还能祛风湿邪热，此可从《本经》《别录》窥其端倪。《本经》称知母“除邪气、肢体浮肿”，《别录》说知母主“风汗”，均值得深思。寒热邪气、肢体浮肿乃风湿邪热内着之征；至于“风汗”，乃因热生风，风性疏泄因而出汗，亦是风湿邪热所致。知母清热和络、利水消肿、消炎止痛，常用于留着于筋骨之风湿邪热，而祛在表之风湿邪热毕竟力有未逮。清人张隐庵欲弥合其说，谓知母“皮外有毛，故除皮毛之邪气”（《本草崇原》）。考知母外皮附金黄色细绒毛，若据此认为其具透达毛窍之力，恐欠说服力，盖皮外有毛之药颇多，岂均可除皮毛之邪气耶？此说不足征信。惟有通过配伍，如知母伍麻黄、伍羌活，方能透发在肌表之风湿邪热。

《金匮》桂枝芍药知母汤（桂枝、芍药、知母、麻黄、白术、防风、炮附子、甘草、生姜），治“诸肢节疼痛，身体尪羸，脚肿如脱，头眩短气，温温欲吐”之候，其证风湿壅遏，化热伤筋，痹闭不通，其方知母与桂枝、芍药并用，行阴阳痹阻、解湿热搏结、消肿止痛；辅以麻、防散风邪于外，附、术化湿浊于内，庶可使留着于筋骨之风湿尽蠲。而白虎加桂枝汤（知母、石膏、甘草、粳米、桂枝），仲景用于温疟“其脉如平，身无寒但热，骨节疼烦，时呕”之候，后人广泛用于治疗热痹。桂枝伍石膏，解肌清热之力甚著，热盛则筋膜干，拘急作痛，正须知母之清润，方能舒筋止痛。古有“经热则痹，络热则痿”之说，于此可识知母治痹证之要旨。现代临床常见一些风湿病患者使用激素后，既可见面赤上火、烦热口干，或面如满月，状类阴虚阳亢；又可见关节肿痛，面浮肢肿，风湿逗留之征。阴阳乖违，气血逆乱，一至于斯，亟当燮理阴阳，化解药毒，宣痹通络。不妨以知母、白芍、玉竹、鹿衔草、淫羊藿、十大功劳叶、甘草等为主，配合大剂忍冬藤，少佐桂枝以治之。

用知母治在表之风湿邪热，《普济本事方》知母汤可作例证，此方“治游风攻头面，或四肢作肿块”。“知母一两，麻黄（去根节）、黄芪（蜜炙）、甘草（炙）、羌活（洗去土）、白术、枳壳（去穰、锉、麸炒）各半两，上粗末，每服四钱，水一盏半，牛蒡子百粒，研碎，煎至七分，温服，日三四服，觉冷不用牛蒡子。”此证颇类风湿热，“游风攻头面”乃风热邪毒外袭之象；“四肢作肿块”，很可能类似红斑结节。知母与麻黄并用，在表可消风散肿，入里可化气利尿，立方之要义在此。羌活助麻黄达邪于外，白术崇土化湿，且羌、术相伍能行表里之水湿；枳壳疏里气之结，气行则风气易散；黄芪益气固表，与麻、羌发表药同用，深具开阖兼济之意；甘草调和诸药。至于牛蒡子一味，似兼有咽喉不利之见症，用其疏风利咽，且其治风痰流注之关节肿痛、红斑结节亦有奇功。制方严谨，药无虚设。

清代医家陈修园曾制“消水圣愈汤”治疗水肿（《时方妙用》），即由仲景“桂枝去芍药加麻辛附子汤”加知母而成。仲景此方主“气分，心下坚，大如盘，边如旋杯，水饮所作”，一派心阳不振、水气凝聚之象，方药着意通阳解凝，温运大气，以化水饮。而陈氏方所主之水肿，已不仅“心下坚，大如盘”，往往通体皆肿，或腹水兼见胸水，治当通利三焦。此证阳虚寒凝，三焦气化不行毋庸置疑；但水郁生热，热郁伤津，膀胱液涸亦当顾及。方药以温运大气为主，佐以清滋，以冀气化水行，知母之妙用在此。须知知母虽能利尿，但行水之力不足，与麻、桂、附、辛之属并用，能利尿亦可行水也。

用知母治咳嗽，如《急救仙方》二母散（知母、贝母），主要用于肺热燥咳，或咳嗽痰多、色黄质稠不易咯吐者。意在清滋肺燥，消痰宁嗽。此方亦可作汤剂，治疗上列证候，随证参用桑叶、杏仁、南沙参、瓜蒌皮、紫菀、五味子、枇杷叶、甘草等，颇能应验。知母还可用于哮喘，如《摄生众妙方》一则验方，取麻黄、知母、杏仁、半夏、甘草各等分（用量视证情而定），加生姜三片，煎服。可供肺热哮喘，痰量不多者择用。

知母可用于神志恍惚、心烦失眠等诸多疾患。百合病神志不安，莫可名状，《金匮》治“百合病，发汗后者”，用百合知母汤（百合、知母，泉水煎药）治之。缘发汗后津液已伤，用知母养阴增液、清心润肺，益增百合安神益志之效。《金匮》治“虚劳虚烦不得眠”之酸枣仁汤（酸枣仁、知母、茯苓、川芎、甘草）亦用知母。魂藏于肝，虚烦不眠用枣仁养肝敛液其意可思，伍入川芎，一敛一散，更可调节情志。用知母取其清热镇静，且其得川芎上行之助，能清脑热、宁神志，神宁则寐至矣！

取知母治温热病阳明气分大热，常与石膏相伍，如白虎汤；用其滋阴降火，伍入黄柏其功更胜，如知柏地黄汤、大补阴丸，凡此，皆为人熟知，不赘。知母还用于消渴的治疗，近人张锡纯之玉液汤（生山药、生黄芪、知母、生鸡内金、葛根、五味子、天花粉）为治疗糖尿病的效方，颇具参考价值。此方益元化气，强脾固肾，生津止渴，颇为周到，不遑多论。兹拈出黄芪与知母并用之法以供参酌：凡气阴两伤，口渴不已者用之可以止渴；凡气虚运化无力，湿热下注足肿者，用之可以消肿。是知母上能止渴，下能治肿，全在医者善用矣！

# 〇六 苍术

◎苍术味苦辛、微甘，性温，气烈，入脾、胃、肝经，其功约之有三：一曰外散风湿之邪，辟瘴疠之气。二曰健运脾阳，化湿泄浊；敛摄脾精，安定中州。三曰养肝明目。为风寒感冒或风湿在表，体倦身困，以及胸痞腹胀，痰饮，泄泻，湿痹，痿躄，糖尿病，夜盲等证常用之药。历代医家对其药用价值不断有新的发现，应用日趋广泛。

◎味辛如苍术者，能宣泄，能通散，能燥湿，人所易知，但其性能燥复能润，颇堪参究。辛润之义，《内经》释之为『开腠理，致津液，通气也』。苍术能润，一方面是因为它味虽苦而微甘，兼益脾气，另一方面它能健运脾阳，运化水谷，敷布津液，气能化水，转而能润。苍术能燥能润，能疏能敛，此一特殊性能，宋金元时期的一些医家认识最为深刻，值得称道。观《本经》有『术』之名而无苍术、白术之分，称『术』主『风寒湿痹，死肌痉疸』。古人于病疫及岁旦往往烧苍术以辟邪气，李时珍谓：『张仲景辟一切恶气，用赤术同猪蹄甲烧烟。陶隐居亦言术能除恶气，弭灾沴。』赤术即苍术，又称山精、仙术，山林隐逸之士修道养生，尝对其推崇备至，盖以其能外御百邪，内充六腑。陶氏又谓：『白术叶大有毛而作桠，根甜而少膏，可作丸散用。赤术叶细无桠，根小苦而多膏，可作煎用。』『多膏』，观察细微，可见其性虽燥而质润，能健脾阳复益脾阴，足可启迪后人。

宋代医家许叔微，亲身体验苍术的性能。据《普济本事方》记载，许氏夙患膈中停饮，“十数日必呕数升酸苦水……遍访名医及海上方服之，少有验”。后自制苍术丸（苍术、生油麻、大枣）服之，三月而疾除。并称初服此方觉微燥，以山栀子沸汤点服之，“久之不燥矣”。又说，“予服半年以后，只用（苍术）味极辛者，削去皮不浸极有力，亦自然不燥也。”饮去而燥，因脾能散津而不燥，这一由燥转润的变化过程，有助于我们领悟苍术的特性。许氏还说，服此丸后“灯下能书细字，皆苍术之力也”。苍术能明目，信不虚矣！宋代另一位医家杨士瀛谓：“脾精不禁，小便漏浊淋不止，腰背酸疼，宜用苍术敛脾精，精生于谷故也。”苍术不仅能泄，亦能敛。至此，苍术“敛脾精”之义昌明于世。现代研究证实，苍术能降血糖，盖糖尿病小便反甜乃水谷精微外泄之征，苍术能“敛脾精”之故。足见杨氏对苍术性能的体验何等深刻。迨后，朱丹溪对苍术的功用亦有发挥，说它“强胃强脾，发谷之气，能径入诸经，疏泄阳明之湿，通行敛涩”。疏泄湿浊，敛摄精气，强脾健胃，古人取其服食长生，良有以也。

苍术之于热病，以风寒外袭、湿邪内蕴，或湿热证时运用的机会为多。王好古《阴证略例》神术散（苍术、防风、炙甘草、生姜、葱白），治外感寒邪，内伤生冷，发热而无汗者，并治脾泄肠风。若如前证而有汗者，则去苍术、葱白，用白术一味。苍、防并用，升发脾阳，祛风胜湿，治脾泄毋庸置疑，伍入生姜、葱白开发肌表，亦能作汗。总之，二方主治略同，惟前者取苍术能发，后者取白术能守，故适应证有无汗、有汗之别。载于《沈氏尊生》之冲和散（苍术四钱，荆芥二钱，甘草一钱），“专治四时感冒风寒”，此方着意辛开香散，疏风辟恶。适用于湿郁不达，风邪不解，头痛，发热，身重，纳减之候。湿热证用苍术，如《类证活人书》白虎加苍术汤（知母、石膏、苍术、炙甘草），主治湿温有汗不解、高热、胸痞、舌红苔腻之证。盖热在阳明，当取白虎；湿困太阴，宜用苍术；方能清中兼化，收清热不碍湿、化湿兼泄热之效。清人薛生白《湿热病篇》，治湿热证恶寒无汗，身重头痛，湿在表分者，用苍术皮伍入藿香、香薷、羌活、薄荷、牛蒡子治之；对于湿热证恶寒发热，身重关节疼痛，湿在肌表，不为汗解者，则用苍术皮伍入滑石、大豆黄卷、茯苓皮、藿香叶、鲜荷叶、白通草、桔梗治之。苍术常需米泔水浸去皮用，今用其皮，取其质轻味薄，善祛肌表风湿之邪而少助热之弊，此用法之巧者。

化湿浊、解郁结常用苍术。《和剂局方》平胃散（苍术、厚朴、陈皮、甘草）以苍术与厚朴同用，强脾泄浊，配合陈、草理气和中，为治疗脘腹胀满、不思饮食、呕哕恶心、嗳气吞酸之良方。并广泛适用于山岚瘴气，水土不服引发之寒热头痛、呕吐、腹泻之证。此方不仅泄浊平胃，凡脂浊内停，以致男子精室不洁，不能种子，女子经汛不行亦可治之。是以清代医家张璐称其能“洗涤髓室”，近代名医章次公用此方以通经。朱丹溪云：“苍术治湿，上中下皆有可用，又能总解诸郁。”诸郁，指痰、火、湿、食、气、血六郁。朱氏以为苍术与香附相伍，一升一降，则郁散而平。其所制的越鞠丸（苍术、香附、川芎、山栀、神曲），即为统治六郁之名方。苍术还能祛下焦之湿浊，与香附同用，并可启宫导痰。《万氏妇人科》苍莎导痰丸（苍术、童便浸焙香附各二两，陈皮、茯苓各一两五钱，枳壳、制半夏、天南星、炙甘草各一两，生姜汁浸面蒸饼为丸。每用酌量，淡姜汤送下），即以二味为主药，配合行气涤痰之品，专导胞宫脂浊痰湿，对妇人形肥多痰，阻滞经脉，以致月经量少，经闭不孕者甚效。

痹证与痿证是两个截然不同的证候，前者筋脉痹闭不通，以宣痹为大法；后者筋脉弛缓，手足痿软无力，法当振颓起废。然而苍术于二证均可参用，足见其既能宣痹，复可振颓。以苍术伍黄柏之二妙散，为痹证、痿证所常用。凡湿热痹痛，足膝红肿，当燥湿泄热，蠲痹通络，可用二妙散加牛膝、威灵仙、秦艽、地龙、忍冬藤之属以治之。对湿热浸淫，下肢痿软无力，溲黄，舌苔黄腻，脉濡偏数者，当化湿坚骨，清热和络，可用二妙散加薏苡仁、牛膝、木瓜、萆薢、大豆黄卷之属以治之；当湿热渐去，邪少虚多，应平调阴阳，坚骨振颓，可用二妙散加当归、白芍、龟甲，少佐干姜之辛开，以通经脉湮瘀，颇有助益。

古人用苍术服食长生，今人用苍术健体防病，其旨一也。《普济方》用苍术（泔浸）四两，熟地黄（焙）二两，共为末，酒糊丸梧子大，每温酒下三五十丸，每日三服，以补虚明目，健骨和血。苍术伍熟地，深得燥湿兼济、脾肾双补之意。凡老人、虚人脏无他病，惟气血虚衰，面黄少华，头晕乏力者悉可用之。较之向于贵药，妄用参、茸、附、桂蛮补者，不可同日而语。倘兼见纳减，酌加干姜振复脾阳；兼见心悸气短，再加五味子敛摄精气尤妙。糖尿病患者若恣饮酒浆，症见口干，便溏，舌淡、苔薄，脉濡，甚则下肢微肿者，当补脾敛精，化气生津，宜重用苍术，配合葛根、海蛤壳、丹参、泽兰、川朴花之属以治之。若纳食、二便如常，舌苔薄净，脉虚弦，血糖持续不降者，当益脾固肾，养血凉营。余常以苍术（10～15g）、生地（30～45g）相伍，浓煎，缓服，对增进体力、控制血糖甚有助益。

王好古有“术”主“胃脘痛”“心下急痛”“脐腹痛”之说，陈士铎亦谓苍术“尤善止心痛”，并曰：“如人心气疼，乃湿挟寒邪上犯膻中也。苍术不能入膻中，然善走大肠而祛湿，实其专功也，故与川乌同用，引湿邪下行，使寒气不敢上犯膻中，而心痛立定。”斯论可备一说。今之浅表性胃炎，倘胃脘隐痛，痞闷不适，经常泛吐冷涎或酸水，可用许叔微法，取一味苍术（15～30g），煎汤代茶饮之，以振复胃阳，兼化湿浊瘀滞，遂可收效。用其治心痛，余无此实践经验，不敢妄议。然发现苍术对心率有双向调节作用，即因证用之，心率偏快者得以减缓，心率偏慢者得以提升，此诚不可思议。甲亢患者一派阴虚火旺，心率偏快，舌红少苔，常需用玄参等养阴制亢之品，然脾弱者往往有便溏、腹泻之弊，倘伍入苍术，不仅可补偏救弊，且有助于减缓心率，此诚一举而两得。

用苍术治夜盲，古人常以其与猪肝或羊肝同煮后食用。《圣惠方》治青盲雀目，“用苍术二两，泔浸，焙捣为末，每服一钱，以好羊子肝一斤，竹刀切破，掺药在内，麻扎，以粟米泔煮熟，待冷食之，以愈为度”。取钟聚精气、养肝明目之意，可供选用。

〇七

# 白术

◎白术味甘、苦，性温，入脾、胃、心、三焦经，具健脾益气、消食除胀、祛湿行水之功；并能生津止渴，利腰脐间气，行腰脐间血滞。为脾虚气弱，食少腹胀，泄泻，痰饮，水肿，黄疸，痹痛，便秘，自汗等证之要药，并治胎动不安。白术味厚气薄，可升可降，是以能运化水湿，敷布津液。是守中之品，亦具通利之性；是燥湿之品，却可生津止渴；是益气药，还能补血，并行血滞，不得不细加参究。

◎白术具健脾止泻作用人所共晓，然而却能治疗便秘，通塞两途见于一物，匪夷所思。考诸前人论述，《伤寒论》治风湿相搏，身体疼烦，不能自转侧，不呕不渴，脉浮虚而涩者，用桂枝附子汤治之，并云『若其人大便硬，小便自利者，去桂加白术汤主之』（炮附子、白术、甘草、生姜、大枣）。何以此证大便硬要去桂加术，喻嘉言曰：『去桂枝之走津液，而加白术以滋大便之干也。』惜乎语焉不详。清人汪琥曰：『白术为脾家主药……燥湿以之，滋液亦以之。』其理固是，然仲景隐而不发之旨未能阐明。当代已故名医魏龙骧治疗便秘，不落前人通幽润燥之窠臼，倡用白术，堪称卓识，亦暗合仲景之意。魏氏以为便秘源在脾胃，若徒事滋润，而脾不运化，不能为胃行其津液，终属治标，惟重任白术，健运脾阳才是治本之图。其治此证，『概以生白术为主力，少则一二两，多则四五两，便干结者加生地以滋之，时或少佐升麻，乃升清降浊之意。至遇便难下而干结，更或稀便者，又当增加肉桂、附子、厚朴、干姜等温化之味，不必通便而便自爽。』（『中国百年百名中医临床家丛书』《魏龙骧》）治验甚多，疗效确切。

犹记二十世纪八十年代，笔者曾数度造访魏府，聆听教诲，并协助魏老整理其医案，至今先生的音容笑貌宛在眼前。用大剂量生白术通大便，笔者遵而行之得到验证。特别是对老人、虚人，或迭用润肠通便，或图一时之快妄施攻下，下后大便秘结复作者，屡试不爽。说明大剂生白术确能增进肠蠕动，促进津液的流通，达到通便的效果。凡草木之性，生则行，熟则滞。白术以色白质润者为佳，大剂投之，益脾气兼益脾阴，阴液亏乏已甚者佐以生地滋之，庶可收以补为通之效。中药不传之秘在用量，观此信然。又，凡用白术，取其化痰水、逐风湿、行血滞、通大便之效，生者为佳。炮制之法甚多，择其要者：若蜜水拌蒸，取其能润，可疗肺虚久咳，痰涎清稀；姜汁拌晒，取其温化，能祛中焦痰湿；用陈壁土炒，借土气以补中州；用麸炒，可作健脾消胀之用。

白术能燥能润的特性关乎性味。味苦故能燥湿，味甘能和、能缓、能益气；性温则能升发脾阳。湿去则脾健，清升则浊降；气能化津则上滋口燥，下润肠燥。吾师朱则如先生曾告我云，曾治一六七岁男孩，终日口渴殊甚，饮冷水无度；观其形体消瘦，腹胀大，以为脾病无疑。乃予生白术一两（30g）作煎剂，坚持服用月余，其病遂瘥。盖因渴而恣饮冷水，重伤脾阳，水停不化则腹胀，脾不能转输津气则口燥，形成恶性循环。重用生白术助脾行水化气，则津生渴止矣！

《别录》称白术“利腰脐间血”，清人陈士铎则称白术“利腰脐之气”。“气”与“血”一字之差，而陈说似更允当，亦是后人胜过前人之处。观仲景治“腰以下冷痛，腹重如带五千钱”之肾着病，有用甘姜苓术汤的记载。盖湿性下趋，是以“身体重，腰中冷，如坐水中”，寒湿着而不去，脉络痹阻，血行滞涩，亦理之必然。此方乍看之并无活血止痛之品，但通阳宣痹，温化寒湿，水气行则痹着开，滞血自行。由斯观之，白术利腰脐间血，信而可征。然而若无气之推动，湿焉能化？血焉能行？此陈氏所以另有悟解也。观《辨证奇闻》腰痛门立方，方方皆用白术，如轻腰汤（白术、薏苡仁、茯苓、防己）、宽腰汤（车前子、薏苡仁、白术、茯苓、肉桂）、转腰汤（白术、杜仲、巴戟天、防己、肉桂、苍术、羌活、桃仁），均是其例。盖取白术通腰脐之气，然后祛风、化湿、利水、行瘀、益肾诸药始可奏功。其独特的体验可供临床参酌。

白术应用甚广，兹举其配伍之大纲：术附、术泽、术枳、术芍以及参术试言之，或可执简驭繁。

白术伍附子，如《近效方》术附汤，“治风虚头重眩，苦极，不知食味”，旨在“暖肌补中，益精气”。头重，表示湿浊上泛；不知食味，表示中阳衰惫。清阳不升，虚风上旋，眩晕作矣。白术得附子之助，浊阴下趋，中阳复振，虚风自平，眩晕自定。此方为阳虚风眩而设，开后人辛甘化风之法门。仲景以为术附同用，能“并走皮内，逐水气”，是以可用于风湿痹痛关节重着者。对脾阳困顿，寒湿内伏，下肢浮肿午后尤甚，以及腹胀、大便稀溏之候亦可用之。黄疸之阴黄证，用术附加茵陈亦宜。

白术伍泽泻，旨在振奋脾气，导饮下达。《金匮》泽泻汤（泽泻、白术）为“心下有支饮，其人苦冒眩”之证而设。饮停心下，清阳不升，浊阴上泛，清窍被蒙，是以头晕目眩，若昏冒之状。泽泻咸寒，导饮下行；用白术健运脾气，既可增强泽泻行水之力，又有使饮邪不致复聚之妙。现代所称之内耳眩晕症，系内耳膜迷路积水所致，发则头晕目眩，两目畏光，耳鸣，泛恶，或呕吐清水痰涎，坐起或体位改变则眩晕更甚，颇类古人所称之“水气病”。泽泻汤可相机用之，随证参用化饮和中、降逆平肝、升清利窍之品。

白术伍枳实（枳壳），旨在健脾强胃，消痞和中。张洁古枳术丸即为治疗脾胃不和，纳谷不化，心下痞满之良方。虽然此方从仲景治疗“心下坚大如盘，边如旋盘，水饮所作”之枳术汤脱化而来，但制剂已有很大的变化，不愧是洁古所创。方用：白术（黄壁土炒）、枳实（麸炒）各一两，荷叶包饭烧熟，捣和丸如梧子大，每服五十丸，白汤下。气滞，加橘皮一两；有火，加黄连一两；有痰，加半夏一两；有寒，加干姜五钱、木香三钱；食滞，加神曲、麦芽各五钱；随证作丸服，更为熨帖。枳、术并用，消补兼行，制方深合法度，用荷叶包饭蒸熟作引，升清阳而护胃气，开一片化机，寓意精深。后人用白术为主，少佐厚朴以消虚胀；以白术伍鸡内金疗脾虚食谷不化，并可化胆道结石，均是消补兼行。配伍虽殊，大法不离。

白术伍白芍，旨在健脾柔肝，调和气血。载于《外台》之吃力伽散（吃力伽，白术之异名），专治妇人血虚肌热，其方用白术、白芍、白茯苓各等分，配合甘草，作散剂，以姜、枣煎服。方药中正平和，可以取法。笔者常用此方治疗肝脾失和的腹泻，特别是腹泻经久不愈，并纳减神疲、腹痛隐隐者；兼见湿浊中阻，加用白芷一味尤妙。

白术伍人参，旨在补中益气，扶元顾本。《千金良方》曾用一味白术熬膏，作服食滋补之用，并疗久泻之疾。至于《集简方》参术膏，则以白术一斤，人参四两，切片，以水浸一宿，桑柴文武火煎取浓汁熬膏，入蜂蜜收之，以供服用。可治“一切脾胃虚损，益元气”。而人所熟知的《和剂局方》四君子汤，则由参、术合茯苓、甘草而成，为补脾扶元、养生除病之良方，由此衍生的异功、六君诸方为临证习用，兹不多赘。

白术之消痰逐水，应用广泛。饮邪聚于心下、积于腹腔、着于关节固可用之，泛溢肌肤亦可用之，各随配伍而建功。一些特殊的配伍方法值得注意，例如白术与某些消风散表药同用，则表散药意不在攻表，白术也不仅仅治里，而取其并行表里之水湿，疏利三焦，达到消肿的目的。仲景治水气病有越婢加术汤之法，以肇其端。笔者曾用白术伍羌活，配合黄芪、桑白皮、紫苏梗、杏仁、椒目、郁李仁、大腹皮、甘草，治疗一例老年心衰患者，周身浮肿，迭进参附配合葶苈子及活血化瘀之品乏效者，竟使浮肿迅速消退，获取佳效。又治一慢性肾炎患者，经中西药物治疗，浮肿消退，诸症缓解，忽又反复，周身肿满，时届夏令，以白术伍香薷为主干组方遣药，收到预期的效果。可见药物之用，在乎人也。

白术用于止汗，主要是脾虚汗泄之候。例如《千金》治汗不止者，以白术为末，每取“方寸匕，以饮服之”，而载于《千金》之牡蛎散（牡蛎、白术、防风），“治卧即出盗汗”，伴见“风虚头痛”。盖汗出则卫表疏豁，易招风邪，风不去则卫表亦不固。方用牡蛎敛之，白术固之，防风发之，为开阖兼施之剂，实止盗汗之变法。

白术功善安胎。《金匮》治“妊娠，养胎”有白术散（白术、川芎、蜀椒、牡蛎），以白术伍蜀椒，为阳虚者立方。张元素则称白术“佐黄芩，安胎清热”。朱丹溪亦采白术伍黄芩安胎之法。此法与白术散相较，一寒一热，适成对待，可因证情寒热之异而择用之。

# 〇八 远志

◎远志味苦、辛，性温，入心、肺、肾经。具安神定志、利膈消痰、通利九窍、消肿解毒之功。常用于治疗心悸、惊恐、失眠、健忘、耳鸣、阳痿、胸痹、咳嗽痰多、痈疽发背等证。远志苗名小草，其功仿佛，能补益精气，治疗虚损、梦遗等证。

◎远志其性升发，味苦能降，味辛能通，性温能行，是以能升能降，因其能入心、肾二经，故有交通心肾之功。远志具通利之性，为开窍宣散之品，但《本经》称其主『咳嗽伤中，补不足』，《别录》言其能『益精』，是说它有补益之功。究其性味，其理颇难索解，既主『伤中』，必能健脾益胃。近贤张锡纯认为：『远志味酸微辛，性平……入胃又能助生酸汁，使人多进饮食，和平纯粹之品，夫固无所不宜也。』说远志味酸，恐无确据。依余临床观察，远志入心，有宣通心阳之妙用，凡心阳不宣，不能下温脾胃，因而纳谷减少，脘闷气馁者可以用之。其证或系心脏器质性病变，如风湿性心脏病患者，心下痞坚，心悸气短，不思纳谷之候；或思虑太过，心悸不寐，纳减运迟者。此类证候在益气健脾、理气和胃方中加用远志常获效机。通心阳而运脾气，谓之补中亦无不可。至于『益精』又当作何解？明代医家李梴《医学入门》认为『远志苦温益肾精……苗感阴生止梦萦』。因其『四月感阴而生』，故其效如此。然而四月感阴生者众多，未必皆可益精补阴，其说令人生疑。其实远志之益精，乃是宁心强志的必然结果，盖心定则神安，志强则精聚，静则生阴。远志能疗阳痿，要义在此。观《外台》所载之《备急》远志丸，专疗『男子痿弱』，亦即阳痿之证。药用：远志、续断、山药、肉苁蓉、蛇床子各等分，为细末，以雀卵和丸，如小豆大，以酒下七至十丸。方中不乏温润滋填之品，而以远志统领诸药，以益肾聚精、振颓起痿。须知中药性能的厘定，有的是古人从临床疗效而知之，有的是哲理的思辨，假使仅拘泥于性味，认为味苦、辛能益精，则义不可通。

远志宁心定悸有殊功，配伍因证而异，制方各尽其妙。《千金》有疗“风虚惊悸”的远志汤二方，一方“主心气虚，惊悸善忘，不进食”，以远志伍人参、黄芪、白术、茯苓、茯神、当归、川芎、干姜、桂心、紫石英、麦冬、五味子、半夏、羌活、防风、甘草、大枣以治之。方中颇多益气健脾、温养营血之品，以为充养心气之资。尤赖远志通心气，伍茯神以利关窍；伍紫石英宁神定惊；伍五味子一通一敛以安神志。羌、防之用，可疏逆乱之心气；麦冬凉润，可制姜、桂温热之性。此方疏养结合，散敛兼施，看似庞杂，实寓深意。另一方“治中风心气不足，惊悸，言语谬误，恍惚愦愦，心烦闷，耳鸣”。以远志伍人参、黄芪、茯苓、当归、白芍、桂心、附子、独活、麦冬、甘草、生姜以治之。其证显系阳虚风扰，立方以辛甘为主，以化虚风，而用远志通心气、宁心神，其揆一也。再观《永类钤方》远志丸，主治因受惊恐，以致夜寐多梦，神魂不安，惊恐善怯之证。药用：远志（去心，姜汁淹）、石菖蒲各二两，茯神（去皮、木）、白茯苓（去皮）、人参、龙齿各一两，上药为丸如梧子大，辰砂为衣，每服七十丸，用熟水送下。（一方，麦门冬汤下）。具镇静安神之功，用药简洁，可资选用。又，临床常用远志伍酸枣仁以疗心悸失眠，亦是一通一敛以宁神志，与《千金》远志汤中远志与五味子相伍，用意不殊。

用远志治胸痹心痛是仲景以后医学上的又一发展。《外台》载《古今录验》小草丸，“疗胸痹心痛，逆气，膈中饮不下”。药用：小草、桂心、蜀椒、细辛各三两，干姜、附子（炮）各二两，上六味，“捣合下筛，和以蜜丸，如梧子大，先食米汁，服三丸，日三，不知稍增，以知为度”。在仲景时代，治疗胸痹心痛以栝楼薤白白酒汤之类为常用，所主病证多系胸阳不振、痰浊阻痹之候。小草丸所主者，乃是膈中饮不下，显系稀涎为患，若用栝楼涤痰，非其治也。故用一派温化之品通阳化饮，其中附子、细辛等还有镇痛作用。小草与远志功用仿佛，且“古方通用远志、小草”（苏颂语），取其能利膈消痰，引领诸药入心经通脉定痛。此方堪补仲景之未备。

心肺同居膈上，一主气，一主血，常相互影响。肺气失宣，痰浊阻滞，常累及于心，引发心气不足，循环障碍；反之，心失所养，血行瘀滞，亦累及于肺，为饮停、为痰阻，为咳逆之候。远志主咳嗽痰多，但绝非泛泛使用，以咳嗽痰多兼见心慌、心悸者为常用。譬如远志伍柏子仁，可用于久咳、心悸，痰多不易咯吐者；远志伍紫石英，除宁神定惊外，可用于咳逆喘促、气短、痰多者。远志尤适用于

"心咳"之候，《素问·咳论》："心咳之状，咳则心痛，喉中介介如梗状，甚则咽肿喉痹。"心脉起于心中，上挟于咽，故病喉中梗介，咽肿痹痛。求其效方，《三因方》以防风圆（防风、桂心、通草、茯苓、人参、远志、麦冬、白石英、炙甘草）疗"脉虚极，则咳，咳则心痛，喉中介介如哽，甚则咽肿"。查此方即《千金》"治脉虚惊跳不定，乍来乍去"之补虚调中防风丸，惟方中之茯苓，《千金》用茯神。凡心咳因心气不足者，此方颇为适用。须知防风一味，不仅能调心气之逆乱，还能消除咽喉的刺激感。陈无择借用此味疗心咳，确有识见。但若心阴不足，咳呛不已，震动心包之火，势必上逆而为咽肿喉痹，防风丸即不适用。清代医家王旭高自制心咳汤以治之，药用：北沙参、石膏（同薄荷研）、牛蒡子、光杏仁、桔梗、甘草、麦冬、半夏、茯神、远志、小麦。加减法：痰多加川贝母，咽喉肿痛去半夏，汗多加五味子。上列二方均用远志，惟见证有偏于阳虚、阴虚之异，故配伍各别。对照观之，可得心咳用药之梗概。现代临床，笔者发现某些植入心脏起搏器的患者，有的因咽喉有刺激感而呛咳，若染风邪则呛咳尤甚，其状颇类心咳。盖心脏起搏器是通过脉冲发生器发放由电池提供能量的电脉冲，经过导线电极的传导，刺激电极所接触的心肌，使心脏激动和收缩，从而达到治疗某些心律失常所致的心脏功能障碍的目的。此种电脉冲是否对咽际有刺激感颇难下结论，虽然耐受力因人而异，但这一因素恐难排除。凡咽际不适，呛咳甚者，不妨用防风、牛蒡子、薄荷疏风解痉；桔梗、杏仁宣畅肺气；远志、茯神、柏子仁安神宁心；青果、木蝴蝶利咽；余则随证用药，颇有助益。特为拈出，以供研索。

远志为治疗痈疽之良药，《三因方》远志酒，"治一切痈疽、发背、疖毒"。其方用远志一味，不拘多少，去泥，捶去心，为末，酒一盏，调末三钱，迟顷澄清，饮之，以滓敷患处，并称"不问虚实寒热，治之必愈"。其能愈疾的机理，李时珍认为"亦补肾之力耳"。李士材《医宗必读》则谓远志"善疗痈毒，敷服皆奇，苦以泄之，辛以散之之力也"。一称其能补，正胜则邪却；一称其能散，散之则肿消；可备一说，终难令人服膺。陈士铎《本草新编》称远志"能解毒"，所言甚是。盖草药之根茎，大多兼具解毒作用，远志亦然。且天然药物的功用具有多样性的特征，有的在解毒中有扶正之功，如金银花；有的在扶正中具解毒之力，如远志；其奇妙如此。《袖珍方》治"吹乳肿痛"，以"远志焙研，酒服二钱，以滓敷之"，亦取其能解毒耳。

# ○九 玄参

◎玄参味甘，微苦、咸，性微寒，入肺、胃、肾经，具清热凉血、滋阴降火、软坚化毒之功。为温病邪入营血、身发斑疹，骨蒸劳嗽，咽喉肿痛，口舌生疮，齿龈腐烂，瘰疬，目赤肿痛，痈疽疮毒等证之要药。其性清而不浊，滋而不腻，与疏风解表药同用则化热毒，与养血滋阴药同用则制亢阳，在滋阴药中独具一格。

◎金元医家张洁古曾谓：『玄参乃枢机之剂，管领诸气上下，清肃而不浊，风药中多用之。故《活人书》治伤寒阳毒，汗下后毒气不散，及心下懊憹，心神颠倒欲绝者，俱用玄参。以此论之，治胸中氤氲之气，无根之火，当以玄参为圣剂也。』其对玄参特性的表述可谓入木三分。一般说来，苦咸之药性多沉降，何以玄参能为『枢机之剂，管领诸气上下』？此从《本经》称其性微寒可见端倪。清人邹润安曾对药物的性微寒与性大寒作出如下演绎：『大寒者，固密严厉之寒，火气遇之则折；微寒者，轻扬飘洒之寒，火气遇之则化。』大寒直折其热，微寒则有轻扬发散之机。玄参味苦咸，能泄降在下之邪热；性微寒，又能将在上之邪热发而化之；是以可升可降，既能滋肾而降火，又能清上而利咽。特别是其味又甘，复可逗留中焦，清胃而化热毒，不失为肃肺、清胃、滋肾之通剂。其为『枢机』，义可见矣。玄参所主的火，内外咸宜。外感邪热，『风药中多用之』以化毒热，自古皆然。如治疗头面焮肿及腮腺炎的普济消毒饮，方中即用玄参；治疗风温热病初起，邪在卫表的银翘散，凡见项肿咽痛者加马勃、玄参；皆是其例。至于内伤虚火，如载于《成方切用》之滋阴降火汤，亦系四物汤加知母、黄柏、玄参而成。可见无论虚火、实火，玄参皆可择用。惟阳明腑实，邪热鸱张非通下不可者，玄参力有未逮，此所谓玄参所主乃『无根之火』也。玄参解毒，不在于『清』而在于『化』，假其微寒轻扬之性，增液制亢之力，化毒热于无形。

张洁古说《活人书》治伤寒阳毒，汗下后毒气不散用玄参，乃指该书所载的玄参升麻汤（玄参、升麻、甘草）。伤寒阳毒，是指毒热发斑，色如锦文，烦躁谵语，或伴见咽喉肿痛的一类证候。伤寒发汗吐下后，热毒未解，聚于阳明，从营血外发。斑当清当化，玄参固可入阳明，清热凉营，惜化斑之力尚逊。升麻则系阳明之专药，功擅升清泄浊，解时行毒疠。玄参伍入升麻，清中兼化，不失为气营两清、化斑清温之良剂。此方对时行咽喉肿痛，以及饮食不慎，阳明邪热结聚引发的诸多病证，均有良好的效果。后世诸多清温解毒剂从此方化出，例如《外科正宗》化斑解毒汤，即此方加知母、石膏、人中黄、黄连、连翘、牛蒡子、淡竹叶组成。书中曾谓："咽肿咽疼定用清咽利膈散，斑红斑紫岂逃化斑解毒汤。"盖斑属血分，发于胃。前人以斑色红者属胃热，紫者热极，黑者胃烂，来判断邪热之轻重、病证之浅深。化斑解毒汤清胃泄热、凉营解毒之力甚著，适用于气营邪毒炽盛之候。《外科正宗》还用此方治火丹（丹毒），其证乃三焦风邪热毒外发，色红成片，上起风粟，延及遍身痒痛者。色红成片乃营分热炽之征，上起风粟、遍身痒痛表示心火太旺、风阳不平。此方不仅凉营，抑且消风；不仅清胃，抑且清心平肝，故可治之。

玄参清上之力被广泛应用于喉痹、口舌生疮、木舌肿胀、悬痈、齿龈腐烂作痛等病证，或赖其清解热毒，或取其散浮游无根之火，或用其软坚散结，或意在凉血敛疮，等等，取意有别，各随配伍而奏功。治疗喉痹，有玄参伍荆芥、伍牛蒡子等不同的用法。朱丹溪曾谓："喉痛必用荆芥，阴虚火炎必用玄参。"若君相之火上炎，或阴伤液乏之体，复为风邪所乘，因而扁桃体红肿作痛者，此二味并用为宜。若喉痹系风痰热毒交相为患，则以玄参与牛蒡子并用为宜。《太平圣惠方》治疗"急喉痹风"，"玄参、鼠黏子（半生半炒）各一两，为末。新水服一盏立瘥。"盖玄参能清热软坚，配合鼠黏子（牛蒡子）辛开散风，化痰散结，故能散风消肿，急开痹闭。《外科正宗》玄参解毒汤，"治咽喉肿痛，已经吐下，饮食不利及余肿不消"。药用：玄参、山栀、甘草、黄芩、桔梗、葛根、生地、荆芥各一钱，淡竹叶、灯心各二十件，煎服。此方以玄参伍泻火、利咽、疏表、养阴之品，共奏透表清里、消肿止痛之功。对喉痹表邪未罢，里热已结之证有效。诸药用量甚轻，盖防药过病所也。治疗口舌生疮，笔者有玄参伍细辛之法，适用于肾阴不足，心火上炎，口舌嘈破，痛势较甚者，每用玄参 10～15g，以清降虚火，增液化毒；细辛 1.5g，以发散郁火，化腐止痛；随证佐用护膜生肌之品。《证治准绳》玄参散，“治口舌生疮，连齿断烂痛”。药用：玄参、升麻、独活、麦冬、黄芩、黄柏、大黄（炒）、山栀、犀角、炙甘草各等分，作散剂，每用五钱，煎服。观其证，心胃火旺，热毒炽盛，用玄参意在心胃两清，余则系清心泻火、凉胃泄热之品，而升麻、独活，则作开发郁结之用，此配伍之妙也。《准绳》另有玄参升麻汤一方，“治心脾壅热，舌上生疮，木舌舌肿，或连颊两项肿痛”。药用：玄参、升麻、犀角、赤芍、桔梗、贯众、黄芩、甘草各等分，作散剂，每用四钱，煎服。其证毒热殊胜，壅聚不散，其方则清上散结，化无形之毒火，颇为得力。今犀角禁用，不妨以水牛角代之。所谓木舌，乃舌肿木硬，不能转动。舌为心之苗，脾之经脉络舌下，心脾火盛，血壅毒聚，乃发病之主因。《普济本事方》治疗此证，药用：玄参、升麻、大黄、犀角、甘草，以清心火，荡热结，下毒火，不失为治疗木舌肿胀之效方。治疗悬痈，《普济本事方》之玄参散（玄参、升麻、射干、大黄、甘草）可供选用。悬痈生于上腭，红肿疼痛，饮食不便，多由脾胃积热，热毒上攻所致。玄参散乘其尚未化脓之际，急挫其势，勿使痈溃毒散为害。方用玄参、升麻清温化毒；射干消痈毒、散恶血；大黄泻下毒火，釜底抽薪；诸药合用，上清下泄，破坚散结，悬痈自消。上列口舌、咽喉诸多病证的制方用药，每能窥见《活人书》玄参升麻汤的影子，其方之神奇，可谓至矣！

《别录》谓玄参“散项下核”，甄权称其“散瘤瘘瘰疬”，李时珍曰：“其消瘰疬亦是散火，刘守真言结核是火病。”细究前人用玄参治瘰疬，殆取散火、软坚二义。程钟龄《医学心悟》消瘰丸，治颈上瘰疬成串，药用：玄参（蒸）、牡蛎（煅，锉碎）、贝母（去心，蒸）各四两，共为细末，炼蜜为丸，每服三钱，一日两次，开水送下。据程氏云，“此方奇效，治愈者不可胜计”。盖阴伤则火旺，郁火、痰涎内结则生瘰疬。此方养阴散火、化痰软坚，正为合拍。

《本经》有玄参“补肾气，令人目明”之说。玄参所主的目疾，主要关乎肾、肺二经的病变，以其能滋肾、清肺之故。《济急仙方》治“赤脉贯瞳”，用“玄参为末，以米泔煮猪肝，日日蘸食之”。意在滋肾养肝，凉血清热，方药合辙。明·傅仁宇《审视瑶函》玄参散（玄参、汉防已、升麻、羚羊角、沙参、车前子、栀子、桑白皮、大黄、火麻仁、杏仁），“治肺脏积热，白睛肿胀，遮盖瞳神，开张不得，赤涩疼痛”之候。白睛属肺，“白睛肿胀”乃辨证之眼目，此证不仅肺热伤阴，且湿浊夹肝火、胃热上攻，故用药虚实兼到。

玄参善疗痈疽疮毒，而治疗脱疽更有特殊的药用价值。其所主的脱疽，多系热毒壅聚，气血凝涩，络脉不通，指（趾）关节痛楚异常之候。《外科正宗》阴阳二气丹（天冬、麦冬、五味子、黄柏、人中白、玄参、青黛、甘草、枯矾、辰砂、泽泻、冰片），治“脱疽，久服丹石补药，致亏肾水”之证，可见“口燥咽干，至饮冰雪不知其冷”等症状，乃“孤阳独旺”使然。盖服用丹石之剂，常有发热、发痈疽等副作用，致生脱疽，热毒炽盛可以想见。方中用玄参乃取其养阴制亢、化解热毒之功。而《验方新编》四妙勇安汤，主治脱疽患处皮色黯红，微热微肿，疼痛剧烈，烦热口渴，甚至溃烂，脓血淋漓，舌红，脉数者。药用：金银花、玄参各四两，当归二两，甘草一两，煎服。解热毒当取金银花；毒热伤阴，养阴化毒当取玄参；然则血脉不通，则热不解、毒不化、痛不已，故用当归活血通脉；甘草取其调和诸药、扶正通脉、泻火解毒之功。似此重证，非专药不能奏效，非大剂不能建功。故选药精审，用量独重。

# 一〇 地榆

◎ 地榆味苦、酸，性寒，入肝、胃、大肠经，功善凉血止血、清热解毒、止痛敛疮，为治疗肠风下血、赤痢、痔疮肿痛出血、衄血、崩漏、赤白带下、湿疹、外疡肿痛常用之药。而疗水火烫伤，其功独擅。因其性敛涩，固护阴液，是以在凉解中还有扶正之功。

◎ 能凉血医疡之品甚多，惟地榆兼能止痛是其所长。《本经》谓其『止痛止汗，除恶肉，疗金疮』，首揭其『止痛』之义。南宋医家杨士瀛继之，称『诸疮，痛者加地榆，痒者加黄芩』。盖无风不痒，痒多属风热为患，黄芩能祛表里之风热，故可止痒。痛多责之心火，地榆能凉血，心主血，凉血即可清心，清心即可止疮疡之痛。凡外疡焮红漫肿，无论溃与不溃，均为用地榆之的证。不仅外疡，即如湿疹，凡痒加黄芩，痛加地榆，亦历验不爽。倘若痒痛交加，不妨二味并用。地榆的止汗作用，《本草经考注》释之曰：『此物苦寒，能清解血热，汗亦血余，故有此效。』其实地榆所主之汗，乃是血热蒸逼津液所致，地榆凉血敛津，所以能清营止汗。

肠风下血多与胃肠积热有关，地榆为当选之良药。若久病不已，中阳困顿，脾湿下注，因而便血者亦有之。此类病证，张洁古、刘河间辈有地榆与苍术并用之法（苍术地榆汤），一方面振奋脾阳以澄源，一方面清理下焦以洁流，相得益彰。李东垣的弟子罗谦甫发挥其意，其治一人，体本瘦弱，饮酒后腹痛泄泻，日十余行，病延十余日，便后见血，色红紫，肠鸣腹痛，医者见血投凉，用芍药柏皮丸治之未效，转而纳呆，食后呕酸，形体愈瘦，面色青黄不泽，手足稍冷，心下痞，恶冷物，口干，时有烦躁，脉弦细而微迟。罗氏从《内经》结阴便血着想，以阴气内结，血渗肠间，导致便血，立平胃地榆汤（苍术、升麻、熟附子、地榆、陈皮、厚朴、白术、干姜、茯苓、葛根、益智仁、人参、当归、神曲、炒白芍、甘草，加姜、枣煎）治之获验。观其方显系从苍术地榆汤扩充而来，此法深为叶天士所赞赏。《临证指南医案·便血》载一案，“阳虚体质，食入不化，饮酒厚味即泻，而肠血未止，盖阳微健运失职，酒食气蒸湿聚，脾阳清阳日陷矣！当从谦甫先生法。”径用罗氏原方以应之。叶氏此案阐释了此类证候的病机与治则，不烦赘言。关于立方的精义，叶氏谓：“凡脾肾为柔脏，可受刚药；心肝为刚脏，可受柔药；不可不知。谦甫治此症，立法以平胃散作主，加桂附干姜归芍，重加炒地榆以收下湿，用之神效，即此意也。”用地榆意在“收下湿”，于此可窥前人的用心。此外，叶氏还用黑地黄丸治“酒湿污血”，在平胃地榆汤的基础上有了新的发展。古人所说的便血一证相当笼统，若加区别有胃肠道炎症、溃疡、息肉、肿瘤之分，用苍术可以振奋胃肠功能，用地榆可以消肿、医疡、敛疮，均可赋予新意。某些肠癌患者状如慢性痢疾，面黄贫血，腹胀、腹痛，肠鸣，便血色暗，可用苍术地榆汤伍入菝葜、诃子、五味子、厚朴、薏苡仁等。阳虚者参以温通，肠热者参以苦坚，以冀扶正消癥，不妨作为一种选择。

《开宝本草》谓地榆“止冷热痢及疳痢，极效”。萧炳谓地榆“同樗皮治赤白痢”，以其解热毒、收下湿、凉血热，并促进肠黏膜损伤之修复，故为治痢之妙品。因证候有别，配伍各异，兹录三方以供参酌。刘河间《保命集》地榆芍药汤，“治泻痢脓血，乃至脱肛”，药用：苍术一两，地榆二两，卷柏三两，芍药三两。上㕮咀，每服一两，水一大盏半，煎至一半，温服。系由苍术地榆汤加味而成。用白芍和营止痛，以下痢脓血多兼腹痛之故。卷柏凉血止血，尤长于“治脱肛”（《别录》），其与地榆同用，止血之功更著。《百一选方》治“远年下血”，即以“卷柏、地榆（焙）等分，每用一两，水一碗，煮数十沸，通口服”。此方药仅四味，扶脾清肠，凉中兼涩，可为久痢脓血兼脱肛者取法。《世医得效方》泼火散（一名地榆散），治热留肠胃，下痢鲜血，并疗妇人血热崩漏。药用：“青皮（去白）、赤芍药、黄连（去须）、地榆各等分，每服一钱，冷水调下。”方中地榆伍黄连，直清肠胃积热；青皮、赤芍达肝郁、清肝热，以肝主藏血之故。顾名思义，此方苦寒直折，为热逼血溢之证而设。《证治准绳》地榆丸“治泻痢或血痢”，药用：“地榆（微炒）、当归（微炒）、阿胶（糯米炒）、黄连（去须）、诃子（取肉，炒）、木香（晒干）、乌梅（去核，取肉秤）各半两，上为细末，炼蜜为丸，如桐子大，每服二三十丸，空心陈米饮吞下。”分析此方，滋肠燥、解热毒、消积滞，塞中寓通，颇得《千金》驻车丸之遗意，久痢阴伤，邪热未清，可以用之。王肯堂谓：“先公顷在括苍，病痢逾月，得此方而愈。”信不虚也。

地榆为治痔疮之要药。痔疮出血如注不止，古人称为“血痔”，可用地榆一味为细末，每服 5g，一日两次，食前米饮调下。若出血四溅，兼夹风热，可用地榆伍入槐角、生地、荆芥、炒黄芩、炒枳壳、甘草治之。《证治准绳》地榆散，专治痔疮肿痛，药用：“地榆、黄芪、枳壳、槟榔、川芎、黄芩、槐花、赤芍药、羌活各一钱，白蔹、蜂房（炒焦）、甘草（炙）各半钱。上作一服，水二盅，煎至一盅，食前服。”意在清肠泄热，疏风散肿，可资效法。

地榆性涩，能收摄津液，固护元气，还饶有扶正之功，此古人隐而未发之旨。李东垣称其“治胆气不足”，殆同其味酸能收摄肝阴，因而益胆之故。李时珍云，地榆“汁酿酒治风痹，补脑”，取其能敛津养气。崔元亮《海上方》治“赤白下痢骨立者”，“地榆一斤，水三升，煮一升半，去滓，再煎如稠饧，绞滤，空腹服三合，日再服”。此方亦治妇人带下骨立者（见《妇人大全良方》），“骨立”形瘦用之，能扶正无疑。此外，关于地榆的性味，《本经》言“苦、微寒”，《别录》补出“甘、酸”，可见其除了能泄能清，还能养能敛。上方地榆用至一斤之多，再煎如稠饧。地榆大剂煎熬后饶有甜味，《别录》说它兼有甘味，当有所据。可见用地榆治崩漏、赤白带下，还有补漏卮、固津液、扶元气之意。

地榆在现代又有了不少特殊的用法，例如它可用于湿温（肠伤寒），此证病灶在肠，在极期有引发肠出血的可能。地榆清热坚肠，收敛肠黏膜，防止肠出血，为章次公先生所赏用。观《章次公医案》暑湿、湿温门王案，初期高热、耳聋、谵语，延至第十六日，虽神志清晰，但大便溏，日三四行，恐有肠出血之变，乃用黄柏、川雅连、荠菜花、白槿花、苦参片、银花炭、通草、生地榆、赤苓、嫩白薇、荷叶以治之，获取效机，深具卓识。吾师朱良春还用地榆通淋，曾制清淋合剂（生地榆、生槐角、大青叶、半枝莲、白花蛇舌草、白槿花、飞滑石、甘草）治疗急性泌尿系感染或慢性泌尿系感染急性发作，屡收捷效。先生认为“地榆生用凉血清热力专，直入下焦凉血泄热而除疾”。淋证属热居多，而热又有在气分、血分之分，此方着眼于清泄血分之热毒以通淋，可谓特色。笔者治疗湿疹亦喜用生地榆，特别是在湿疹焮红、脂水淋漓、痛痒交加之际，用之尤妙，其凉血敛疮之功不让赤芍，而收湿止痒之功又是赤芍所不具。

地榆长于治疗水火烫伤，家母在世时，治烫伤常用地榆炭，作极细末，烫伤处先以鸡蛋黄熬油外搽，然后涂此末，极效。

# 一一　丹参

◎丹参味苦，性微寒，入心、肝经，具和血调经、祛瘀止痛、清心安神之功。凡妇人月经不调，经量或多或少，闭经，漏下悉可治之。胃痛、胸膺作痛，证涉虚中夹瘀、络脉不和者亦可用之。丹参寒能胜热，故可清心除烦，适用于心火上炎之口舌生疮，心神不宁之失眠、惊悸，热病热入营分之烦躁、谵语等症。因其能消瘀、清热，故又可消痈散肿，特别可用于治疗乳痈。世有『一味丹参饮，功同四物汤』之说，不过言其具养血、行血、祛瘀诸功而已，切勿泥于句下。在诸家本草中，余独心折《日华子本草》『破宿血，补新生血……调妇人经脉不匀』之说，以为其能得丹参功用之要。既能『破』，又能『生』，复能『调』，即『和』也。血以和为益，故以『和血』二字概括丹参之功用庶几近之。

◎《本经》称丹参『微寒』，陶弘景《本草经集注》则称其『性热』，二说迥异，引发后人诸多争议。陶氏说其性热的依据是『时人服之多眼赤』，这与《日华子本草》丹参能治『赤眼』，以及后人用其治肝热目赤的经验相左；而微寒之性似与《本经》丹参主『心腹邪气，肠鸣幽幽如走水』，以及积聚、癥瘕诸证不符。《本草正义》为之质疑：丹参『所主心腹邪气，肠鸣幽幽，痼疾结气，无一非寒邪为病，当无用寒药主治之理。而积聚癥瘕，又非温运不通。』故丹参『断非微寒之物』。以余观之，此种推论失之片面，并不符合临床实际。《本经》丹参之性味与主证并不矛盾，且寓深意。丹参主积聚癥瘕，是示人丹参有祛瘀之功；丹参主肠鸣幽幽如走水，是示人水病有治血之理。丹参祛瘀已为后人的实践所证实，无须多说。至于水病，有病在气分者，亦有病在血分者，病在气分当化气行水，无取乎丹参；若先病血，后病水，则又当从血分主治，或补或通，丹参聊示其例而已。用血分药治水气病，其旨甚微，当细参之。

丹参和血调经之功为世所称道。丹参散用其一味为末，每服二钱，温酒调下，“治妇人经汛不调，或前或后，或多或少，产前胎不安，产后恶露不下，兼治冷热劳，腰脊痛，骨节烦疼”。宋·陈自明《妇人大全良方》，称其出自《明理方论》，云：“四物汤，妇人多用者，以其不问产前、产后、经水多少，皆可通用。惟丹参散一味，其主治颇相类。何者？以其能破宿血，补新血，安生胎，落死胎，止崩中带下，调经脉，大类当归、地黄、芍药、川芎也。”此血虚能养，血滞能化，补中兼行，寒而不凝，经汛因血热而量多，因血涩而量少，服之均可至中和，其功如此，给后人启迪良多。

从丹参散意扩充，用丹参调经及治疗产前产后诸疾，须识证精确，配伍得宜，方能切中病机。譬如室女经汛愆期或闭经，有因情怀不适、学业紧张，以致气郁、血涩而致者，可用丹参伍香附、郁金、白蒺藜、牛膝、红花等调之、润之，其经自行。骤进补剂，或一味化瘀通经均非所宜。妇人崩漏的证治，前人有“暴崩宜补，久漏宜通”之说。暴崩非丹参所主。久漏不已，或阵下阵止，乃残瘀留着，新血不得归经，通中兼清、通中兼涩为妙。如丹参与茜草根相伍，且行且止，行而不破，调经顺脉，堪称合拍。若气虚气陷，合黄芪、炙升麻、炒荆芥之属；营虚夹热，合生地、白芍、旱莲草之属，随证组方。丹参安胎，绝非泛泛使用，主要适用于心神躁扰，胎动不安乃至流产者。妊娠三月，往往是流产的高发期，对于习惯性流产者须细究其因，未可徒执补脾、补肾或顺气安胎等成规。须知因情绪紧张、躁动、忧伤、惊恐等诱发流产者不乏其人，在现代社会尤为突出，孕妇情志对胎儿的影响不可忽视。考《千金要方》载有北齐徐之才逐月养胎方，认为妊娠三月，手少阴心主脉养胎，立茯神汤（茯神、丹参、龙骨、阿胶、当归、人参、甘草、大枣、赤小豆）为曾伤三月胎者作预防之用。把清心安神与固摄胞宫结合起来，寓意良深，值得借鉴。于此可以测知古人丹参“安生胎”之说，非仅养血安胎，亦具宁神安胎之意。丹参质润，还可用于滑胎助产。《千金要方》丹参膏（丹参、川芎、当归、川椒，有热不用川椒，以火麻仁代之），供妇人妊娠十月时服用，“养胎临月服，令滑易产”，用意亦佳。至于产后恶露不净，腹中作痛，丹参与焦山楂相伍，简便可行，丹参宜黄酒炒后用之，可增其祛瘀止痛之功。

世人熟知丹参饮（丹参一两，檀香、砂仁各一钱）为治疗脘痛之效方。陈修园《时方歌括》认为此方“治心痛、胃脘诸痛多效，妇人更效”。其所主之脘痛，当系痛而且胀，部位固定不移者。至于其所主的心痛，按照陈氏在《时方妙用》的说法，乃“当心之部位而痛，俗云心痛非也”。故非真心痛，实系心包络脉不畅之候。盖丹参和络止痛之功独擅，通脉镇痛之功不足，纵伍檀香、砂仁，治真心痛亦力有未逮。胃痛有因湿浊、瘀滞交阻，通降失职，嘈杂，胀闷，舌苔垢腻者，宜丹参与菝葜、炙刺猬皮相伍；气郁不畅者加苏梗、郁金，可收佳效。须知丹参除活血镇痛外，兼可养胃，故治胃病所用甚广。

丹参具养血宁心之功，劳心过度，心火上炎，心烦不寐，口苦，口舌生疮，宜与莲子心并用，导心火下行，宁谧神志；心肌劳损，心悸怔忡，舌红苔少，脉细数者，宜与柏子仁、十大功劳叶并用，柔养心营，养阴和络。温热病之用丹参，一般为邪入营分时用之，如《温病条辨》之清营汤（犀角、生地、玄参、竹叶心、麦冬、丹参、黄连、银花、连翘）即是其例。

丹参还可养血除痹。《本草经集注》云，丹参“时人呼为逐马，酒渍饮之，治风痹”。丹参养血活血，加酒更行药势，风痹不治风而治血，乃血行而风自灭之意。《千金要方》另有丹参丸（丹参、杜仲、牛膝、续断、桂心、干姜），“治腰痛并冷痹”，则以其配合益肾壮腰、温阳散寒之品，共奏宣痹镇痛之功，用意颇佳，可以取法。

# 一二 黄连

◎ 黄连味大苦，性大寒，入心、肝、胆、脾、胃、大肠经。功善泻火解毒，清心益胆，去胃肠湿热。常用于时病热疾、阳毒、心烦不寐、心下痞坚、腹泻、赤白痢疾、疮疡、湿疹以及吐血、衄血、肠风下血等证。虽是沉降之品，亦具升发之机，是以降中能升，泻中能补，损中能益。苟明其性，其用无穷。

◎ 古人对药性的厘定源于细微的观察，质朴的推理和反复的实践。黄连色黄，归脾经；味极苦，能燥湿；性大寒，能清热，因而能去中焦湿热。黄连其根连珠，表示其气贯通，具流通之意，所以叶天士《临证指南》有『诸寒药皆凝涩，惟有黄连不凝涩』之说。并由此引申出黄连与干姜、川椒等辛味药相伍，能降能通；与酸味的乌梅同用，能酸苦泄热之类的用法。黄连寒而不凝涩，性能优异，能镇痛，还能通脉，正可为临床广泛采用。

首先，依黄连之性，适用于湿热相搏、水火相乱之病。徐灵胎《神农本草经百种录》云："苦味属火，其性皆热，此固常理。黄连至苦，而反至寒，则得火之味与水之性者也，故能除水火相乱之病，水火相乱者，湿热是也。凡药能去湿者，必增热，能除热者，必不能去湿。惟黄连能以苦燥湿，以寒除热，一举两得，莫神于此。"不仅水火相乱于胃脘之痞满、呕逆，相乱于胃肠的泄泻、痢疾为黄连所主，即使水火相乱于上的"目痛眦伤泣出"（《本经》），相乱于下的"妇人阴中肿痛"（《本经》），黄连悉可治之。《金匮》所载的浸淫疮，初生如疥，瘙痒无时，蔓延不止，破流黄水，浸淫成片，颇类黄水疮，乃水火相乱，化毒成疮外发肌肤，亦为黄连所主。左金丸（黄连、吴茱萸）为泻肝火之正剂，泻肝火之药甚多，何以要用黄连？因其主症为脘痛、吞酸。吞酸者，"热湿郁结"（朱丹溪语），热湿郁结即水火相乱，正为黄连所主，故以其为主药。然而湿热郁结每致气郁不宣，有热郁不达者，有湿不化则热不孤者，有寒凉太过虑其伤阳者，于是就有黄连伍干姜、伍生姜、伍吴茱萸，或黄连伍苏叶、伍藿香、伍厚朴等不同的配伍方法，以辛开芳化，调理升降、纠偏颇、和阴阳，而定水火之乱以归于平。

其次，黄连有流通之性、苦泄之力，能宁心通脉，可用于痰热内蕴、气火未平之心悸心痛。心属火，"五味入胃，各归所喜"，苦入心，增其味则益其气。《日华子本草》说黄连能"益气"，其实黄连性寒益阴，能益心体，益体可以助用，由此可知黄连具有"补"与"通"的双重作用。虽然黄连之补是泻中之补、损中之益，未可与甘温、甘寒补益之品等同观之，而拨乱反正建非常之功，又是寻常补益之品所不及的。黄连味极苦，不宜多服久服，恐化燥生热，犯《素问》"久而增气，物化之常也；气增而久，夭之由也"之诫。黄连之通能疗心疾，宋人杨士瀛曾谓"黄连能去心窍恶血"，堪称卓见。早在《外台》就载有《古今录验》的一则验方，系用一味黄连煎服以疗心痛。古人从温阳通脉、通阳宣痹，进而认识到苦泄通脉，丰富了中医治疗学的内容。于今临床，凡痰热内蕴、气火未平、心悸心痛、心律不齐之候，以黄连为主药，或在组方时参用黄连，常可奏宁心通脉之功。黄连不是化瘀药，但心脉通则血流畅，气火平则血自静，不化瘀而瘀自除，此殆杨氏"去心窍恶血"之真意。治疗此类疾患，笔者赏用明代医家韩悉之黄鹤丹（香附、黄连），韩氏认为，"火分之病，黄连为主。五脏皆有火，平则治，病则乱"，并认为"方书有君火、相火、邪火、龙火之论，其实一气而已”。均见道之言。此方适用于内伤、外感多种疾患，倘情怀抑郁，气火不平，胸闷心悸，脉来节律不齐，或有间歇，可用香附、黄连，酌加郁金、丹参、合欢皮之属以治之；伴见痰热内蕴，夜难安寐者，伍入温胆汤；伴见惊悸、恐惧、夜不能寐，寐亦噩梦纷纭者，加防风、羌活、前胡之属息风定惊。

黄连功善泻火解毒。《外台》黄连解毒汤（黄连、黄芩、黄柏、山栀），主治一切实热火毒，烦躁不安，错语不眠，或热病吐血、衄血，甚或发斑，以及湿热黄疸，外科痈肿疔毒等证。专清气分，或气分波及血分的大热，泻无形的毒火。笔者尝见慢性湿疹急性发作，色红成片，延及周身，脂水淋漓，痒痛交加，彻夜不眠者，以此方佐防风、薄荷、淡竹叶、生甘草等，苦泄轻宣，泄热排毒，常可迅速控制病情的发展，其药效之快非他方所能及。《普济本事方》“治伤寒发狂，或弃衣奔走，逾墙上屋”之鹊石散，用黄连、寒水石各等分，共研细末，每服二钱，浓煎甘草汤，放冷调服。此系阳毒热盛，扰乱心神，是以发狂。用黄连泻心火，解热毒；寒水石清气泻火，兼有镇静之功，其性咸寒，又可制黄连之燥性；甘草浓煎，泻火解毒，缓和黄连之苦味。药仅三味，配伍得宜，可堪师法。

泄泻之用黄连，有径取其苦寒清肠者，或以其与葛根、黄芩、甘草相伍，以疗身热，暴下如注，其味臭秽者。而更多的是与辛温之生姜、干姜等相伍而用之。简而言之，黄连伍生姜，旨在泄热消痞而散水气，既能疗胃热呕吐，又可疗肠鸣、腹痛之泄泻。《博济方》神圣香黄散，主治“水泄”“脾泄”。取“宣连一两，生姜四两，同以文火炒至姜脆，各自拣出为末，水泄用姜末，脾泄用连末，每服二钱，空心白汤下”。此方姜、连同炒，则姜不失之于热，连不失之于寒，温散中有苦坚之意，苦泄中有温通之功，深得气味相借之妙。水泻用姜末，意在辛散水气、温运脾阳为主，略参苦坚，以清湿中之热，而收厚肠止泻之功。脾泄是指“腹胀满，泄注，食即呕吐逆”（《难经》）之候，取方中之连末，以苦泄为主，略参温运，既可开痞止呕，又能清肠止泻；若腹中胀甚者，二味力有未逮，宜参用藿香、蔻仁、厚朴等芳香宣化之品；兼夹食积，加用焦山楂、焦神曲、焦麦芽，方能泄浊气，助运化，获取效机。黄连伍干姜，旨在温脏清肠而调升降，主要适用于脾寒肠热之泄泻；或素体阳虚，或泄泻日久，中阳已虚，肠间湿热未清者。譬如《张氏医通》连理汤，系理中汤（人参、白术、干姜、甘草）中加用黄连、茯苓，以温脏清肠，升降阴阳，允合法度。伴见腹胀加青皮、陈皮理气和中；阳虚甚者，再加附子以温之。

黄连治痢，历代沿用不衰。《千金方》治热毒血痢，径用一味黄连以治之。若食积、湿热蕴毒，下痢赤白，不妨用黄连细末，捣大蒜糊丸服之。若下痢日久，邪毒化而未尽，热邪伤阴而口渴者，可用黄连伍乌梅以治之。若痢疾系湿热为患，黄连常与芳香、辛散之品同用，以燥湿清热，辛通达邪，清彻肠间伏匿之邪毒。如《兵部手集方》之香连丸（木香、黄连）即为治疗下痢赤白、脓血混杂、腹中疼痛、里急后重之名方，并可疗湿热泄泻，方药简洁实用。而用黄连伍吴茱萸、伍肉桂、伍干姜等以治痢，尤为历代医家所取法。选用吴茱萸主要着眼其能燥湿、定痛，是以湿邪偏胜，热邪不解，腹痛殊甚者宜之。《和剂局方》戊己丸，以连、萸加白芍而成，用白芍柔以济刚，解痉缓痛，用意更为周到。黄连伍肉桂，意在解寒热之相搏，以缓滞下及腹痛之苦。近人张锡纯之燮理汤（生山药、金银花、生白芍、牛蒡子、黄连、肉桂、甘草）用之，称“方中黄连以治其火，肉桂以治其寒，二药等分并用，阴阳燮理于顷刻矣”。黄连伍干姜，可用于湿热痢，里急后重者，倘加入当归、阿胶（《千金》驻车丸），还可用于久痢赤白，日夜无度，腹中疼痛者。此外，朱丹溪还用黄连伍人参以治噤口痢。盖呕逆食不入，是有火也，故用黄连；不食则气亦虚，故用人参。程钟龄《医学心悟》开噤散（人参、川黄连、石菖蒲、丹参、石莲子、茯苓、陈皮、冬瓜仁、荷蒂）扩充其意，选药精审，可资应用。黄连平亢阳而承阴气，虚火、实火咸可用之。《伤寒论》谓“少阴病，得之二三日以上，心中烦，不得卧”，用黄连阿胶汤（黄连、黄芩、芍药、鸡子黄、阿胶）。心中烦，不得卧，是有火也，其火究为何属？是“阳明之火内扰少阴”（程扶生语）？是“寒极变热”（尤在泾语）？抑或阴虚阳亢？历来注家聚讼纷纭，未有定论。其实虚证何尝无邪，邪实未尝无虚，虚火实火本同一气而已。若以为黄连必用于实火，未免胶柱。此方用连、芩制亢，阿胶滋肾，鸡子黄养心，芍药敛阴和阳，遂能收益水济火、平谧阴阳、安定心神之效。黄连与肉桂相伍，韩悉称“能使心肾交于顷刻”。《韩氏医通》交泰丸，以黄连为君，肉桂少许，煎百沸入蜜，空心服，专治心肾不交之不寐。盖仗黄连泻心火，肉桂入肾经蒸动肾水，俾肾阴上潮，于是水升火降，神安寐至。其证往往心烦不安，甚则通宵不能交睫，方为用此方的确据。

黄连为治目疾之要药，风毒、赤目，可径用一味黄连煎汤，乘热熏洗，或放冷后点眼用。暴发火眼，目赤肿痛，以黄连为主药，伍入防风、车前草、甘草，以解热毒、散郁火、清肝热，甚为有效。至于视物模糊、羞明怕光及障翳，多责之肝血不足，胆汁衰减，风毒上攻，黄连羊肝丸不失为对症之方药。以黄连解热毒而益胆汁，羊肝具养肝明目之功。据《本草图经》记载，其制法与服法如下："取黄连末一大两，白羊子肝一具，去膜，同于砂盆内研令极细，众手捻为丸如梧子大，每食以暖浆水吞二七枚。"所谓浆水，据陈嘉谟云："浆，酢也。炊粟米热，投冷水中，浸五六日，味酢，生白花，色类浆，故名。"朱丹溪称其"性凉善走，故解烦渴而化滞物"。以暖浆水送服，更彰黄连羊肝丸养肝涤热之用。可供参酌。

# 一三 黄芩

◎黄芩味苦、性寒，入肺、心、胆、胃、大肠、小肠经，功善清热降火，止咳消痰，清化湿热，并可安胎。为邪热逗留少阳，痰热阻滞胸膈，湿热弥漫上、中二焦，以及黄疸、热淋、腹泻、痢疾、吐血、衄血、崩漏等证之要药。黄芩中枯而飘者，其质轻虚，称为枯芩（即片芩），多用于清上焦，清肌热；细实而坚者称子芩（即条芩），多用于清胆热，清小肠。此为大致的区分。

◎约黄芩功用之要，一曰清，二曰泄。所谓『清』，是指寒以胜热，能清热。所谓『泄』，是指其能『逐水』『下血闭』（《本经》），味苦能泄，具『泄可去闭』之义。先说『清』，《本经》开宗明义，称黄芩主『诸热』。诸热者，风热、湿热、痰热、『热毒骨蒸』（《药性论》）、『天行热疾』（《日华子本草》）之类是也。黄芩的清热，涵盖了表里三焦。何以故？其能上清肺热，下利膀胱，中除湿热，是以能清三焦之邪热。且黄芩入胆经，胆属少阳，少阳为枢，能枢转表里之邪热，惟其偏于清泄半里之热而已。由斯观之，黄芩清热的范围不可谓不广。

热病之用黄芩，风寒表证不宜，风热表证不忌，寒热往来正可用之。清人张璐谓“黄芩为少阳经药，表里风热皆得用也”(《千金方衍义》)，最得用黄芩之要旨。《伤寒论》黄芩汤（黄芩、白芍、甘草、大枣），仲景用于“太阳与少阳合病，自下利者”。释者认为其冠以“太阳”二字，必有恶寒发热之表证；冠以“少阳”二字，必有胸胁苦满、心烦喜呕之半里半表证；殊不知恶寒发热之表证正为黄芩之所忌，读书焉能死于句下。细思此证，乃表邪化热入里，与内郁之胆火相合，刑脾而泄，当有肠鸣、腹痛、口苦、口渴、尿黄等见症，才用黄芩清胆热、泄肠热；白芍益营阴、缓腹痛；甘草、大枣和脾气、缓急迫。故称黄芩汤治在里之风热亦未尝不可。何谓黄芩能祛在表之风热？黄芩为少阳经药，能由三焦而达肌腠，清解肌热，能祛热生之风，清风化之热，张元素称黄芩主“上焦皮肤风热风湿”是也。举例言之，湿疹皮肤瘙痒常需用黄芩，即与其能祛皮肤风热有关。宋人杨士瀛谓：“诸疮，痛者加地榆，痒者加黄芩。”诸疮痛痒，皆属心火，地榆能凉血，凉血即可清心，是以地榆对热毒炽盛的疮疡有清热、消肿、敛疮、止痛之功。痒者，阳也，无风不痒，痒多责之皮肤风热。黄芩能祛肌肤的风热，故为皮肤瘙痒症所常用。今之湿疹色红成片，瘙痒难耐者，黄芩常为当选之要药，若伍入白芷、薄荷、白蒺藜等祛风透络之品，消风止痒之功更胜，黄芩之功于此可见矣。前人发明黄芩之功用，惟杨氏、张氏确具卓识，素为余所心折。

再说黄芩能“泄”，概而言之，用黄芩逐水、下血闭，是水与血因热而郁闭不通，故用其泄而通之，《药性论》称其能“破拥气”是也。分而言之，又各有取意。若热在肺系，治节不行，因而饮积胸膈者，用黄芩清肃肺气，而复其治节之权，气化自行，痰饮自消。或伍天花粉，或伍桑白皮，因证而施。若热在小肠，火府不通，小便淋涩作痛，正宜用黄芩以泄之，热去则气化行，水道利。李时珍云：“昔有人素多酒欲，病少腹绞痛不可忍，小便如淋，诸药不效。偶用黄芩、木通、甘草三味煎服，遂止。”可见其不仅苦泄通淋，还能解热结之腹痛。按仲景用药通例，腹痛者去黄芩加芍药，此则小腹绞痛偏用黄芩，亦可见法外有法，药物的效用全在切合病机。至于用黄芩下血闭，如张仲景治五劳虚极羸瘦，内有干血，肌肤甲错之大黄䗪虫丸即用之。盖取其佐大黄以祛瘀。

黄芩伍柴胡，能疗寒热往来；黄芩伍青蒿，能疗湿遏热郁三焦，胸痞作呕、寒热如疟；黄芩伍滑石，能清泄气分之湿热；黄芩伍白芍，能祛在里之风热。《通俗伤寒论》蒿芩清胆汤（青蒿、青子芩、仙半夏、赤茯苓、生枳壳、陈皮、碧玉散、淡竹茹），从小柴胡汤脱化而出，意在和解胆经。以湿遏热郁，三焦气机不畅，胆火乃炽，犯胃为呕，炼液为痰，故以青蒿易柴胡，取其清芬透络，从少阳胆经领邪外出，并配合黄芩、竹茹清泻胆火，清中兼透，立意甚超。再辅以行气、化痰、泄热之品，共奏疏理三焦、清胆和胃之功。若湿温证见脉缓身痛，舌淡黄而滑，渴不多饮，或不渴，汗出热解，既而复热者，乃内蕴之水湿与时令之湿邪相合，逗留气分不解，可予《温病条辨》黄芩滑石汤（黄芩、滑石、茯苓皮、大腹皮、白蔻仁、通草、猪苓），方用黄芩伍滑石苦以泄之，寒以清之，淡以渗之；配合芳香化气、渗湿泄热之品，以祛气分湿热之邪。《伤寒论》黄芩汤，千载之后，叶天士将其视为治疗春温之主方。叶氏认为，春温“由冬令收藏未固，昔人以冬寒内伏，藏于少阴，入春发于少阳，以春木内应肝胆也。寒邪深伏，已经化热”。故用黄芩汤，“苦寒直清里热，热伏于阴，苦味坚阴，乃正治也”。肝胆为发温之源，是以用芩、芍直清少阳之热，由少阳而达肌腠，肌热亦解。倘系新感引动伏邪，随证加用豆豉、薄荷等宣透之品可矣。观英国之花粉症，春日发病者其状颇类春温，其起因是花粉随风热伤人。若冬令收藏不密，内蕴伏热，春令阳升，随少阳外发，症势更重，盖新感引动伏邪也。亦可用上法随证参用疏风泄热之品，以祛表里之风热，并解花粉之毒。

《别录》称黄芩“治痰热”，并非化痰，实系泻火，火降则痰消。黄芩适用于肺热咳嗽或胆咳。李时珍谓：“予年二十时，因感冒咳嗽既久，且犯戒，遂病骨蒸发热，肤如火燎，每日吐痰碗许，暑月烦渴，寝食几废，六脉浮洪，遍服柴胡、麦门冬、荆沥诸药，月余益剧，皆以为必死矣。先君偶思李东垣治肺热如火燎，烦躁引饮而昼盛者，气分热也。宜一味黄芩汤，以泻肺经气分之火。遂按方用片芩一两，水二钟，煎一钟，顿服。次日身热尽退，而痰嗽皆愈。药中肯綮，如鼓应桴，医中之妙，有如此哉。”可见黄芩治肺火咳嗽，独擅胜场。朱丹溪谓：“片芩泻肺火，须用桑白皮佐之。”此二味并用，乃是痰热壅肺、咳嗽喘逆之绝佳配伍，余用之屡验。倘胶痰滞膈，咯吐不爽，咳嗽声重，宜黄芩与半夏、瓜蒌皮相伍，苦泄辛开，滑利豁痰。所谓胆咳，是指胆火冲逆，犯胃干肺，咳嗽而兼呕吐苦水之证。治当清泻胆火，降逆和中。可予黄芩加半夏生姜汤（黄芩汤加半夏、生姜）以治之。风寒咳嗽初起，不宜用黄芩，用之则遏风寒外达之机，或可引发声嗄，不可不慎。

古人用黄芩治头痛，一般都酒浸后用之，假其上行，以散少阳风热或风湿热之邪。少阳头痛，不拘偏正，可用酒浸黄芩为末，每服 3g，用芽茶调下。眉棱骨痛，证见风热夹痰者，可用酒浸黄芩、白芷各等分，为细末，每服 6g，亦用芽茶调下。

用古方当知变通，黄芩汤不独为“太阳与少阳合病，自下利者”而设，倘湿热、食滞中阻，胃肠不洁，肝胆火郁，因而腹痛阵作，泄下如注，其味臭秽者，亟当泻肝清肠，化浊和中。可予黄芩汤去大枣，加木香、砂仁、枳壳以治之，伴见呕逆，加半夏、生姜和胃降逆。倘风寒外束，湿热内蕴，因而高热、恶寒、身痛、无汗，伴见泄泻者，可予荆防败毒散加一味炒黄芩以治之，冀收解表清里之效。黄芩汤被后世医家视为治痢之祖方，治痢名方芍药汤即从此方化出。

黄芩之止血，或取其泻火而血自降，或取其清热而血自安。《千金方》之治血淋热痛，《圣惠方》治吐血衄血，均以一味黄芩煎服。《普济本事方》治崩中下血方，证系热逼血溢者，用“黄芩为细末，每服一钱，烧秤锤淬酒调下”。盖恐其寒凝留瘀，有碍新血归经，故假热酒以通血脉，行滞散瘀。如不用酒，佐以艾叶亦可。

朱丹溪以“黄芩、白术为安胎之圣药”，后人用之多验。以妇人妊娠血聚养胎，易致阳亢生热，故用黄芩以清之；用白术扶脾，以资气血生化之源。倘气郁不畅，胃气不和，酌加苏梗、陈皮。惟阳虚气弱者，黄芩不宜用。

# 一四 秦艽

◎秦艽味苦、辛，性平，入胃、肝、胆经，具宣痹止痛、养血荣筋、解热除蒸、利胆退黄之功。为风湿痹痛、周身挛急、半身不遂、口眼㖞斜、劳热骨蒸、黄疸久稽、热毒痞瘟、二便不利等证常用之药。其能宣泄阳明湿热，又能润肝之燥，益胆之气，助胆之用，泻而能补，其用甚宏。

◎《本经》称秦艽主『寒热邪气，寒湿风痹，肢节痛』，沿用至今，信而可征。体察物性，秦艽罗纹交纠，味苦且辛，能通贯周身脉络，运行经气，『除筋络骨节间寒热邪气，与通草之中通，能利血脉，牛膝之中润，能逐血气，其效相类似，而其质各不同也』(《本草经考注》)。特别是秦艽阴中微阳，可升可降，因此宣导之力胜，不仅能除筋络骨节间寒热邪气，还能助膀胱之气化而利小便，清大肠之风燥而通大便。且秦艽其质不燥，断面油润，为风药中之润剂，有养血之功，故张元素说它能『养血荣筋』。秦艽味苦故可泄热，但苦益胆汁，增其味而益其气，所以王好古说它『泄热益胆气』。综上所述，风药多燥，此则能润；祛邪药有伤正之虞，此则兼补；故风邪为患，无论属虚属实咸可相机用之。《别录》称其『治风无问久新』，殆即此故。

自张元素始，金元医家用秦艽治风中经络之疾多有发明。刘河间《保命集》大秦艽汤（秦艽、川芎、当归、细辛、羌活、防风、黄芩、石膏、白术、生地、熟地、茯苓、白芍、白芷、独活、甘草），治风邪初中经络，手足不能运动，舌强不能言语者。方以秦艽通行经络、祛风解痉、养血荣筋为主药，配合归、地养血，术、苓守中，羌、独散风，膏、芩以清风化之热，允为风邪初中，外有表证，里气未和，内热已起之良方。须知古人所说的中风是一个宽泛的概念，并不等同于今之脑卒中，如此证之兼有外邪，为经络间病变，则无疑也。后人用此方加减治疗口僻良验，足见其制方大法值得借鉴。嗣后，张元素再传弟子罗天益以秦艽伍入升麻等以疗口僻等证，益彰秦艽之用，立方另具一格。《卫生宝鉴》秦艽升麻汤，治风中手足阳明经，口眼㖞斜，恶风恶寒，四肢拘急者，药用：升麻、葛根、人参、芍药、炙甘草各半两，秦艽、白芷、防风、桂枝各三钱。上药㕮咀，每服一两，水二盏，加连须葱白三茎煎服。考足阳明经起于鼻，交頞中，循鼻外，入上齿中，手阳明经亦贯于下齿中，况两颊皆属阳明，故风邪乘虚而入，引发口眼㖞斜，宜从阳明经论治，此循经用药之理。方中秦艽、升麻、白芷皆入阳明经，更用防风助之，以散经络间风邪；桂、芍调和营卫，人参鼓舞元气，以促邪外达，用意周到。罗氏曾治一人，因受热出汗，风寒客之，遂致右颊急，口㖞于右，以此方（未用人参）数服而愈。案中称“秦艽治口噤”，视其为治“口噤”之效药，心法在此，值得注意。亦可见秦艽确具荣筋、解痉之功。

秦艽所主之痹证，或取其疏通经气，以疗经隧壅塞之脉痹；或取其养血荣筋，以疗肢节挛急之候；或取其疏风通络，以缓解关节、筋脉之疼痛。脉痹乃风湿壅遏、脉道凝涩之候，清·林珮琴《类证治裁》予秦艽四物汤（四物汤加秦艽、薏苡仁、蚕沙、甘草）治之。秦艽伍薏苡仁、蚕沙疏导风湿之邪，得归、地、芍、芎通血脉之痹闭，可谓用其长矣。痹证久延，肢节挛急，筋骨作痛，若系血燥液干、风阳未靖者，宜秦艽伍当归、生地、白芍、木瓜、白蒺藜、豨莶草、桑枝、炙甘草等，养肝滋燥、息风和络，可以收效。对于风湿痹着，关节、筋脉疼痛难耐，秦艽与威灵仙相伍，起协同作用，为祛风镇痛之常用药对，随证组方，屡用屡验。

秦艽具解热除蒸之功。《别录》称其“治风无问久新”，余为之下一转语曰：“秦艽除蒸热无问有邪无邪。”《日华子本草》载其主“传尸骨蒸，治疳及时气”。

《圣济总录》三安散，治急劳烦热，身体酸疼，用秦艽、柴胡各三两，甘草五钱，为末，每服三钱，白汤调下。“时气”“急劳”，必有不正之气，由此亦可测知秦艽有解热化毒之功。《圣惠方》治时气发狂，用秦艽、大青、炙甘草各等分，作散剂，每服二钱，以生地黄汁调下。秦艽伍大青，解热化毒之功更胜，再加生地黄汁一味，尤能清解血中热毒。钱乙《小儿药证直诀》秦艽散，治小儿骨蒸潮热，减食瘦弱。取秦艽、炙甘草各一两，薄荷半两，上为粗末，每服一二钱。此证即小儿疳热之类，系脾胃虚弱，或大病后津伤液耗，复为外邪所干，于是蒸热、减食诸恙以作。用秦艽解蒸热，薄荷散郁热，甘草缓中，蒸热解则纳食增，可望渐复。《日华子本草》称其“治疳”，即指此类证候而言。对于外感风邪失治，化热传里，伤气耗阴，以致骨蒸潮热、肌肉消瘦、唇红颧赤、体倦、盗汗、脉细数者，秦艽亦是当选之良药，多与鳖甲同用，以搜剔阴分之伏热，滋不足之真阴。《卫生宝鉴》秦艽鳖甲散（柴胡、炙鳖甲、地骨皮各一两，秦艽、当归、知母各半两，上为粗末，每服五钱，水一盏，加青蒿五叶、乌梅一个煎服）正为此证而设，可资选用。此证古称风劳，病延已久，正邪交混，攻之不可，误补益疾，清解、清透、清滋实为良策。此外，秦艽对妇人经脉有热，引发月经涩少或闭经亦可用之，盖取其养血、清热、滋燥也。《妇人大全良方》秦艽散，以其伍入麦冬、生地、当归、地骨皮、郁金、苏木、红花，专疗妇人阴虚血热，血涩不行，经汛不利。血涩往往留瘀，方中参用解郁化瘀之品，尤为周到。

甄权称秦艽“疗酒黄、黄疸”；崔元亮《海上方》用一味秦艽（以酒浸绞取汁服）治“五种黄疸”；《广利方》治黄疸心烦口干者，以秦艽配合牛乳煎服；《圣惠方》秦艽散治阴黄，取秦艽一两，旋覆花、赤茯苓、炙甘草各半两，共捣筛为散，每服四钱，以牛乳一中盏，煎服。如此等等，其疗黄疸，绝无疑义。然而秦艽究竟适用于黄疸的何种证候？愈病机制何在？依然值得探讨。依余临证体验，秦艽对黄疸久稽，邪毒藏匿于血分者用之尤宜。盖热毒久稽则肝燥，于是胆失通降之职，秦艽能润肝之燥、散肝之热、益胆之气，助胆府通降之用。凡湿热邪毒在气分不解，深入血分，投茵陈合淡渗分利之品无效，宜从血分取法。可用秦艽配合苦参、龙胆草、赤芍之属苦泻血中之毒火，解毒清肝，利胆退黄。瘀积甚者，宜加三棱、莪术、石见穿、泽兰之属化瘀散结，方能应手。至于黄疸失治、误治，或过服清利、苦寒之品，周身黄染不退，系肝病及肾，阴伤及阳，邪毒深伏，不妨以八味肾气丸作汤剂，用淫羊藿、鹿角霜柔润阳药代附子、肉桂之刚愎，伍入秦艽，为扶正托毒之计，余则随证用药，可以收效。

秦艽善疗热毒痦瘟。《诸病源候论》以“汗出当风，风气搏于肌肉，与热气并，则生痦瘰”，将痦瘟归于风热为患。然而风热所致的风疹易治，痦瘟者，其疹堆垒成片，瘙痒殊甚，多系风热化毒所致，顽缠难愈。《圣惠方》羚羊角散（羚羊角屑、防风、枳壳、白蒺藜、川大黄、玄参、乌蛇肉、秦艽、甘草）、蒺藜丸（白蒺藜、秦艽、羌活、苦参、黄芩、赤茯苓、细辛、枳壳、乌头），都是治疗痦瘟值得参用之良方。二方均用秦艽，皆因其能化风热毒邪之故。《医宗金鉴》治痦瘟日间痒甚者，予秦艽牛蒡汤（秦艽、牛蒡子、枳壳、麻黄、犀角、黄芩、防风、玄参、升麻、甘草），方中用秦艽取意亦同。余治湿疹经久不愈，特别是长期使用含有激素成分的外用药膏后，此起彼伏，痦瘟成片，瘙痒难耐，皮肤粗糙干裂，搔破后脂水淋漓者，用秦艽疏风气、润肤燥、化热毒，配合黄芩、生地、赤芍、白芷、白蔹、白蒺藜、生地榆等，以消疹止痒。

秦艽治便秘，以其能清风热、润肠燥之故，与当归并用尤妙。《兰室秘藏》秦艽白术丸，“治痔疾并痔漏有脓血，大便燥硬而作疼，痛不可忍”。用秦艽、桃仁（汤浸，去皮尖）、皂角仁（烧存性）各一两，当归梢、泽泻、炒枳实、白术各五钱，地榆三钱。上药和桃仁泥研匀，煎熟汤打面糊为丸，如鸡头仁大，每服五十至七十丸，白汤下。方中秦艽伍当归、桃仁，软化、通利大便；皂角仁通窍利肠；地榆凉血医疡；术、枳和脾助运；泽泻咸寒以达下焦，助诸药下行之力；合为利肠疗痔之良方。李东垣还有秦艽当归汤（秦艽、当归梢、煨大黄、枳实、泽泻、皂角仁、白术、红花、桃仁）、秦艽防风汤（秦艽、防风、当归身、白术、炙甘草、泽泻、黄柏、煨大黄、橘皮、柴胡、升麻、桃仁、红花）等，治疗痔漏、大便结燥疼痛，用意与秦艽白术丸仿佛，可资借鉴。

# 一五　柴胡

◎柴胡味苦，性微寒，气微香，入肝、胆、心包、三焦经。能疏肝利胆，升发清阳，外解表邪，内和里气，宣畅气血，解郁散结。一般说来，解表药以入手太阴、足太阳二经居多，以肺主皮毛、足太阳主一身之表之故；亦有入阳明者，阳明主肌肉，取其解肌清热。惟柴胡从少阳枢转其邪，是其特质。为热郁不达，寒热邪气流连三焦，痰浊饮邪留滞胸膈，胁下痞坚不消等证之要药；还能助脾胃之运化，治妇人经水不调，并有截疟之功。

◎观乎本草诸家之言，有言柴胡长于解表；有言其善于升阳；有言其能泄浊、通便、祛瘀；虽是气分药，亦入血分，李东垣更以『在脏主血，在经主气』，发其功用之微，可谓各有所见，各有发挥。为执简驭繁，兹就其特性拈出两点：一曰开通上焦；二曰功善散结。俾便临床应用。

◎开通上焦是从《伤寒论》此条得来：『阳明病，胁下鞕满，不大便而呕，舌上白苔者，可与小柴胡汤。上焦得通，津液得下，胃气因和，身濈然汗出而解。』小柴胡汤的主药是柴胡，柴胡能入三焦经，方中能开通上焦者亦唯此味而已。邪在少阳，结于胁下，是以有鞕满之症；肝气不疏则胆火内郁，犯胃为呕；上焦气阻则津液不行，故大便不通。惟柴胡宣清导浊，俾陷者升、逆者降、塞者通，于是胃气得和，营卫流行，化津液为汗矣。于此亦可体悟，柴胡能通大便亦是开通上焦之功，非径入大肠推荡之谓。《别录》称柴胡主『诸痰热结实，胸中邪逆』。《日华子本草》说它能『消痰止嗽』，须知柴胡不是化痰药，所以能消痰者，因其能宣通上焦气滞，俾气化而痰水自消。

柴胡的另一特性是功善散结，散结乃疏解郁结之谓。《本经》谓柴胡主“心腹，去肠胃中结气，饮食积聚，寒热邪气，推陈致新，久服轻身明目益精”。柴胡行春升之令，春气升则万物化，故能促进饮食的消化与吸收，祛除宿积，推陈致新。“去肠胃中结气”，“结气”二字值得玩味，因散结而气化始行，痰自消，食自化，瘀自去。不仅能解无形之气结，还能化有形之癥积。寒热邪气郁结于少阳，用柴胡伍黄芩清解之。柴胡伍枳实（或枳壳）升清降浊，能解肝胆气分之结；柴胡伍芍药，疏肝利胆，能解肝胆血分之结；柴胡伍牡蛎，软坚散结，能消胁下痞硬；柴胡伍生地，清中兼散，能解血与热结；如此等等，不胜枚举，因配伍之异，柴胡散结之功得到充分的展现。

小柴胡汤（柴胡、黄芩、半夏、人参、甘草、生姜、大枣）为和解少阳之主方，应用甚广，疗效确切。《伤寒论》列出其主证：往来寒热，胸胁苦满，嘿嘿不欲饮食，心烦喜呕。邪不在表，又不在里，居于表里之间，正邪纷争，是以寒热往来；少阳枢机不利，故胸胁苦满；气郁则化火，胆火内燔，扰心则烦，犯胃为呕。柴胡伍黄芩，外能清解寒热邪气，内能清泻胆火郁结，将治外与治内统一起来，此乃中医治疗外感热病之精粹。方中半夏降逆和中，参、草、姜、枣益气扶正，调和营卫。是以此方能和寒热，和内外，和上下，和胆胃，方后诸多加减法尽可随证消息之。此方还可用于饮积胸膈之候，然饮证必伴见寒热邪气，用之方不致误。渗出性胸膜炎寒战高热，胸闷、胸痛，咳嗽，气短，此方即可用之。凡症见口渴者去半夏加天花粉，药后不仅退热甚速，胸腔积液多数能自行吸收；倘饮积殊甚，热退后酌予攻逐水饮之剂，如控涎丹即可。柴胡能开通上焦，于此类证候的治疗亦可获得验证。

历代医家运用小柴胡汤各出心裁，增色不少。《张氏医通》柴胡枳桔汤是由此方加枳壳、桔梗二味而成，治疗寒热往来，胸胁痞满者。桔梗开上焦气塞，枳壳推气下行，这就增强了小柴胡汤疏利三焦之功。凡寒热往来，气机郁滞殊甚者可以取法。《通俗伤寒论》柴胡枳桔汤（柴胡、黄芩、姜半夏、枳壳、桔梗、陈皮、雨前茶、生姜）用于湿热病湿郁气阻，寒热起伏，苔腻不化者。此方一变《医通》之法，裁去参、枣，不欲其甘缓壅中，取枳、桔、陈皮轻苦微辛，以展上焦气化，气化则湿化，湿去则热孤矣。姜、茶微辛以开之，微温以化之，微寒以清之，是治疗湿热病寒热起伏之正法，柴、芩与其并用，益彰解热之功，俞根初活用小柴胡汤心思灵敏。

柴胡长于解热，其应用并不限于少阳病。东汉华佗疗“伤寒时行”，径以其一味煎服（《千金方》卷九）。其实柴胡并非汗剂，药后得汗者，因疏通郁结，轻解郁热，自然作汗也。常见某些外感热病初起，憎寒壮热，身痛无汗，因证给予发汗解表剂，但在欲汗不汗之际，高热持续，躁扰不宁，诚以玄府闭塞，热郁不达使然。倘能及早参用柴胡，往往易于作汗，从而退热增速，可见其达郁解热之功远非他药所能及。荆防败毒散、柴葛解肌汤均用柴胡，良有以也。《普济本事方》柴胡散，“治邪入经络，体瘦肌热，推陈致新，解利伤寒时疾，中暍伏暑”。药用：柴胡四两，炙甘草一两，共为细末，每取二钱，煎服。方后注云：“此药冬月可以润心肺，止咳嗽，除壅热；春夏可以御伤寒时气，解暑毒。居常不可缺，兼不论长幼，皆可服之，仓卒可以便得。”柴胡清透经中郁热，达邪外出，炙甘草甘润生津，以资汗源，且防柴胡升疏太过之弊。故此方解热之功较之单用柴胡一味更为稳妥。至于“此药冬月可以润心肺，止咳嗽”，虽从《日华子本草》柴胡“消痰止嗽，润心肺”而来，但未敢轻信，惟“除壅热”三字宜多着眼，若痰湿夹热，阻于胸膈，郁于肺系，咳嗽憋闷，用柴胡宣通壅遏，疏达郁热，正为合拍。陶节庵《伤寒六书》柴葛解肌汤（柴胡、葛根、黄芩、芍药、羌活、白芷、桔梗、石膏、甘草），治热病表寒已轻，里热增甚，疼痛肢楚，目痛鼻干，眼眶疼痛，心烦不眠，舌苔薄黄，脉弦数者。此是太阳表证未罢，阳明经热已甚之候，清解阳明自以葛根为要药，伍入柴胡，解肌清热力胜，用羌、芷以散表寒，芩、膏清泄里热，宜为解表清里之良方。

人之脏气升发之机在乎胆，疏泄之机在于肝，肝胆功能失调，病变丛生。《伤寒论》四逆散证给人殊多启迪：“少阴病，四逆，其人或欬或悸，或小便不利，或腹中痛，或泄利下重者，四逆散主之。”病在肝胆，如气机不畅，阳郁不伸，可见状如少阴病之四肢逆冷，影响及肺（或咳）、及心（或悸）、及肾（或小便不利）、及脾（或腹中痛）、及胃肠（或泄利下重）。此方以柴胡伍枳实、芍药、炙甘草组成，疏肝利胆，升清泄浊，升阳和阴，不仅能通阳复苏，亦且以本方为基础，对各种或然症作针对性治疗（方后加减法：咳加五味子、干姜，悸加桂枝，小便不利加茯苓，腹中痛加附子，泄利下重加薤白），可谓执其枢机，以应无穷之变。此方被后人广泛应用于肝胃失和，气机郁滞，胸胁胀痛，腹痛腹泻等证。张景岳柴胡疏肝散（柴胡、炒枳壳、芍药、香附、川芎、陈皮、炙甘草）在此基础上加以扩充，用于治疗肝气郁结，胁肋疼痛之候。盖肝郁殊甚，加香附、川芎之条达，益彰此方解郁散结之功。此类病证往往有嗳气的见症，凡肝郁不达者常欲嗳不爽，正宜柴胡之升疏；若嗳气频作，疏泄太过，宜泄宜降，柴胡非所宜也。

李东垣柴胡“在脏主血，在经主气”一语，可谓深谙柴胡之性者。证之仲景书，《伤寒论》谓：“妇人中风，七八日，续得寒热，发作有时，经水适断者，此为热入血室，其血必结，故使如疟状，发作有时，小柴胡汤主之。”此即是其能入脏散血结的有力证明。尤在泾《医学读书记》在论及《伤寒论》此条时谓：“是热邪与血俱结于血室者，血结亦能作寒热，柴胡亦能去血结，不独和解之谓也。”领略仲景言外之旨，是善于读书者。仲景之后，后人有用小柴胡加地黄汤治疗热入血室之法，用意更为周匝。生地能清血热，养营阴，还能逐血痹。逐者，俾其流通之义。柴胡伍生地，不仅能解血与热结，且相得益彰，增强柴胡去血结之功。

柴胡热病可用，杂病可用，实证可用，虚证可用。劳倦内伤，中气下陷，可引发诸多病证，李东垣补中益气汤（人参、黄芪、白术、当归身、升麻、柴胡、陈皮、炙甘草）用之，取其功善升阳，能引胃气上行，与益气养血之品同用，共奏补中益气之功。此方还可用于气虚外感之候，以参、芪、归能助柴胡托邪外出。柴胡升疏之性，凡肝血虚、肝阴伤者慎用。然而治疗肝血不足，胃脘痛而大便燥结之疏肝益肾汤（柴胡、白芍、熟地、山药、山萸肉、丹皮、茯苓、泽泻）用之，盖肝血亏虚者肝气易郁，柴胡与大队滋阴养肝之品同用，不过假其活动肝气，升疏之性不足为害。此方还可用于热病伤阴，不能托邪外出之候，以养阴药能助柴胡托邪外出。前者益气托邪，后者养阴托邪，当因证而施。上列二方，均制剂之巧者，亦可谓善用柴胡者矣！

一六

# 前胡

◎前胡味甘、辛、苦，性微寒，气香，入肺、脾、肝经，功善宣肺解表、下气涤痰、清热散结，为伤寒寒热、咳逆上气、胸闷气塞、反胃呕逆、头风痛等证所常用。还能下惊痰，适用于惊悸不安之候。

◎前胡是解热的良药，不仅能解表热，还能清里热，乃至清内伤之劳热，这与它的性味和特质有关。前胡首载于《别录》，称其『苦、微寒』，甄权补出『甘、辛、平』，较前完备。《本草述钩元》：『前胡折之有香气，其味始甘，次辛，辛而后苦。』这和今人说它『味先甜后苦辛』（《中药材手册》）大致吻合，令人信服。此物以气香者为胜，《本草图经》谓：『今最上者出吴中，又寿春生者，皆类柴胡而大、气芳烈，味亦浓苦，疗痰下气最要，都胜诸道者。』虽其性微寒，但味辛而芳烈，足可内畅肺气，外达皮毛逐邪外出。是以风寒外感初起，恶寒发热，咳嗽气逆者可用之。因其味苦能降，寒能胜热，故里热盛者亦可用之。《本草图经》又谓，前胡『春生苗，青白色，似斜蒿，初出时有白芽，长三四寸，味甚香美』，可以食用，其根亦有甘味。故《别录》称其『明目益精』，虽非补益之品，但在祛邪中有存正之功，故劳热亦可用之，而通过配伍更能发挥其所长。

用前胡治外感热病，约之有伍苏叶、伍葛根、伍柴胡等法。前胡伍苏叶，意在疏风散寒，逐秽解表。方如《温病条辨》杏苏散（苏叶、杏仁、前胡、半夏、茯苓、陈皮、桔梗、枳壳、甘草、生姜、大枣），运用于风寒感冒初起，恶寒发热，头痛，身痛，无汗，咳嗽痰稀之候。若咽红、咽痛，加入牛蒡子、薄荷疏风利咽；咳甚加白前、紫菀下气止嗽。前胡伍葛根，旨在解肌清热。凡温热病初起，邪在卫表，头痛身热，葱豉汤可以用之，若加入前胡、葛根，解热之功更胜；倘病延二三日，壮热、心烦、口苦、溲黄，山栀即可加入，一面清膈泄热，一面逐热外达，往往收效甚速。前胡伍柴胡，主要适用于邪热郁于胸胁，少阳枢机不利之候。《别录》称前胡主"痰满，胸胁中痞，心腹结气……推陈致新"。《本经》称柴胡主"心腹，去肠胃中结气，饮食结聚……推陈致新"。上列主治，二味不无相近之处，惟柴胡主升，能升发清阳，疏利三焦；前胡主降，能下气涤痰，泄肺和中。二味并用，升降兼行，有利于透达半表半里之邪。常见热病迁延不解，邪气留连三焦，寒热退而未净，胸闷胁胀，咳逆气急，以二味为主干，随证组方，多获效机。现代所称的过敏性哮喘，有的虽喘逆不甚，但胸胁憋闷，咳痰不爽，乃肺气郁痹之征，当疏达与泄降并施，前、柴胡并用正是所宜。

用前胡治劳热，《瑞竹堂经验方》柴胡梅连散别具一格，此方"治骨蒸劳，久而不痊"，称"三服除根，其效如神"，并治"五劳七伤，虚弱"。药用：胡黄连、柴胡、前胡、乌梅各三钱，㕮咀，每服三钱，童子小便一盏，猪胆一枚，猪脊髓一条，韭根白半钱，同煎至七分，去渣，温服，不拘时候。此类证候多属久病之躯，阴虚火旺，津伤气耗，形瘦骨立，而虚人又易招惹外邪，邪热淹缠，正邪交混。清耶？补耶？实为两难。方用胡黄连制亢阳；乌梅敛津养骨；童便降火；以血肉有情的猪胆、猪脊髓增液滋燥，培植生气；柴、前并用，宣透表里郁伏之邪，邪去则正安；韭根白辛热作"从治"，则邪易降伏也。清代医家曹仁伯善用此法治劳风，《继志堂医案》所用之柴前连梅煎（柴胡、前胡、黄连、乌梅、薤白、猪胆汁、童便、猪脊髓）与上方近似。所谓"劳风"，曹氏认为乃"咳吐浊涕青黄之痰，由劳碌伤风，恋而不化"所致，称其"最为难治"。俗云伤风不醒易成劳，以痰色青黄、质稠、连绵不断为特征。邪伏肺系，似化未化，正虚邪恋，津液悉为痰涎，前胡祛邪存正，推陈致新，正可用之。

用前胡止咳嗽、平喘逆，效方甚多。值得引用的如《普济方》前胡汤，“治肺喘，毒壅滞心膈，昏闷”。药用“前胡（去芦头）、紫菀（洗去苗土）、诃黎勒皮、枳实（麸炒微黄）各一两，上为散，每服一钱，不计时候，以温水调下”。痰浊壅滞膈上，化热蕴毒，阻遏肺气，扰乱神明，喘促、昏闷因兹而起。方中前胡伍枳实，以破胸中痰结；诃子辟恶，皮能清肺热、敛肺气，唐人李珣称其“主嗽”，与紫菀并用，得开阖兼济之意。此方宣泄敛降，法度井然。《证治准绳》前胡散，“治咳嗽，涕唾稠黏，心胸不利，时有烦热”，“前胡、桑白皮、贝母（煨）各一两，麦门冬一两半（去心），甘草（炙）二钱半，杏仁半两（汤浸、去皮尖双仁、炒），上为散，每服四钱，以水一中盏，入姜半分，煎至六分，去滓温服，无时。”证属痰热内蕴，肺失清肃，方用前胡伍桑白皮、杏仁泄肺涤痰，加入贝母，有助于清化痰热，麦冬清心除烦，兼润肺燥，肺得润则痰涎易出，均吻合病机。

痰涎阻肺若导致胸痹，胸中气塞、短气，张仲景立茯苓杏仁甘草汤治之，《圣济总录》“治胸中气满塞短气”之前胡汤（前胡、赤茯苓、杏仁、甘草），系在仲景方中加前胡一味而成，取其化痰以散结，力增而效宏。

用前胡祛痰定惊，可以追溯到《千金方》一物前胡丸，此方为小儿夜啼而设，方用前胡（随多少）捣末，以蜜和丸如大豆，每服一丸，日三，稍加至五六丸，以瘥为度。小儿夜啼原因不一，从药测证，当系风痰为患，前胡入肝经，下风痰，正可用之。后之医家用其定惊悸者亦有之，例如《普济本事方》治肝虚惊悸之独活汤（独活、羌活、防风、人参、前胡、细辛、五味子、沙参、白茯苓、半夏曲、酸枣仁、炙甘草）亦用之，肝虚风袭，脏器不平，易于致惊；惊则气乱，易于生痰；风痰内阻，又加重惊悸，往往互为因果，所以下风痰常为治疗惊悸不可或缺的一环。此方在疏风定惊、养肝宁心中参用前胡，即是此故。无独有偶，《普济本事方》“治胆虚冷，目眩头疼，心神恐畏，不能独处，胸中满闷”之茯神散（茯神、远志、防风、细辛、白术、前胡、人参、桂心、甘菊花、熟地黄、炒枳壳）亦用前胡，此方意在益胆宁心，调畅情志，用药则疏养结合。上方所主者为惊悸，此方所主者为惊恐，而用前胡下风痰则一，于此亦可领悟情志病用前胡之意矣！

# 一七 防风

◎防风味辛、甘，性微温，入膀胱、肺、脾、肝经。具祛风解表、解痉止痛，抑肝和脾、安神定志之功。

◎《内经》以辛甘发散为阳，防风的发散作用不言而喻；惟味辛性温而不苦，故发散之力不大。《本经》称防风主『大风』，称黄芪主『大风癞疾』。防风辛而兼甘，能疾行卫气以达周身，痹闭能开，风寒能散，且在祛风中有扶正之意；黄芪能益正气而通营卫，驱风外达，托毒外解。二味并举，寇宗奭称之为『相须为用』，以其深具开阖兼济之义。

◎发散风寒，防风常与荆芥相伍，如荆防败毒散即是。防风发表兼能泄肺，故张元素称其能『泻肺实』。风邪外袭，肺气失宣，喷嚏连连，咽痒咳嗽，余常以防风伍牛蒡子，或伍僵蚕，配合前胡、桔梗、杏仁、薄荷、橘红、甘草之属治之。防风伍牛蒡子，适用于伴见痰多、咯吐不易者；防风伍僵蚕适用于风寒将欲化热，伴见咽干、咽痛、咽壁微红者。

◎《别录》以防风主『胁痛胁风』，可知其不仅能祛外风，且能达肝郁、搜肝风。今人对祛风药有祛外风、息内风之分，其实内风、外风往往相因为患，风药因证而施，不必画地为牢，强分疆界。《千金》治『产后中风，背急短气』之防风汤（防风、独活、葛根、当归、芍药、人参、甘草、干姜），取其能疏散风邪、解痉舒挛。《医宗金鉴》治小儿高热痉挛之凉惊汤（防风、钩藤、青黛、黄连、牛黄、生姜），取其与清凉解毒之品相伍，以平肝解热、息风定惊。肝郁风动，头晕目眩，防风伍菊花能清头目而定风眩。风阳上扰，乃至风火窜络，头痛耳鸣，肢麻震颤，在滋水涵木、平肝潜阳方中加用小量防风，作反佐之用，有助于伐肝郁、泄风火。

防风有发汗作用，还可作止汗之用。《婴童百问》治小儿身热盗汗，取防风、龙胆草二味各等分为细末，每服一钱，米饮调下。此方亦可作丸剂、汤剂。临证所见，此类小儿往往内热偏盛，夜卧则面赤易惊，汗出如洗，甚则衣被俱湿。盖热则生风，风性疏泄，故窍开而汗出。防风与龙胆草相伍，凉肝息风，风静而汗自止矣。《千金》之牡蛎散，“治卧即盗汗，风虚头痛”。药用牡蛎、白术、防风各三两，作粉剂酒服。并云：“止汗之验无出于此方，一切泄汗服之，三日皆愈，神验。”方用白术守中，防风散邪，牡蛎敛津，俾正复而邪却，邪去而表固，表固而汗收。在虚证中看到邪实的一面，手眼不凡。用收涩药止汗是为常规，用发汗药止汗方为神奇。如此说来，《日华子本草》谓防风治“羸损盗汗”非无故矣。

防风作止血之用，多以炒炭为宜，但亦可随证配伍，灵活组方。《证治准绳》之防风黄芩丸，治妇人肝经有风热，以致血崩、便血、尿血，径取防风、条芩（炒焦）二味，各等分，研为末，酒糊丸如梧桐子大，每服三五十丸，食远或食前，米饮或温酒送下。肝主藏血，肝经有风热，热逼则血外溢，防、芩并用，清肝散风，凉血止血，故可治之。《张氏医通》之防风丸，治风入胞门，崩漏下血，色清淡者，取防风一味研为末，米醋为丸，如梧桐子大，每服二钱五分，空腹时葱白汤送下。崩漏下血而色清淡，阳虚可知，故用防风升阳举陷，配合米醋酸以收之，升固奇脉以止血，用意甚巧。清人黄元御《长沙药解》中谓防风“敛自汗盗汗，断漏下崩中”，其言虽是，其理难明，故申述如上。

防风还有止泻的作用。《内经》以“清气在下，则生飧泄”，飧泄乃水谷不化、清浊不分之候。治疗此证，张洁古有苍术防风汤（苍术、防风、麻黄）之制，李东垣立升阳除湿汤（苍术、柴胡、羌活、防风、升麻、神曲、泽泻、猪苓、陈皮、麦芽、炙甘草）可因证择用。推究二方用防风之意，升清阳，一也；风能胜湿，二也；消除肠鸣腹胀，三也。至于痛泻要方之用防风，取其抑肝扶脾，人多易识，兹不赘述。

观乎前人的立方遣药，常有不拘常制者，往往出神入化，令人叫绝。《金匮要略》治虚劳诸不足，风气百疾之薯蓣丸，在大队益气养血药中参用防风，借其疏风行气，收补而不滞之效。《千金》补汤方为补益肾阳之要剂，药用：车前子、防风、桂心、巴戟天、丹参、鹿茸、地黄、地骨皮、五加皮。方用防风疏通经气，引领滋填精血、温补肾阳之品以利腰脊、壮督脉，开后世通补奇经法之先河。方中之地骨皮亦犹肾气丸用丹皮之意，而地骨皮更有坚筋骨之功；车前子则当茯苓、泽泻，且车前子除能清利水道外，还能秘涩精气。与肾气丸相较，此方别具一格。

防风之应用尚不止此，《日华子本草》称其能“安神定志，匀气脉”，此语石破天惊，启迪良多。一般说来，安神定志多用镇静之品，所谓“重可去怯”。然而由汉及唐宋，医风为之一变，除镇静安神外，更采用动静结合以调节情志，这是医学上的重大进步。其中之“动”，是采用风药之疏泄，以达肝郁、畅气机，达到安神定志的目的。许叔微《普济本事方》之独活汤（独活、羌活、防风、人参、前胡、细辛、五味子、沙参、白茯苓、半夏曲、酸枣仁、甘草）能疗惊悸，方中用防风一味即是例证。而载于该书之补胆防风汤（防风、人参、细辛、川芎、茯神、独活、前胡、甘草），能治胆虚目暗、面青、惊恐之疾。盖防风升清阳以遂升发之机，匀气脉以宁神志，使胆之决断有权，故曰“补胆”。这是从药效推断其药用功能，令人信而有征。余治一些精神抑郁的患者，胸闷胁胀，郁郁寡欢，头晕目眩，心悸、易惊，失眠，补之不应，镇摄无功，取防风、白蒺藜、香附、郁金、合欢皮、五味子、炙甘草等以治之，往往收效。有的患者伴见脉来节律不齐，或有间歇，药后竟能获验，是防风并可调整心律耶！细揣其故，情怀怫郁，心气逆乱，可致心脉不畅，于是心律不齐。防风匀气脉即能匀血脉，乃至能调匀心律，当在情理之中。然当因证而施，配伍得宜，方能用之不殆。

要之，用防风发汗是用其常，用防风止汗是用其变，用防风止泻止血是其功用之引申，用防风安神定志是从其功用推衍而来。明乎此，防风的应用可以了然胸中了。

# 一八 羌活

◎羌活味苦、辛，性温，归膀胱、肾经，兼入心、肝经。其气辛香雄烈，功善升散，具发散风寒、祛除风湿、通利关节、解痉止痛之功，为外感高热、风湿痹痛、风水水肿、头痛等病证的常用药。此外，羌活还能疏风宽肠以疗风秘，疏肝温胆、升发清阳以疗郁证，通脉宁心以疗惊悸。其功不仅长于疏风、解热、镇痛、通脉，还能调节情志，解郁宁神。

◎《本经》载独活而无羌活，以羌活为独活之别名，对羌、独活功用的异同未加细辨，其主治则云：『治风寒所击，金疮止痛，奔豚痫痓，女子疝瘕。』于今观之，主要指独活之功用甚明。《别录》在独活条下则谓：『治诸贼风，百节痛风，无久新者。』又似涵盖了羌、独活功用相近之处。甄权始将二味的功用作了明确区分，云独活『治诸中风湿冷，奔喘逆气，皮肤苦痒，手足挛痛劳损，风毒齿痛』，云羌活『治贼风失音不语，多痒，手足不遂，口面㖞斜，痛痹，血癞』。李时珍《本草纲目》沿袭《本经》谓：『独活、羌活乃一类二种，以中国者为独活，西羌者为羌活。』清人张隐庵持论相同，可见《本经》影响之深。二活功用之异，尽管前人有的含混笼统，有的语焉不详，但其中仍不乏精辟之论可供采撷，并通过历代名方与今人的实践加以印证。兹拈出数点以供参酌。其一，《新修本草》称：『疗风宜用独活，兼水宜用羌活。』简而言之，羌、独活均能疗诸风，但独活偏于搜风、息风；羌活以风邪夹湿或风水病尤宜。其二，羌活善疗游风，独活善疗伏风。所谓游风，是指风邪外袭，邪在肌表；或风湿相搏，以致头痛、肢节痛，一身尽痛者。所谓伏风，是指风邪伏于筋骨所致的痹痛等证。其三，同为风药，独活在搜风、息风中有镇静之功，故可疗肝虚胆怯之惊恐；羌活则长于疏泄肝气、温胆宁心，能疗情怀抑郁引发的惊悸等证。可资择用。

羌活之解表全以气胜，因其芳香雄烈，透散之功独擅，是以能启玄府之闭，发表作汗。且其味苦甚于辛，虽温不甚，尚不足以助热，故广泛应用于外感高热初起，表闭无汗者。若风寒客于肌表，太阳经气不舒，憎寒壮热，身痛、骨节疼痛，可予羌活伍独活、荆芥、防风开表达邪；风寒夹湿，寒热身重，头痛，或头重如蒙，胸闷脘痞，可予羌活伍苏叶、防风、白芷发汗解肌，兼化湿邪。张洁古之九味羌活汤（羌活、防风、苍术、细辛、川芎、白芷、生地黄、黄芩、甘草），开羌活与苦寒、甘寒药并用之例，被前人誉为四时解表之通剂。适用于风寒外束，周身酸痛，内热已起，口苦口渴之证。方中羌活引领防风、白芷以开表气之郁，苍术以解湿郁，川芎以解血郁，细辛以散伏寒，黄芩、生地苦寒、甘寒并用以清气凉营，既可监温药之性，又可彻内蕴之热。处方看似杂沓，实极有章法。今人所用之羌蓝汤（羌活、板蓝根、甘草）得其余韵，取辛温与苦寒复法，对流行性感冒初起，无汗、身痛、壮热者，退热之功甚速。盖羌活得板蓝根，解表中有清热之意；板蓝根得羌活，清热解毒而无遏邪外达之弊，相制相须，赞助成功，可视为九味羌活汤之缩影。

羌活善疗头痛，太阳头痛尤宜，若配伍得宜，应用更为广泛。李东垣《兰室秘藏》之羌活清空膏，适用于风湿夹热上壅之偏正头痛。药用：羌活、防风、甘草各四钱，黄连三钱，黄芩一两，蔓荆子一钱。共为细末，每服一钱，茶清调下。盖风湿夹热踞于高颠，清空弗清，经气壅遏，头痛作矣。高颠之上，唯风可到，故用羌活、防风、蔓荆子直达颠顶，疏风解痉；黄连、黄芩苦降泄热，祛热中之湿；而羌、防与连、芩并用，正可发散风热之邪；俾风湿邪热尽蠲，清空复清，头痛遂已。对于“客寒犯脑者，脑痛连齿，手足厥冷，口鼻气冷”，《医学心悟》予羌活附子汤（羌活、附子、干姜、炙甘草）。方中羌活伍附子，意在温经止痛；附子伍姜、草，正可回阳复苏；故为素禀阳虚，复受暴寒而头痛剧烈之良方。上列二方，一寒一热适成对待，可见羌活随证配伍之妙。

痹证用羌活，多系风湿为患者，或伍独活，或伍附子，或伍黄芪，因证而别。《外台》疗历节风痛，取羌活、独活、松节各等分，用酒煮过，每日空心饮一杯。风湿遍历关节，留着不去，痛不可耐，羌、独活伍松节，祛风燥湿，疏利关节，以酒为引，畅利血脉，共奏宣痹止痛之功。方药简洁，纯正可喜。《济生方》羌附汤，系以羌活伍炮附子、白术、甘草组成，适用于风湿相搏，身体疼烦，掣痛不可屈伸，或身微肿不仁之候，乃阳虚湿盛之躯，复染风邪，以致周身痹闭作痛者。方中羌活伍附子，温经达邪，通脉止痛；羌活伍白术，并行表里之湿，分解风湿相搏之势。布阳和以消阴霾，通血脉以宣痹着，关节痹痛、肿胀、不仁诸症尽解矣！《济生方》之蠲痹汤（羌活、当归、赤芍、片姜黄、黄芪、甘草、生姜、大枣），适用于风湿痹痛，项背拘急，腰腿沉重，手臂举动维艰之候。临床验证，对肩关节周围炎疗效颇佳。肩周炎往往有气血不足之内因，复染风湿之邪，肩关节痹着疼痛，活动受限。方中羌活与黄芪并用，配合养血活血、宣通痹闭之品，不失为治疗此证之良方。若关节肿胀、拘挛，酌加海桐皮、木瓜；痰滞经络，再加白芥子可矣。

羌活是治疗风水之要药。以其伍白术、伍莱菔子为常用。风水相搏，水湿泛溢肌肤，一身尽肿，羌活启窍发汗，乃前人治水肿开鬼门之意。得白术解表之力减弱，转而疾行卫气，俾气化水行；白术乃守中之品，得羌活温升阳气，以助健运之机，是以二味同用，能并行表里之湿，收化气行水之效。若随证参用开上、启中、导下之品，更可助水湿分消。羌活伍莱菔子，见于《普济本事方》羌活散，用治水气病。方用羌活、莱菔子各等分，二味同炒熟，去莱菔子不用，为细末，每取二钱，温酒调下。莱菔子化痰导滞，通利二便，与羌活同炒香后去之，独取其气，不用其味，俾其随羌活先走表分，微通里气，以利风邪外达，水湿下趋。人之表里只是一气，疏表固可和里，和里亦有助疏表，气化流行，水肿自消。

便秘多因肠燥，以润下法为习用。风药多燥，用羌活治便秘，似乎匪夷所思，然而金元医家李东垣用之，堪称创见。羌活主要适用于风秘、血秘之候，观《兰室秘藏·大便结燥门》，羌活常与煨大黄、当归、桃仁、麻仁、皂角仁等同用，以收“润燥、活血、疏风”之效。盖羌活之疏风升清，正可调节肠蠕动，缓解肠胀气、肠痉挛，达到“宽肠”的目的；其辛香行气，又可促进津液的流通，加之配伍得宜，故可以燥药之体作润燥之用。清人杨时泰《本草述钩元》云：“凡便秘属风者，方药中类用羌活，即此可悟气血相关之义。盖便秘患于燥，燥者血不足，用羌活举阴以升而裕血之用，原非以燥为功。要知风和则血裕，风淫则血燥，羌活不徒达阳以化湿，亦且畅阴以和风，可漫以风剂例视乎哉。”阐释羌活治便秘之义，可谓求深反晦，盖不达羌活疏风宽肠、流通津液之义也。

张洁古称羌活能“温胆”，王好古、陈嘉谟称羌活除入足太阳外，还入足少阴、厥阴，均有见地。盖羌活能搜肝风，达肝气之郁，性温而升，遂少阳升发之机，是以胆气自温。味苦入心，是以能通心脉。故羌活可用以调节情志并调整心律。证之以前人经验，《千金方》羌活补髓丸可供探究。此方“治髓虚脑痛不安，胆腑中寒”，药用：羌活、川芎、当归、肉桂、人参、羊髓、牛髓、酥、火麻仁、大枣。以羌活作方名，可见对此药之倚重。羌活既能疏通督脉之经气，引领羊、牛髓等以益脑；且与川芎同用直达颠顶以疏风止痛；还可与肉桂同用温升阳气以疗胆寒。是知羌活“温胆”一说，非张洁古杜撰明矣！《普济本事方》治疗肝虚风扰而作惊恐之独活汤（独活、羌活、防风、人参、前胡、细辛、五味子、沙参、白茯苓、半夏曲、酸枣仁、炙甘草），方中亦用羌活。盖假其疏泄肝气，以助调节情志之用。观乎自然界地气郁蒸，阴阳痞隔，欲雨不雨之际，倏忽风至，郁象顿解，天地复交，大雨随之，万物欣欣向荣矣。天人同此一理，于此可悟郁证用风药之义。凡情怀抑郁已久，面色青黄，胸闷胁胀，头晕肢麻，心悸不安，夜寐不宁，脉有间歇或至数不齐者，用羌活伍酸枣仁、五味子开阖兼施，疏郁宁神，随证参用柔养、涤痰、镇摄、调气之品，多能奏效，此殆《千金》《本事方》之遗意也。

一九

# 独活

◎独活味苦、辛，微甘，入肺、肾经，具祛风解痉、宣痹镇痛、定惊安神、通脉宁心之功。为产后中风、口僻、风湿痹痛、寒湿腰痛、项背拘急、惊恐、心悸等证常用之药，还能祛风止痒，疗风毒齿痛。

◎古人常用独活治疗妇人产后中风、口噤不语，以及口僻等证，以其能祛风解痉故也。毋庸讳言，其所主之产后中风与现代临床所称之中风（脑血管意外）不能同日而语，但内风、外风乃一气之消息，且相互影响，故证治的法则不乏相通之处，方药仍可借鉴。

综括前人的用法，有径用一味独活者，大抵为体质壮实、邪气方盛者立法，更多的是伍大豆紫汤（黑大豆、酒）、伍葛根、伍秦艽、伍当归、伍生地等不同的配伍方法，以泛应诸证。《千金》独活紫汤（独活、大豆、酒），治产后百日中风痉，口噤不开，并治血气痛、劳伤，补肾。考古之大豆紫汤，系用黑大豆以铁铛熬令极热，俟焦烟出，以清酒沃之，去渣而成。取黑大豆去风活血之效，借酒沃通行经络，遂能奏活血祛风之功，专疗产后中风以及关节不利诸疾。独活紫汤略变其法，先以酒渍独活，再用微火煮之，去滓；另熬大豆极焦，使烟出，再以独活酒沃之而成，这就增强了大豆紫汤的祛风解痉之力，并可活血散瘀，疗伤止痛。独活伍葛根，如《千金》小独活汤（独活、葛根、甘草、生姜），亦主产后中风，以药测证，当必有项背强急之候，才需独、葛相伍，通督解痉。独活伍秦艽，如《千金》独活酒方（独活、秦艽、肉桂，以酒渍三日后服用），主治同前，其证当系风邪外袭，络脉违和，兼见阳虚者，故用独、秦搜风通络，肉桂和营散寒，以酒流通血脉。上列三方，为邪盛而正气未衰者立法。至于营血亏虚，复染风邪，《小品方》有独活伍当归之法，“治产后中柔风，举体疼痛，自汗出者”。此证风邪留着，营卫不和，独、归并用，养血祛风，调和营卫。至于独活与生地相伍，不仅养血祛风，还能清风化之热。如《千金》以独活伍生地黄汁、竹沥，“治凡风著人面，引口偏著耳，牙车急，舌不得转”，一派络脉空虚，风邪入中之象，似属口僻重症。惟“舌强”不类口僻，乃风痰阻痹舌根所致。故除用独活、生地外，参用竹沥搜剔风痰。独活与生地并用，刚柔兼济，正可纠正口眼㖞斜、缓急失调的病理状态。笔者用其治疗营阴不足、风邪入中、络脉痹阻之口僻，随证参用祛风通络、养血和营之品，痰热盛者用竹沥，无竹沥用大剂竹茹煎汤代水，其效可期。

独活善疗痹痛。《金匮》之千金三黄汤（麻黄、独活、细辛、黄芪、黄芩）为治疗历节痛风而设。方中用独活，端赖其搜筋骨之风邪，宣痹镇痛，得麻黄可通行周身，以利百节。细辛辛香透络，拔去骨间之寒邪，舒挛镇痛。黄芪与麻黄并用，以利开阖，鼓舞卫气以祛邪。黄芩味苦，燥骨间之湿；性寒，监辛、独、麻、芪温热之性，允为搜风宣痹、祛邪安正之良方。今之痛风，多系湿浊瘀热为患，化火化毒最为常见，但若过用苦寒之品，戕伤阳气，则为寒湿之变证，此方可以择用。独活尤可视为腰、膝风湿痹痛之专药。《千金》独活寄生汤（独活、桑寄生、杜仲、牛膝、细辛、秦艽、茯苓、肉桂、防风、川芎、干地黄、人参、当归、白芍、甘草）治疗肾气虚弱，感受风湿，以致腰膝重着，痹闭疼痛，畏寒喜温之候。方中独活伍桑寄生，专祛腰膝留着之风湿；细辛温经以化寒湿，辅以防风、秦艽祛风宣痹，祛邪之力不细。然而邪着筋骨，多有伤损之内因，故参用益气养血、温肾壮骨之品以扶正气，共奏蠲痹镇痛之功，其为历代所沿用。惜乎桑寄生难得真者，不妨用续断或酒炒桑枝代之。要之，独活寄生汤适用于三阴亏损，风湿留注，腰背、膝关节及下肢疼痛者，其证可谓虚实兼夹。若骤感风寒，腰痛不能转侧，头痛身疼，无汗拘紧者，可予《症因脉治》独活苍术汤（独活、苍术、防风、细辛、川芎、甘草，寒甚加生姜、桂枝），此方的特点是独活与苍术、防风、细辛相伍，发散在肌、在筋脉的风寒湿之邪，舒其拘急，可以效法。独活入肾，通督脉之气，故可为腰痛、项背拘急所取用，而其性尤能达下，为治疗坐骨神经痛之要药。余治此证常以芍药（赤白芍并用）甘草汤加独活、牛膝、木瓜为基本方，夹风湿加威灵仙、秦艽；夹湿浊加薏苡仁、蚕沙；夹湿热加苍术、黄柏；夹瘀滞加丹参、红花，收效颇著。

《本经》称独活主“奔豚痫痓”，有定惊作用，然其旨未能昌明。历经唐、宋，特别是宋代，以许叔微为代表的医家发现羌、独活一类风药，能疏调情志、定惊安神，发前人所未发，使《本经》之旨日明。盖惊恐属情志病，多起于肝郁，郁则脏气不平，因而生“风”，肝主魂，遂引起惊恐莫名、失眠等多种症状。治疗惊恐，镇静安神是一法，然肝喜条达，终不若疏养结合、调节情志为妙。运用风药行气解郁，疏肝宁神，动静结合组方以疗惊悸是医学上的一大进步，值得后人称颂。观《普济本事方》独活汤（见“前胡”条下），即为治疗肝虚风扰而作惊恐之剂。方用独活、羌活、防风达肝郁、匀气脉，细辛益胆气，人参益脏气之虚，酸枣仁、五味子敛液养肝，前胡、半夏曲下惊痰，沙参以化辛、独之热。诸药合用，散敛兼备，动静结合，不失为定惊悸、调情志之良方。无独有偶，《三因方》有独活散一方，“治男子妇人气虚感风，或惊恐相乘，肝胆受邪，使上气不守正位，致头招摇，手足颤掉，渐成目昏”。药用：独活、地骨皮、细辛、川芎、菊花、防风、炙甘草各等分，为细末，“每服三钱，水盏半，煎一盏，去滓，取六分清汁，入少竹沥，再煎，食后温服，日两服”。其中所表述的“惊恐相乘，肝胆受邪”，以致头摇、手足震颤，都是运用独活一类风药以定惊宁神的旨意所在。此方用药大法与许氏独活汤仿佛，惟以菊花之清降，地骨皮之凉润，以息肝阳，并化独、辛、芎、防之热，使肝胆脏气更趋平衡，此是制方用药的关键所在。迨至清代，费伯雄在《医醇賸义》中制驯龙汤（龙齿、珍珠母、羚羊角、菊花、生地、当归、白芍、薄荷、沉香、续断、独活、红枣、双钩藤）以疗“五心烦扰，自头至腰，时时作颤，坐卧不安”之证，在潜镇、柔养、平肝诸品中，加独活疏泄肝气，定惊安神，是师古而能变化者。余治现代所称之惊恐发作（panic attack），喜用独活与珍珠母相伍，疏泄与潜镇并举，随证参用疏肝养肝、解郁宁心、润燥缓急之品，每能应手。

独活对风湿病的治疗，不仅蠲痹镇痛，还可用于风湿犯心、心脉不畅引发之心律失常。盖独活苦能入心，辛可宣通，甘能缓急，性温可助阳气，是以陈修园说它“入心以扶心火之衰”“入心而主宰血脉之流行”，有“宁心”之功（《神农本草经读》）。心脉不畅若失治或治不如法，有可能发展为心脉不通之“心痹”，故当防微杜渐，及早采用益心阳、通心脉、祛风湿之品，独活则为当选之良药。伍入生地，两调阴阳，兼逐血痹，随证组方可矣！

甄权称独活主“皮肤苦痒”，其义发人深思。《医宗金鉴》载有四物消风散（生地、当归、荆芥、防风、赤芍、川芎、白鲜皮、蝉蜕、薄荷、独活、柴胡、红枣肉）以疗赤白游风，是取独活与养血祛风之品同用，共奏消风止痒之功。以余观之，独活尤适用于湿邪久郁、风气不去之顽痒，假其宣通湿郁、搜风透邪，以运行经气、流通津液，达到消疹止痒的目的。然当随证配合养血、疏风、泄热之品，方能切合病情。独活还能疗齿痛，《肘后方》治风牙肿痛，用独活煮酒热漱之。《千金》治牙痛、齿根动摇，用生地、独活等量，㕮咀，以酒渍一宿，以含之，意在清热固脱，搜风止痛。若用鲜生地伍独活，同捣，外敷牙龈，止风火牙痛尤妙。因独活能疏通督脉经气，笔者还用其治疗鼻渊经久不愈，浊垢壅塞，鼻塞殊甚者，每加入对证方药中而建功。

# 二〇 升麻

◎ 升麻味辛、甘、微苦，性微寒。本草诸家多谓其入肺、胃、脾、大肠经，其实可作阳明之专药视之。功善升清泄浊，辟疫解毒，凡外感在皮毛不解，延及肌腠，身热有汗，可用其解肌清热；温热邪毒充斥气分、血分，循肌外发斑疹，可用其透疹消斑；胃热上攻，牙龈肿痛、糜烂，邪毒弥漫，可用其清胃解毒；中气不足，清气下陷，清阳失旷，可用其升阳举陷；凡此等等，明乎升麻为阳明专药之理，则其用一以贯之。

升麻升阳之说，金元医家张洁古、李东垣最为推崇。张氏以升麻为性温之品，说它“味辛微苦，气味俱薄，浮而升，阳也”，能“升阳气于至阴之下”。李氏则谓“升麻，引胃气升腾而复其本位，便是行春升之令”。升麻最早载于《本经》，称其“解百毒”“辟瘟疫瘴气”，主“时气毒疠”诸疾，未尝有升阳之说。而解热毒与升阳又何以能统一于一物之中，是以张、李二氏之说为后人质疑，令人莫衷一是。李时珍顾名思义，以为升麻“其叶似麻，其性上升，故名”。盖其所用者在根茎，根升梢降，药性类多如此。升麻一名“周麻”，近人冉雪峰进一步为之释名析义：“升麻味微苦，性微寒，味苦则降，气寒则清，实为清降之品。因中空多筋，丽络交互，纹如秦艽、防己，能周转经脉，故原名周麻，以周转之，故能降而复能升，故又名升麻。后世医学晦盲，只知其升，不知其降，并不知其周，凡此皆荒经之过也。”格物致知，解说新颖，对升麻功用确有发明。考升麻断面黄白色或发绿，中空，四周不平坦，纤维性，筋脉如曲线分条排列，允合冉氏“中空多筋，丽络交互”之说，至于其所以能周转经脉与其归经有关。盖脾胃为气机升降之枢纽，惟其能入脾胃，斡旋气机，始可交通上下、通达内外。

阳主升，阴主降；降已复升，升已复降；升降相因，化机不息。药物品类至繁，无论是温是凉，凡具上升之性者，皆可曰升清阳；具下降之性者，皆可曰降浊阴。非温药主升，凉药主降。换言之，不在药性的寒温上分升降，而是在升降上分阴阳。升麻能升清阳，是因其具上升之性；升麻能清气泄热，是因其微寒、微苦之故。这是升麻药性难解之处，物性微妙之处，应用至要之处。张洁古一代名家恐不明此理，便说升麻性温，其实升麻何尝温，岂有用温药以解热毒疫疠之理乎？此诚千虑之一失。

张仲景在《金匮要略》中，立升麻鳖甲汤以治阳毒，又立升麻鳖甲汤去雄黄蜀椒以治阴毒。阳毒可见“面赤斑斑如锦纹，咽喉痛，唾脓血”等症状；阴毒则“面目青，身痛如被杖，咽喉痛”。垂法后世，开升麻治温毒发斑、时行喉痹等证之先河。升麻解毒之功为古人倚重，乃至唐代孙思邈有升麻代犀角之说。《千金方·伤寒杂论》治疮出烦疼者之木香汤，药用青木香、薰陆香、矾石、丁香、麝香。方后云：热毒盛者加犀角一两，无犀角以升麻代。迨后，朱肱在《类证活人书》犀角地黄汤方后又重申了孙氏此说。朱氏之言引发后人诸多争议，升麻、犀角性本两途，岂可代用？不知其说本于孙氏。升麻凉而能升，凉而能散，解毒之功与犀角颇相近似，惟升麻偏重于清气分，犀角偏重于清血分而已。气血相依，古人对清气、凉血不强加划分。清气药未尝不能凉血，而凉血药则乏清气透表之力，此又不可不辨。《本经》统言升麻“解百毒”，不言其解气分之毒，抑血分之毒。升麻清气绝无疑义，气分之毒解，血分之毒亦化，倘能与养血、凉血之品同用，更能清解血中之毒。可见药有定性，但其用在人。明乎上述诸义，升麻在何种情况下能代犀角，又如何代犀角，也就了然于胸中。于今观之，犀角禁用，正应寻求代用品，孙氏、朱氏之经验可作借鉴。

升麻治外感热病，全从阳明着眼。与葛根同用能“发阳明之汗”（李时珍语），具解肌清热之功。《阎氏小儿方论》升麻葛根汤（升麻、葛根、芍药、甘草），能疗小儿高热有汗，还有透疹作用，方药简洁，沿用不衰。《类证活人书》升麻黄芩汤再变其法，在该方中加入黄芩一味以彻里热，适用于小儿伤风有汗，头痛发热，微恶寒者。升、葛并用，适应之范围尽可扩充，例如痛风患者，因恣食肥甘，恣饮酒浆，复染外邪而发作。寒热有汗，周身酸痛，膝关节腔等处有积液，痛不可耐，舌苔垢腻，脉浮滑者，亟当外解肌热，内清阳明，开泄宣化，化浊解毒。取升、葛相伍为主干，随证组方，辄能获验。

升麻与玄参相伍之法见于《类证活人书》玄参升麻汤（玄参、升麻、甘草），意在清温泄热，凉营化毒。常用于治疗温病高热，烦躁谵语，身斑如锦文者，并疗时行喉痹。斑发于胃，色赤如锦文，胃热无疑。升麻专入阳明，解时行毒疠之功甚著；伍入玄参不仅能清气，并可清透郁伏于营血之毒热，清温消斑，克奏奇功。李时珍谓升麻“消斑疹，行瘀血”，谅指此类功效而言。既能消斑，即能凉营，即能行瘀，理固如此。但独用升麻未必能奏此效，需要通过配伍进一步发挥其药效也。时行喉痹具有流行性的特点，升麻解时行毒疠，玄参还有利咽、软坚等作用，所以有效。唯喉痹肿甚，不妨加入牛蒡子以应之。治疗温病壮热、惊狂之名方紫雪丹，值得注意的是方中有升麻、玄参二味，仔细推敲竟是此方的重要组成部分，升麻解毒泄热其旨深微。

升麻既有外散之功，亦有内托之能。牙龈肿痛属之阳明，寻常风火为患，可用升麻伍疏风清热之品以治之，此意在外散也。若牙龈肿痛溃烂，牙宣出血，胃热甚者，可用升麻伍生地、丹皮以治之。如《兰室秘藏》之清胃散（升麻、当归、生地、丹皮），此清中兼散也。凡胃气已虚，无力达邪外出者，用升麻可升清托邪。如缪仲淳治噤口痢，用醋炒升麻配合人参、莲肉即寓此意。今之溃疡性结肠炎等疾患，邪毒深伏，痢下红白夹有黏冻，一日数行乃至十数行。正虚邪恋，不易清解，相机在对证方药中加用升麻，有助于清洁肠道，减轻症状，此其能内托之明验。

以升麻伍苍术、荷叶之清震汤，见于刘河间《素问病机气宜保命集》，用治雷头风，此证头面疙瘩肿痛，憎寒壮热，状如伤寒，此方以升阳解毒为主，不尚苦寒，很有特色。雷头风今已绝迹，清震汤仍可取法。近人范文虎用此方治夏秋间湿邪内陷，头脑昏重，神疲乏力，或有微热，或大便溏泄，面色萎滞，舌苔浊腻者，屡收佳效。只要药证相当，病机相符，即可应用。用古方治今病，当如斯也。

不妨就升麻伍苍术、伍玄参、伍鳖甲，看看其在病毒性肝炎治疗中的应用。若脾阳困顿，湿浊壅遏，或一味清凉解毒，过投苦寒之品，戕伤阳气，以致腹胀纳呆，舌苔垢腻，脉濡缓者，乃邪从阴化，宜升麻伍苍术，加入蚕沙、槟榔、川朴花之属以治之；若营阴亏虚，血中伏热，齿衄，口干，溲黄，便干，舌尖红、苔薄黄，脉弦偏数者，乃邪从阳化，宜升麻伍玄参，加入水牛角、忍冬藤、旱莲草之属以治之；若邪毒久稽，形衰气馁，面色灰滞，舌质紫暗或有瘀斑，血检转氨酶增高，肝功能迟迟未复者，乃邪毒化而未化，半阴半阳，淹留日久，不易清理，宜正邪兼顾，缓缓搜剔，可用升麻伍鳖甲，加入苍术、生地、僵蚕等以治之。

升麻的升发作用，李东垣以“行春升之令”喻之。春气升则万物欣欣向荣，一片化机。与柴胡同用，其功更胜。补中益气汤以二味引领黄芪、人参、甘草等甘温之品，扶持中气，充实腠理。治诸多中气不足、清阳下陷之症，人所易知，毋庸多赘。又，升麻经蜜炙，有助缓中；用酒炒，有助升提；均可缓其微寒之性，益彰升阳之功。通过炮制，进一步发挥药物的某种功能，未可忽视。

# 二一　苦参

◎苦参味苦、性寒，入心、肝、胃、大肠、小肠经，其功用约之有五：益胆定志，通脉宁心，清热燥湿，攻坚散结，解毒止痒。为治疗心悸心痛、心律失常、癥瘕积聚、痢疾、黄疸、小便不利、带下、阴痒、湿疹、疥癣、湿毒疮痒等证之要药。其性寒而不凝，能散结，能利九窍。

◎药之味苦者，苦泄、苦坚、苦燥、苦降、苦主发、苦味益胆、苦以养气、苦入心以通脉……苦味之用甚广，苦之义大矣！苦参其味至苦，《本经》揭示其『泄』与『补』的双重作用：『治心腹结气，癥瘕积聚，黄疸，溺有余沥，逐水，除痈肿，补中，明目止泪。』《别录》既言其『除伏热肠澼，止渴醒酒』，还说它『养肝胆气，安五脏』『定志益精』。盖伏热非寒不解，癥瘕非苦不散，用苦参泄热、攻坚，其理易知；苦补之说，其旨难明。千百年来，以甘温为补，以苦寒为戕伐生气，几成定论，惟朱丹溪对苦寒药别有会心，擅用知、柏，称苦参能『峻补阴气』，值得深思。黄宫绣《本草求真》谓：『凡味惟甘为正，惟温为补，苦参味等黄柏，寒类大黄，阴似朴硝，号为极苦极寒，用此杀虫除风，逐水去疸，扫疥治癞，开窍通道，清痢解疲，或云有益。若谓于肾有补，纵书立有是说，亦不过从湿除热祛之后而言，岂真补阴益肾之谓哉。』其实早在《周礼·天官》就有『凡药，以酸养骨，以辛养筋，以咸养脉，以苦养气，以甘养肉』之说。寇宗奭释之曰：『气坚则壮，故苦可以养气。』盖阳虚而气怯者，非温而气不壮；阳亢而气弱者，非苦而气不坚；坚其阴则益其气，其旨深微。由斯观之，苦参之补阴气，非特湿除热祛邪去正安，亦取其能坚阴益气。况其极苦之味能益胆汁，转而助少阳升发之机。春木不动，万物皆滞，春气升而万物化。此《别录》言其『养肝胆气，安五脏』之义。

苦入心，取极苦之味入心通脉，以疗热厥心痛，彰显古人的智慧。自《肘后》用苦参以苦酒（醋）煎服，治“中恶心痛”以来，《千金》《外台》皆有类似的记载。用醋要义有二：一是取苦酸解毒之义。孙思邈云：“凡除热解毒，无过苦醋之物，故多用苦参、青葙、艾、栀子、葶苈、苦酒、乌梅之属，是其要也。夫热盛，非苦醋之物不解也。”因中恶而心痛，故当解毒辟恶。二是取酸苦涌泄之义。凡恶物痰涎涌塞，可借此涌吐而尽，从而宣通痹闭，顺接阴阳之气。即使药后不吐，亦可增强苦参通泄之力。今人用苦参治疗心悸心痛，心律失常，特别是心律偏快之候有效。思接千载，令人服膺古人的识见。《本草经考注》云：“凡治实热心腹痛必用至苦物则效，故诸兽鸟鱼其胆皆苦，其效亦相类……余尝以苦参酒煎膏代作熊胆用，其效亦不减胆。”“至苦”二字值得注意，盖物极则反，阴极阳生，况苦主发，至苦则泄降中寓通散之意。其酒当系米酒，以行药势，助苦参泻心包之郁火，通脉行滞。熊胆解毒清热，利胆宁心，苦参煎膏效用相近，令人联想起心胆相关之说，凡实热心痛，宜心胆同治，泻胆火即是清心热。

苦参所主之心悸，非泛泛而用，当审证的当。清代医家曹仁伯《教言》（见《吴中珍本医籍四种》）录有一则医案：“曾见三和尚治一心悸症，挟湿火者，用归脾法数剂而愈。其方以白苦参代人参，具见灵活之妙。”盖湿火心悸用人参反助湿生热，用苦参燥湿清热，通脉宁心正是所宜，可供参酌。余治心悸不安，早搏频发，胸闷不适，或痰多，或失眠，舌苔黄腻者，审系湿热、痰热偏盛，心脉不畅，心气逆乱，变通《肘后》之法，立方以苦参伍赤小豆为主干，随证用药，常获佳效。赤小豆为心谷，味甘、酸，性平，能清心热，宁心神，泻心包旺气，并导湿热从小肠而出。苦参与之相伍，亦得酸苦通泄之意。药后亦未见作吐者，可供验证。

清人徐灵胎以为苦参治心经之火，与黄连功用相近，但黄连与苦参相较，气味有清、浊之分。“黄连似去心脏之火为最多，苦参似去心腑小肠之火为多”。约言之，二者性寒能益心体，味苦能通心脉。惟黄连能去心窍恶血，苦参专泻心经湿火，此大别也。苦参味浊，用其祛湿火、痰热、恶毒，可谓以浊攻浊，若要激浊扬清，可用雷敩法炮制苦参：“用糯米浓泔汁浸一宿，其腥秽气并浮在水面上，须重重淘过，即蒸之，从巳至申，取晒切用。”

苦参至苦，泻胆火、益胆汁，以苦泻之，以苦补之。载于《医方考》之益胆汤（人参、炙甘草、黄芩各一钱，官桂半钱，苦参、茯神各一两，远志肉七分），治“谋虑不决，肝胆气虚，口舌生疮者”。肝主谋虑，胆主决断。谋虑不决，耗气伤神，胆火上熏故口苦、口舌生疮。方中重用苦参，少参黄芩清胆益胆；人参、甘草以安中州；茯神、远志以宁心神；佐以官桂导热下行，“甚者从治”之义。凡思虑太过，心神恍惚，口舌生疮者可以取法。

苦参于时行热病，有径取其与黄连、黄芩、黄柏相伍，直折气分大热、胃肠毒火者。若济之以酸，或佐之以辛，或和之以甘，又分别适用于不同的病证。例如《外台》疗天行热毒、结胸满痛欲死之破棺千金汤，系用苦参和醋（一方用酒）煮服。意在解毒泄热，涌吐膈上胶痰，吐中即有发散之意。《千金》疗热病狂邪，不避水火，用苦参为末，蜜丸如梧子大，每服十丸，薄荷汤下。因热发狂，俗称“失心”，用苦参清心解热，佐以薄荷之辛，促热外达。《千金》疗热病五六日以上未解之苦参汤，系由苦参伍黄芩、生地而成，乃苦寒、甘寒合法，盖此证气营两燔，阴液已伤，故当气营两清，壮水制火。

苦参清泄下焦湿热，益肾坚阴，为治疗梦遗的要药。刘松石猪肚丸，为梦遗食减之候而设，取“苦参三两，白术五两，牡蛎粉四两，为末，用雄猪肚一具，洗净，沙罐煮烂，石臼捣和药，干则入汁，丸小豆大，每服四十丸，米汤下”。证系脾失健运，湿热下注，肾阴不足，相火偏亢，以致梦遗失精，此方疏养结合，通中寓涩，确具巧思。孙一奎端本丸有异曲同工之妙，孙氏治一梦遗证，医治近一年罔效，诊其脉左弦数，右三部皆滑数，“知其酒多湿热重，况厚味生痰，但清其湿热或可愈也”。乃制端本丸与之，药用：苦参、黄柏各二两，牡蛎、蛤粉、煅白螺蛳壳、葛根、青蒿各一两，以神曲糊为丸，梧子大，空心及食前，白汤吞下七十丸。“未终剂而精固矣，次年生子”，并云“端本丸至今行之，百发百中”。孙氏在方中注曰：“苦参解酒毒，补阴气，清湿热，补阴最捷。”以苦参为主药，意可知矣。此类证候若验之于舌，可见舌苔根部黄腻，且花剥，方为阴液已伤、湿热内蕴之的据。

《别录》以苦参主“伏热肠澼”，善疗湿热下痢。《众妙仙方》治痢疾，以苦参、甘草各等分，研为末，每用酌量，配合生姜、陈茶同煎服。姜、茶意在调和肠中寒热，兼化食滞。此方平正可法，可广泛应用于湿热蕴结肠间之赤白痢。程钟龄

《医学心悟》治痢散（葛根、苦参、陈皮、陈松罗茶、赤芍、炒麦芽、炒山楂），升清泄浊，行气和血，深得“行血则便脓自愈，调气则后重自除”之妙旨，简洁实用。

《金匮》治妊娠小便难，有用当归贝母苦参丸的记载，是其具通利之性，能“利九窍”(《别录》) 的有力证明。利窍药一般多系辛淡滑利之品，而苦参之利窍，殆取其清热逐水也。

苦参善疗大风癞疾、风疹、湿疹等皮肤病，是以前人常言其祛风止痒。然则祛风之说，余常疑之。无风不痒，苦参能止痒，故曰祛风，其实苦参无直接的祛风作用，以其能清热，热去而风息。苦参止痒，乃其清血中湿热、解毒、宁心、利窍多种作用之结果。肺主皮毛，凡皮肤生疥癣，搔痒时出黄水，及大风手足烂坏，眉毛脱落等风疾，《和剂局方》苦参丸（苦参三十二两，荆芥穗十六两，为末，水糊丸如梧子大，每服三十丸，茶下）用之有效。以二味同用，能祛心肺积热，解毒散风。另据《本草衍义》记载：“有人病遍身风热细疹，痒痛不可任……痰涎亦多，夜不得睡，以苦参末一两，皂角二两，水一升，揉滤取汁，银石器熬成膏，和苦参末为丸，如梧桐子大，食前温水服二十至三十丸，次日便愈。”皂角不仅祛风利窍，还能搜涤痰涎，配合苦参，共奏消风止痒之功。惟此类细疹当系顽症方可用之。谨列二方，为苦参治皮肤瘙痒诸病之示范，化裁变通，存乎其人。

# 二一　贝母

◎贝母味甘、苦，性微寒，入肺、心经，具润肺清心、解郁安神、止咳化痰、散结消肿之功。为虚劳烦热、忧思郁结、咳嗽、咯血、喉痹、黄疸、淋沥、乳痈、产后乳难、流痰、瘰疬等证常用之药。此物产地不一，品类繁多，大别之有川贝母、浙贝母（象贝母、大贝母）之分，川贝母以甘润见长，浙贝母以苦泄为优。《本经》载有贝母而未加区分，明清以后，诸多本草始分别论列，其中尤以清人赵学敏《本草纲目拾遗》详加鉴别，更广征博引，搜罗了很多有关浙贝母的应用经验，值得临床参考。

贝母的解郁之功为古人的一大发现，《诗经·载驰》"言采其蝱"，"蝱"是"莔"的借字，《尔雅》："莔，贝母。"作者胸中郁勃之气难伸，采贝母以治之。陈承《本草别说》："贝母能散心胸郁结之气，故《诗》云，言采其蝱……今用治心中气不快、多愁郁者，殊有功。"一般说来，散心胸郁结之气，当用芳香辛散之品，或辛开苦泄之剂，用清润的贝母其义何居？盖气本无形，气郁引发的情志病虽不可名状，但神志不安则一。气郁不舒则津液敷布失常，其病理转归不外化热伤阴，生燥生痰，遂使脉道不利，周身违和，神志恍惚。这一病变的机理，即《金匮》百合病"百脉一宗，悉致其病"之谓。肺主气，朝百脉；心主血，藏神明。贝母之甘寒能润肺，味苦能清心；润肺则滋燥，气化自行；心清则火戢，脉道不涩；于是营卫周流，五脏受荫，脏安则神安矣！余常思《诗经》远早于《伤寒》《金匮》，张仲景用百合治疗多种精神恍惚的疾病，是否受到古人用贝母解郁的启示，发人遐思。百合能安神，贝母亦能安神；百合地黄汤亦是从心、肺二脏着眼，与贝母润肺清心何其相似乃尔！百合地黄汤证未尝无郁，竟未用一味调气解郁之品。以气郁则津液不布，脏器躁急，正需甘寒之品滋之养之，清润即具流通之意，不解郁而郁自解耳。若过投香燥，伤津劫液，则脉道愈涩，郁反不解，个中道理值得深思。

清人叶天士学博思深，《临证指南医案·郁》有用贝母之例，且选用的是川贝母，其义甚精。吴氏案："气血郁痹，久乃化热，女科八脉失调，渐有经阻瘕带诸疾，但先治其上，勿滋腻气机。"方用：黑山栀皮、炒黄川贝、枇杷叶、瓜蒌皮、杏仁、郁金、橘红。此证由气郁而致血郁，由无形渐至有形，妇人经阻瘕带诸疾所由起。立法用药先治上焦，澄其源也。郁则生热，用山栀清心肺之郁热；热则脏躁，用川贝解郁滋燥。郁金、枇杷叶善解肺气之郁；瓜蒌皮、杏仁、橘红能化郁生之痰。方药空灵，盖不欲"滋腻气机"，气血以流动为贵耳。另有赵氏一案，叶氏断为"郁损成劳"，症见"瘰疬、寒热、盗汗、脘中瘕聚、经期不来、大便溏、呛咳减食"，予香附、丹皮、归身、白芍、川贝、茯苓、牡蛎、夏枯草组方以治之。此证起于气郁，进而影响脏腑的运化功能，因虚致损，由损成劳。其所以用川贝，以其伍香附疏散郁气，又能"润心肺"（《日华子本草》），消痰止嗽。川贝还主"邪气疝瘕"，此证"脘中瘕聚"正可用之，且川贝与牡蛎、夏枯草同用能散郁火、化坚结、消瘰疬。上列二方，非一味用香燥行气解郁者可比，是深得用川贝解郁之真旨者。须知凡气郁引发脏躁均忌辛香燥烈之品，至于痰郁、食郁另当别论。例如《笔峰方》用贝母伍厚朴以“止咳解郁，消食除胀”，为有形之痰食郁滞，故用贝母伍厚朴以开之。

川贝、浙贝功用之差异与优劣，前人各执一说。《本经逢原》：“川者味甘最佳，西者味薄次之，象山者微苦又次之，一种大而苦者，仅能解毒。”《本草述钩元》：“川贝母小而尖白者良，浙贝母极大而圆色黄者，不堪入药。”张山雷《本草正义》：“实则市肆之川贝，淡泊无味，绝少功力，而风热痰壅气逆胸满等证，非象山贝母不为功。”并认为《本经》《别录》称贝母主伤寒烦热、腹中结实、心下满、咳嗽上气，“皆惟象贝母苦寒泄降，是其正治，断非川贝轻微淡远所能胜任”。余以为此说过矣！其实川贝、浙贝各有所长，若就解郁而言，川贝主要适用于无形之气郁，因郁而脏躁，神志恍惚不安者；浙贝主要用于有形之痰郁。川贝气清，但轻可去实，亦能消坚散结。余曾治一脂肪瘤患者，男性，六十余岁，周身可触摸之脂肪瘤有数十处，大者若杏，小者若银杏，伴见心慌神疲，夜寐不安，舌质偏红、苔少，脉弦。立方以养血和营、宁心安神为主，另用川贝母3g，研末分两次吞服。患者遵而用之，连服数月后，神定寐安，周身之脂肪瘤化无芥蒂。查方中并无其他散结消坚之品，则川贝散结之力殆无疑义。

瘰疬多由肝火郁结而成，但结聚成形乃痰毒郁阻之象。《王氏医存》治此证，取“川贝母半斤，竹沥二斤，将沥浸贝母，取出晾干，再浸再晾，沥尽为度，再研末，每食远，以淡姜汤下二钱”。川贝善化郁痰，辅以竹沥，兼涤热痰，淡姜汤不仅散郁火，且开通经络，配合竹沥搜剔经络中之痰热。此方用意甚佳，值得师法。程钟龄《医学心悟》消瘰丸，是治疗瘰疬之效方。用“玄参（蒸）、牡蛎（煅、醋研）、贝母（去心、蒸）各四两，共为末，炼蜜为丸，每服三钱，开水下，日二服”。此方化痰解郁、养阴软坚，亦甚可取。程氏谓“此方奇效，治愈者不可胜计”，是信而有征矣！

川贝可用于外感、内伤引发的诸多咳嗽，例如燥咳、久咳、虚劳咳嗽、心包之火上炎之心咳、咳嗽咯血及小儿百日咳等。得桑叶、杏仁轻宣风燥，得沙参、麦冬润肺消痰，得瓜蒌皮、海蛤壳清化热痰，得郁金、枇杷叶开肺气郁痹，得柏子仁、麦冬宁心镇咳，等等，均可随证择用。《全幼心鉴》治小儿百日咳痰多，用“贝母五钱，甘草（半生半炙）二钱，为末，砂糖丸芡子大，每米饮化下一丸”，颇便小儿服用。《圣惠方》治吐血衄血，或发或止，因“心经积热”所致者，用“贝母（炮令黄）一两，捣细罗为散，不计时候，以温浆调下二钱”。盖取贝母润肺清心，使心火不致上炎，出血自止。上列二方，均以用川贝母为胜。

浙贝功善泄肺化痰，常用于风寒感冒咳嗽痰多者，不作赘述。它散结开郁，还能止痛，痰火郁结、胃痛嘈杂用之有效。今人还发现其有制酸作用，故胃痛泛酸可以用之。以乌贼骨伍象贝母之乌贝散，适用于胃及十二指肠溃疡，症见脘痛、泛酸、嗳气、恶心、黑便或呕血者。此方不仅可以控制症状，还能护膜医疡。乌贼骨能敛疮，象贝母亦具敛疮解毒之功。

《本草纲目拾遗》称浙贝母“能化坚痰，性利可知”。其言良是。其实它不仅化坚痰，还解痰毒。其能疗痈疽发背、疮疡肿毒、痰湿流注即是明证。《外科全生集》治乳痈、乳疖，取炒白芷、乳香、没药（各制净）、浙贝母、当归身各等分为末，每服五钱，以酒送下，简洁实用。《本草纲目拾遗》引杨春涯验方，治疗对口（发背），用“象贝母研末敷之，神效”。可见其破坚散结、消肿解毒，内服、外治咸宜。

浙贝母可用于咽肿喉痹的治疗。扁桃体发炎肿痛痰多，浙贝母伍炒牛蒡子有验。若就外治方而言，《本草纲目拾遗》收载《经验广集》吹喉散甚妙。此方“治咽喉十八症俱效”，“大黑枣每个去核，装入五倍子一个（去虫研），象贝一个（去心研），用泥裹煨存性，共研极细末，加薄荷叶末少许，冰片少许，贮磁瓶内。临用吹患处，任其呕出痰涎数次，即愈。”此方选药精审，制法独到，特录出以备参用。

# 二三 龙胆草

◎龙胆草味苦、微涩，性寒，具泻肝火、益胆汁、清热燥湿、息风定惊之功。凡湿热郁蒸，蕴结肝胆之黄疸、留着筋骨之痛风、下注胞宫之带下阴痒、泛溢肌肤之湿疹瘙痒，热郁肝经之胁痛口苦、目赤肿痛、耳鸣耳聋，风火交煽之惊风抽搐、咽喉肿痹等悉可治之。其性降中寓升，还能助少阳升发之机，益胆汁而健胃，祛邪之中有存正之功。

◎龙胆草泻火泄热之功无论矣，然而古圣今贤却看出了它还有升清、扶正的一面，殊堪注目。《本经》云其：『味苦、寒，无毒。治骨间寒热，惊痫邪气，续绝伤，定五脏，杀蛊毒。』除热定惊是祛邪，安正续伤是扶正，旨意昭然。《别录》进一步阐明其不仅『除胃中伏热，时气温热，热泄下痢，去肠中小蛊』，还能『益肝胆气，止惊惕』。盖龙胆草至苦，一如胆味，故益胆汁，增其味而益其气，故说它『益肝胆气』。更何况龙胆草苦中兼涩，涩与酸同类，禀少阳春生之气，升清以化物。苦寒药用之太过反从燥化，此则味兼酸涩，还能滋液润燥，其性能之优越不待言矣。

◎龙胆草既泻又补，降中复升，这一双重作用历代医家认知不一，此乃分析药性的方法与角度差异使然，供后人做进一步研判，以究其药用之真谛。张元素称其『味苦性寒，气味俱厚，沉而降，阴也，足厥阴、少阳经气分药也』。说它有除下部风湿及湿热、脐下至足肿痛、寒湿脚气四大作用，还说它『下行之功与防己同，酒浸则能上行』。总之，强调了它沉降的一面，未言其还能升清。至于疗寒湿脚气，殊欠允当。王好古则谓龙胆草『益肝胆之气而泻火』，是损与益的统一观，其言甚辩，颇能扼其功用之要。

迨至明代，缪仲淳在《经疏》中谓其“味大苦，性复大寒，纯阴之药也”，“胃虚血少之人不可轻试，凡病脾胃两虚因而作泄者忌之，凡病虚而有热者勿用”，甚至说“亦勿空腹服，饵之令人溺不禁，以其大苦则下泄太甚故也”。其畏苦寒药如虎，未免太过矣。清人邹润安引入《易》理，参悟药理，在《本经续疏》中谓：“夫无平不陂，无往不复，惟其苦寒届至极，斯不泄不降已寓其间。盖苦本主发，龙胆苦之至而兼涩，涩者至苦之中有至酸也。酸禀春之发育，苦禀夏之畅达，乃相联属焉。”物极必反，阴极阳生，龙胆草苦而兼酸涩，故邹氏称其乃“味阴而气阳”之品，味阴则降，气阳则升，此乃识其药性之机括，所当着眼。邹氏愈析愈细，至精至微，曰：“能于阳分和化气之枢，于阴分去成形之累，犹不可谓钟生气于病中，化病气为生气耶？《本经》列为上品。治非无由，而后人视为苦寒峻利，殊失厥旨。”这就阐明了其泄浊升清、化腐为新、泻中能补的特性，独具卓识，令人服膺。近现代的一些名家对龙胆草的功用不乏新见，例如张锡纯参以西说，认为“其苦也，能降胃气、坚胃质；其酸也，能补益胃中之酸汁、消化饮食。凡胃热气逆，胃汁短少，不能食者，服之可以开胃进食”。不仅不败胃，反而能健胃，端在用之确切，并认为其既能“入胆肝，滋肝血，益胆汁”，又能“降肝胆之热”，与芍药相较，泻肝胆实热之力数倍之，“而以敛戢肝胆虚热，固不如芍药也”。持平之论所见不差。冉雪峰论点新颖：“植物之胆草，虽不及动物之胆汁，而中含苦味质浓厚，且含龙胆糖，涤荡燥火，涵濡阴液，培育生气，功能实为优异”。冉氏认为龙胆泻肝汤方中，“当归、生地则助龙胆所含龙胆糖加强酵素作用，虽曰泻之，不啻补之。前贤释为以泻肝之剂，作补肝之用，所以为妙，洵非虚誉。”可谓别有会心，推陈出新。综上所述，龙胆草之药用之妙，古圣今贤不乏相契、相通之处，而邹氏之见犹高，张氏、冉氏之论，亦未能出其范围。

《本草经考注》称龙胆草“苦味非凡，甚似胆汁，故最有治胆之功也”，用于黄疸即为例证。《千金》《外台》所示，龙胆草尝与苦参相伍（后人称之为龙胆苦参丸），以疗谷疸、劳疸。谷疸因谷食不消，蕴湿生热，湿热壅遏，胆失通降，因而泛滥肌肤所致。劳疸则因过劳而致病。方用龙胆草一两，苦参三两，牛胆汁和丸，如梧桐子大，每服五丸，食前以生大麦苗汁或麦粥饮送下。劳疸再加龙胆草一两，山栀三七枚，猪胆汁和丸服。取龙胆草直入胆经，清胆泄热，利胆助运，以复其通降之职；苦参燥湿清热，牛胆汁为胆热之向导，三味同用，力专效宏。生大麦苗汁达肝气之滞，清肝经之热，善疗黄疸，麦粥饮可助胃气，择用可也。劳疸则因劳而积热生火，除增龙胆草用量外，更加山栀清泻之。

龙胆草"主骨间寒热"，味酸又能通骨，祛骨间之湿，清骨间之热，为治痛风之要药。其证关节疼痛、肿胀，其痛状如虎啮，入夜尤甚，古人以为邪伏阴分是也。龙胆草能"于阴分去成形之累"，正是所宜。倘营热内郁，外为寒束，可配合白芷以开发郁闭，运行卫气，流通津液以助消肿。瘀热内着，不得潜消，化火生毒，是谓污血，再加黄柏、泽兰、红花清之、行之、化之。此类用法，主要为痛风发作，下肢膝、踝、足趾关节肿胀疼痛而设，若久发正虚邪恋，又当别论。

龙胆草功善折肝火，《局方》龙胆泻肝汤历代沿用不衰，药用：龙胆草（酒炒）、黄芩（炒）、山栀（酒炒）、泽泻、木通、车前子、当归（酒洗）、生地黄（酒炒）、柴胡、生甘草。治疗肝胆实热内蕴、肝经湿热下注，引发之胁痛、头痛、目赤口苦、耳聋耳肿、筋痿阴汗、小便淋浊及妇人带下赤白、阴肿、阴痛、阴痒等证，还可用于心肝火旺、湿热浸淫之湿疹及带状疱疹等。龙胆草得芩、栀，泻中兼清；得柴胡，泻中兼疏；得泽泻、车前，泻中兼利；得归、地，泻中兼养；制方极有法度。《兰室秘藏》龙胆泻肝汤，以此方裁去黄芩、山栀、甘草三味，"治阴部时复热痒及臊臭"，清热之力略逊，用意不殊，可供择用。

龙胆草得钩藤治小儿惊痫，取其清肝泄热、息风定惊；得防风治小儿盗汗，取其泄中兼敛，热去则表固也。《得宜本草》谓龙胆草"得柴胡治目疾，得苍耳治耳中诸实证"。龙胆草伍柴胡达肝郁、清肝热，若眼暴发赤肿疼痛，可加入酒炒黄芩、酒炒黄连、生地等以应之。足少阳胆经上贯耳中，凡气逆窍闭、肿痛发炎，常与胆火冲逆有关。龙胆草伍苍耳子，泄热、疏风、利窍、升清，可资应用。耳鸣有虚实之分，属虚者鸣声低怯，乃精气不能上注所致，自当别论。属实者或因痰火、湿浊阻痹，或因气火不平，往往鸣声高亢，或呈金属音，亦可用龙胆草伍苍耳子为主，随证组方。

《别录》称龙胆草主"时气温热"，《集简方》治咽喉热痛，用龙胆草"擂水服之"，凡风火痰涎上涌，咽喉肿痹，热势甚壮，以龙胆草伍入蝉蜕、僵蚕、射干、马勃、青果、甘草等，往往收效甚捷。盖以其能戢肝火，与辛散苦泄之品同用，又能外泄风火也。

## 二四

# 细辛

◎细辛味辛，性温，入肺、肾、心经。禀辛香之气，温通之性，既能行气达郁，宽胸散结，宣肺利窍；又能温经散寒，行水化饮，宣痹定痛。善疗风寒表证，痰饮咳喘，胸痹气塞，头痛，鼻塞诸疾。细辛还能散浮热、郁火，为口臭、口疮、喉痹、牙痛诸症常用之品，并可益肝气、补胆气，疗惊悸、惊痫。

◎细辛能散寒、化饮、宣痹人所易知，它还能疗某些热性倾向的疾病，值得探究。细辛香气袭人，其味大辛，乃至辛辣麻舌，至于其性，《本经》言其温，桐君言小温，李当之称小寒，甄权则曰苦，见解不一。其实细辛并非性寒之品，因其至辛而窜，入口有一种清凉之感罢了。细辛的功用全以气胜，张元素称其『气厚于味』最堪注目。迨至清代，徐灵胎在《神农本草经百种录》中开宗明义，『此以气为治也』，堪称发细辛功用之微。细辛的这一特性，不仅用来发散、散结、行水润燥，乃至益肝补胆，还用来通散达邪，作发散郁火之用。李时珍曰：『气之厚者能发热，阳中之阳也。辛温能散，故诸风寒风湿头痛痰饮胸中滞气惊痫者，宜用之；口疮喉痹䘌齿诸病用之者，取其能散浮热，亦火郁则发之之义也。』后之学者，如张山雷恐不明此义，其在《本草正义》中云：『所谓火郁者，有火郁结于内，而外寒束之，不能透泄，则升阳所以散火，其郁得泄而表邪自解。若本自气火上浮而亦误投温散，则教猱升木，为祸尤烈。』将郁火理解为寒包火，其意不可从。此种郁火，多因脾胃湿浊蕴结已久，郁而生热，上熏喉际、口、舌所致，即所谓『浮热』是也。若见热投凉，误用一派苦寒之品反而冰伏其邪，用细辛以通散之，则浮热、郁火自散，此与实热、实火宜清宜下决然不同。惟此时细辛作散热之用无须用大量，此又不可不知。

细辛于外感风寒，以兼夹阳虚伏寒最为适用。一般风寒表证，辛温解表可矣，无须用细辛，而一兼阳虚伏寒则在当选之列。《伤寒论》麻黄附子细辛汤适用于“少阴病，始得之，反发热，脉沉者”。其证少阴里虚，复染风寒，前人称为少阴太阳两感证。方用麻黄解外，附子温里，细辛既助附子温经以散寒，而通散之力又助麻黄以达外，诚一方之枢机。仲景此方示人以大法，用细辛之义亦为后人所遵循。试看明代医家陶节庵之再造散（人参、黄芪、附子、桂枝、羌活、防风、细辛、川芎、白芍、甘草、煨姜、大枣），用于伤寒表证，头痛发热，恶寒无汗，用发汗药二三剂汗不出者，陶氏称为“无阳证”。此方不仅温阳解表，抑且扶正托邪，以资汗源。方中用细辛，以此证兼夹阳虚伏寒无疑。清代《椿田医话》之云蒸饮（麻黄、制附子、北细辛、桂枝、炒苍术、炙甘草、川芎、当归身、白芷、生姜、葱白），治伤寒无汗，头身俱痛，项脊俱强者。观其证，不仅项背强，腰脊亦强，亦系阳虚伏寒，用细辛一则温经，一则达邪，前人所谓从阴中提出寒邪是也。

辛能泄肺，麻黄开肺闭，细辛亦开肺闭。麻黄所开的肺闭，是外感风寒或某种变应原的刺激而肺气不宣，喘憋胸闷者；细辛所开的肺闭，多系水气或浊痰之阻痹，肺郁而气机不畅者。射干麻黄汤（射干、麻黄、细辛、紫菀、款冬花、五味子、半夏、生姜、大枣）为“咳而上气，喉中水鸡声”之证而设，其证水气充盈，肺气膹郁，转而上逆，除用射干下气涤痰，麻黄宣肺，还要用细辛散水气、宣肺气。小青龙加石膏汤，治肺胀咳而上气，烦躁而喘，心下有水，脉浮者。方中用细辛，不仅赖其开肺气、散水气，还取其与石膏并用，解水热之互结。《类证活人书》金沸草散（旋覆花、前胡各三两，荆芥穗四两，赤芍二两，姜半夏、细辛、炙甘草各一两，共为粗末，每取三钱，水一盏，加生姜五片，大枣一枚，煎服，未知再服），“治伤寒中脘有痰，令人壮热”之候，可见咳嗽喘急，胸膈满闷，痰多，咯吐不利等症，其用细辛，殆取其宣肺开闭、散寒消痰之功。《重订广温热论》荷杏石甘汤（苏薄荷一钱，光杏仁三钱，生石膏四钱，知母三钱，生甘草六分，北细辛三分，鲜竹叶三十片），适用于温热内发，复染风邪，以致高热、咳嗽、鼻塞之候，其用细辛，假其辛香宣通肺卫之气，以利邪热外达。余用此方，治肺热偏盛，热中夹寒，咳嗽频作，喉际痉挛者，常舍去知母、竹叶二味，径取荷、杏、石、甘、细辛，并将其视为小青龙加石膏汤之变方。

水停心下不行，用辛以散之。小青龙汤用细辛，良有以也。细辛还能启玄府，以利气机的出入，促进津液的敷布与流通，转而能润燥。但津液失于敷布致燥与阴竭致燥截然不同，阴竭致燥只宜甘寒、甘润以濡之，或略参辛味以行之，绝非仅恃辛味即可润之。在仲景时代，细辛所主的水气不化，究其证不是阳虚就是寒凝，而到了清代温病学家手中，则用少量细辛以化气，灵活组方，变辛温为辛淡，以疗湿热病。试看《重订广温热论》治湿热郁蒸，内蒙清窍，神烦而昏者，用藿朴夏苓汤（藿香、厚朴、姜半夏、赤茯苓、光杏仁、生薏苡仁、白蔻仁、猪苓、淡豆豉、泽泻）为主干，以此方“去蔻仁、厚朴，加细辛二三分，白芥子钱许，辛润行水开闭，再加芦根一二两，滑石四五钱，轻清甘淡，泄热导湿，蒙闭即开，屡试不爽”。又如对“胸膈满痛，心烦干呕，渴欲饮水，水入即吐”之证，审系饮停胸膈，“热因饮邪而陷”者，用辛淡化饮法，谓“辛能化水，辛润又不烁津，二陈加白芥子最妙，重者加细辛二三分尤妙”，并配合滑石、通草、茯苓、猪苓、泽泻、薏苡仁等淡渗之品以治之。二方所用之细辛仅二三分，取其辛香之气，以化水气、启窍闭，而无性温助热之嫌，可谓出神入化。

《别录》称细辛“开胸中”，具通阳散结之功。《千金》细辛散（细辛、甘草、枳实、生姜、全瓜蒌、干地黄、白术、桂心、茯苓）治“胸痹达背痛，短气”者。胸痹胸痛彻背，短气，必是胸阳不振，浊痰瘀垢阻滞。其方则从仲景橘枳姜汤脱化而出，专赖细辛斡旋胸中大气，芳香开窍，通络定痛；辅以瓜蒌涤痰，地黄滋血；术、苓安奠中州；为化气宣痹、疏养结合之良方。今人所制的宽胸丸（荜茇、高良姜、延胡索、檀香、细辛、冰片），主治冠心病、心绞痛，具温中散寒、芳香开窍、理气止痛之功。其用细辛，与古人“开胸中滞结”之义遥相呼应。

细辛所主之痹证，主要取温经散寒、通络止痛二义，惟侧重点略有不同而已。《千金》独活寄生汤（独活、桑寄生、牛膝、细辛、秦艽、茯苓、桂心、防风、川芎、干地黄、人参、当归、芍药、甘草），为治疗肾气亏虚，风寒湿侵袭，以致腰膝重着疼痛的名方。经验证明，此方若不用细辛则力减，则细辛温经散寒之功可知矣。《金匮要略》之千金三黄汤（麻黄、独活、细辛、黄芪、黄芩）为历节风而设，其证“手足拘急，百节疼痛，烦热心乱，恶寒，经日不欲饮食”。其用细辛，主要取其拔去骨间寒邪，辛香通络，舒挛镇痛。明乎上列要点，即可得痹证用细辛之旨趣。

细辛之于头痛，以寒客少阴为正法，风热为患为变法。所谓少阴头痛乃寒客少阴，经气壅遏，致使清阳不升，清空失旷，络脉不和，因而作痛。张元素有一法，取细辛与独活相伍以治之。细辛直入颠顶，独活通督至颠，二味同用，药力直入脑际，以温经散寒、祛风解痉、通络止痛。风热所致的头痛用细辛当与苦寒药并用，此李东垣法。观《兰室秘藏》细辛散，即以其与酒黄芩、酒黄连、川芎、白芍等相伍，以治偏正头痛。细辛与芩、连化合，变温散为凉散，以疏风泄热，清上止痛，李氏可谓善于变通。

《本经》称细辛“利九窍”，或正用、或反用、或从治，因证制宜。如鼻鼽，若因感受风寒，鼻塞不通，鼻流清涕者，可用细辛伍白芷、葱白、甘草治之。若寒郁有化热之渐，酌加黄芩以清泄。口臭多因胃中浊秽之气上熏所致，细辛芳香辟秽，兼散浮热，常可用之。《圣惠方》用细辛、桂心、炙甘草各等分，共为细末，每服一钱，开水调下。《千金》有一方，系取细辛、豆蔻含于口中，曰其效“甚良”。治疗口舌生疮，证系“蕴毒上攻”者，《三因方》兼金散可供选用，其方取细辛、黄连等分为末，外搽患处。“赴筵散”主治略同，系以细辛、黄柏等分为末外用，亦有良效。笔者尝用“赴筵散”加入甘草一味作煎剂，对毒热上攻之口疮亦奏佳效。盖湿浊蕴热化毒，有取乎连、柏苦泄，用细辛发散郁火，且有助于化腐祛瘀、止痛生肌，此当潜心体会。

在外治方面，搐鼻法常用此味，赖其开窍苏神。《世医得效方》治“暗风卒倒，不省人事”，用细辛一味为末，吹入鼻中以取嚏，得嚏后往往神苏；若加入皂角尤妙。此法还可用于鼻息肉，《千金》治“齆鼻有息肉”，取瓜丁、细辛各等分为末，以绵裹如豆大许，塞鼻中，须臾即通。瓜丁即瓜蒂，味苦、性寒，作搐鼻之用，能引去湿热、痰涎，疗鼻中息肉、黄疸等疾。细辛辛香透达，开窍启闭，益彰瓜蒂之效，此方简洁实用。治小儿口疮，《卫生家宝方》用细辛为末，每用适量，醋调，敷脐上。小儿服药不易，外治简易无弊。此法能引热下行，颇具巧思。

# 二五 白薇

◎白薇味苦、咸，性寒，微香，入胃、肝经及冲、任二脉，具清温泄热、清肺止咳、清脑宁上、清任平冲之功，为风温、温疟、久咳、中风、血厥、热淋、血淋、遗尿、产后发热等证之要药。其性凉而能散，泻中兼补；清凉中有发散之意，泄热中有育阴之功。世以凉血药视之，但亦能利水而助气化。

◎白薇为多年生草本，植株体内有白色乳汁，药用其根，虽细而易断，但质润而不燥。血者，阴也；凡入血分药大多质润，同气相求也。白薇咸走血，苦泄热，故能清血中之热；其根性升发，是以在泄降中有升散之功。其透发之力虽薄，但毕竟是凉而能散之品，古人用其治风温热病，殆亦有见于此矣。白薇入阳明经，具此可升可降之性，是以上能清泄肺热，下能清利膀胱，全在用者调适之。白薇还能『利阴气，益精』(《别录》)。《本草经考注》曰：『此物苦寒，能清解血热而兼滋润筋络骨节间。』故不仅能清散，还能滋养；清散能解实热，养阴能退虚热。无论热属虚属实，咸可相机用之。

观古人用其治热病，风温灼热者用之，阴液不足、邪热不解者亦用之。此外，《本草乘雅半偈》云：“根似牛膝而细，长尺许，色黄微白，芳香袭人者，白薇也。”可见白薇之佳者，其气芳香，故前人医案，常有香白薇之称。芳香辟秽，此是用白薇的另一取义，姑举数方以见前人用白薇之意。《金匮》竹皮大丸（生竹茹、石膏、桂枝、白薇、甘草），为“妇人乳中虚，烦乱，呕逆”之证而设，方后注曰“有热者，倍白薇”，是用白薇解热明矣，于妇人产后哺乳期用之，则因其性纯良，兼能益阴气之故。关于风温，在仲景时代与明清时期含义不尽相同，《伤寒论》谓：“若发汗已，身灼热者，名风温。风温为病，脉阴阳俱浮，自汗出，身重，多眠睡，鼻息必鼾，语言难出。”其所指的风温乃温病误用发表之剂所致。仲景未出方治，陈延之《小品方》葳蕤汤可补仲景之未备。药用：葳蕤（玉竹）、白薇、麻黄、独活、杏仁、川芎、青木香、石膏、甘草。萃养阴、清热、开发郁蒸、芳香辟秽于一方，白薇用治温热大证，此方殆为发端，取其能清泄阳明，以化风温热邪，平抑风阳。其与青木香同用，还能辟不正之气。于今观之，此方可用于冬温咳嗽，或风温初起、内夹伏邪者。热病热中伏寒，或寒中包火，或兼夹秽浊之邪者亦可酌用。俞根初《通俗伤寒论》加减葳蕤汤（葳蕤、生葱白、桔梗、白薇、豆豉、薄荷、甘草、红枣）胎息此方之意，用于后世所称之风温及冬温咳嗽，咽干痰结者。阴虚之体，邪易化热，用之尤宜。白薇发散之力薄，葳蕤汤伍麻黄以散郁火，此方以葱白、薄荷当麻黄，药虽异而用意不殊。

用白薇清热镇咳，可从《小品方》诏书发汗白薇散（白薇、麻黄、杏仁、贝母）窥见端倪。此方主治“伤寒三日不解者”，盖伤寒初起宜辛温解表，用药如麻黄汤。延及三日，表邪未尽，内热已起，辛温焉可用之，故变麻黄汤之法，以白薇之苦泄易桂枝，以贝母之甘寒易甘草，既解表邪，又清内热，庶可吻合病机。麻黄汤证因风寒外束，肺气失宣，可见胸满而喘。诏书发汗白薇散以药测证，亦有咳逆见症，惟肺热已起，故用白薇苦泄清肺，贝母甘寒润肺，兼化痰热。究之白薇所主之外感热病，有恶寒发热之表证不宜，惟邪在气分、营分，热在肌、在肺者方为的当。故其所主之咳嗽，久咳尤为相宜。以余之阅历所得，久嗽顽疾，多缘初感风寒失于宣散，延久伏寒化热，但化而未尽，遂至口燥咽痒，呛咳连声，面红气急，斯时宜透则嫌散，清润则嫌滋，宜宣肃并用以利开阖方可建功。乃师诏书发汗白薇散法，以白薇伍炙麻黄，配合杏仁、川贝母、炙紫菀、青果、木蝴蝶、炙枇杷叶、生甘草以治之。痰多加瓜蒌皮、橘红；胸痛加郁金、丝瓜络，临床数数用之，屡见效机。方中麻黄一般用1.5g，取“上焦如羽，非轻不举”之意，若用量过大，药过病所，反耗肺气。若见咽痒、咽干、咽红，可用薄荷代麻黄，亦效。惟白薇其味苦咸，胃气弱者或可见泛恶不适，白薇炒后用之可无此弊。

《别录》称白薇“治伤中淋露”，古人在妇人调经种子诸方中多用之。《千金》疗妇人不孕，载有白薇丸三方，以其为主药，配合滋肾填下之品以固本，再视其夹痰湿、夹瘀滞、夹风气之异，对证配伍，以疗本虚标实、瘀结胞宫，上热下冷、子宫虚寒，脂浊填塞、胞宫不清诸证，以为妇人种子之需，值得今人借鉴。盖白薇入冲、任二脉，冲为血海，任主胞胎，妇人不孕尽管病因纷繁，但无不与之有关。白薇咸降苦泄，血分有热者正可用之，亦可借其引领诸药，共奏调理冲任之功。《千金》之后，运用白薇治不孕，多从阴虚血热着眼，如缪仲淳谓：“不孕缘于血少血热，其源必起于真阴不足。真阴不足则阳胜而内热，内热则荣血日枯，是以不孕也。益阴除热则血自生旺，故令有孕也。其方以白薇为君，佐以地黄、白芍药、当归、苁蓉、白胶、黄柏、杜仲、山茱萸、天麦门冬、丹参，蜜丸，久服可使受孕。”白胶，鹿角胶之别名。观此方清血中之热，滋不足之阴血，平正可法。又，妇人月经先期，或经汛淋漓，多日不净者，审系阴虚血热，可用白薇伍白芍、生地、旱莲草、香附、丹皮等以治之。

白薇入冲任，其用甚广。近贤程门雪曾用白薇配鹿角，以治无名发热。所谓无名发热，其热忽作，一时无因可征，实内伤发热之类，乃阴阳并损，营卫运行失度之故。任主诸阴，督主诸阳，白薇益阴清任，鹿角通督升阳，二味同用，调阴阳而和寒热，营卫运行复常，其热自解。程氏此法，堪称精绝。海外禁用动物药，鹿角虽多而弃之不用，然其法不废，余治妇人冲任失调，经期发热，则以白薇、桂枝寒热相伍，配合生地、白芍、香附、甘草等，夹瘀者加清营化瘀之品，遂可收交通阴阳、调冲退热之效。

《本经》称白薇主“暴中风身热肢满，忽忽不知人”，是其能清脑宁上之明征。今之脑血管意外，与古人所说的血之与气并走于上则为大厥颇相近似。当风阳上僭，血压高亢，突然中风之际，用白薇息风阳以清上，平孤亢以泄降，清血热而止血，正为合拍。近贤冉雪峰治一中风患者，年逾花甲，口眼㖞斜，半身不遂，卧床不起，不能转侧，面赤气阻，痰声漉漉，神志半昏，脉乍密乍疏，弦劲中带滞涩象。时历四月，中西方药无效。冉氏以为此即《素问》“大厥”“薄厥”之候，以白薇配合潜镇、泻热、涤痰之品，方用“白薇、百合各三钱，龙骨、牡蛎各四钱，紫石英、灵磁石、赤石脂各三钱，寒水石、滑石各六钱，大黄一钱五分，铁锈末三钱，荆沥、竹沥各五钱（二沥冲服）”，以“镇敛浮阳，平戢孤亢”，终于转危为安。方药切当，可供揣摩。

白薇还能疗血厥，《普济本事方》白薇汤（白薇、当归、人参、甘草）是治疗此证的名方。许叔微云：“人平居无疾苦，忽如死人，身不动摇，默默不知人，目闭不能开，口噤不能言，或微知人，恶闻人声，但如眩冒，移时方寤”“由已汗过多，血少气并于血，阳独上而不下，气壅塞而不行，故身如死，气过血还，阴阳复通，故移时方寤。名曰郁冒，亦名血厥，妇人多有之。”简而言之，此因阴虚血少，气并于血，孤阳独冒，阴阳之气不相顺接而致厥。此方用当归养血，参、甘益气，尤赖白薇益阴气，平阳亢，俾阴阳之气顺接，血厥可愈，白薇清任平冲之功于此更为彰显。《通俗伤寒论》坎气潜龙汤（坎气、青龙齿、珍珠母、生白芍、大生地、左牡蛎、磁朱丸、白薇、熟地），治疗“右脉浮大，左脉细数，舌绛心悸，自汗虚烦，手足躁扰，时时欲厥者”。方中多为填补精血、滋阴潜阳之品，所以要用白薇，盖同其“为纳冲滋任之要药”（何秀山语），为“时时欲厥”一症而设，其用意与上方近似。随着清代奇经八脉学说日益昌明，白薇清任热、滋任阴、平冲阳之功为更多医家所认识，应用亦趋广泛。

《别录》称白薇“下水气”，《千金》治胎前产后妇人遗尿不知出时，用“白薇、白芍各一两，上二味治下筛，酒服方寸匕，日三”。《得效方》治血淋、热淋之白薇散，取白薇、白芍各等分，为细末，每服二钱，酒调下，实即《千金》此方也。《圣惠方》白薇散治小便不禁，用上方加白蔹一味，三味各等分，为细末，以粥饮调下二钱。遗尿多属气化不固，用收涩固摄为多，淋证当利尿通淋，以泄热利水为常见，则白薇究属固摄之品，抑通利之剂？朱丹溪认为《千金》此方所主之遗尿，“此即河间所谓热甚廷孔郁结，神无所依，不能收禁之意也”。廷孔，女人溺孔也。因热迫廷孔以致小便失控而自遗，此解甚确。此类遗尿，阴虚者尤为常见，白薇散治血淋、热淋绝无疑义，白薇能清营凉血、利尿通淋确有其效，其所以能治遗尿者，盖以其能清廷孔之热，热去而固摄功能自复。若小便自遗，证属虚寒者，白薇非所宜也。

# 二六 当归

◎当归味甘、辛、苦，性温，入心、肝、脾经，质润气香，具养血活血、温中止痛、润燥利肠、化瘀排脓之功。为虚劳、温疟寒热、风湿痹痛、腰痛、咳逆上气、痢疾、妇人经闭、痛经、漏下无子及痈疽疮疡常用之药，还用于跌仆损伤诸证。

当归为理血之专药，既能补血，又能化瘀。以其甘温补中，资气血生化之源，故能补血；以其甘而带苦，入心以通脉，兼具辛味能通散，行血中之滞，旺盛血行，故能化瘀。当归既补且通，行中兼补，性能优异。不同的药用部位功用各别：当归全用能和血；当归头上行而止血；当归身补血；当归尾下行而破瘀；当归须横行经脉，辛润通络。而配伍之异，可以进一步发挥当归既补且通之特性。王好古认为“当归全用，同人参、黄芪则补气而生血，同牵牛、大黄则行气而破血”。引而申之，可以类推。张景岳对当归之性能别有悟解，说它不仅补血，还能“补气生精”（《本草正》）。说它“生精”，乃精血同源之故；至于“补气”，因气血不可须臾相离，气能生血，血能藏气，血濡则气自润，血充则气自旺，自然之理也。当归气轻味重，可升可降，既能入里以疗有形虚损之病，又能达表以解营中之邪。善用熟地的张景岳，常以其与当归相伍，一动一静，滋填真阴，补气生精。观《新方八阵》治元海无根、形将气脱之贞元饮（熟地、当归、炙甘草），治精血亏损及妇人经迟血少、腰膝筋骨疼痛之大营煎（当归、熟地、枸杞、杜仲、牛膝、肉桂、炙甘草），治肾虚腰膝疼痛之当归地黄饮（当归、熟地、山药、杜仲、牛膝、山茱萸、炙甘草），均采归、地相伍之法，熟地得当归则不泥膈，当归得熟地则生血之力增，滋阴化气，益气生精，相须为用。至于“治营虚不能作汗，及真阴不足，外感寒邪难解者”之归柴饮，则取“当归一两，柴胡五钱，炙甘草八分，水一钟半，煎服”。昔华佗治伤寒时行，有用柴胡一味发汗之法；《普济本事方》柴胡散，则以柴胡伍甘草，以疗伤寒热病，邪入经络，体瘦肌热者。景岳此方则以当归为主药，伍入柴胡、甘草，以解营中风寒，并有扶正托邪之意。外感热病用当归，于此可获启示。

用当归治血虚，有填精生血、益气生血两大纲。前者着眼于肝肾，如上述当归伍熟地，并随证参用益肾通督之品。后者着眼于脾肺，如当归伍黄芪即是。《兰室秘藏》当归补血汤，取黄芪一两，当归身（酒制）二钱，共㕮咀，作一服，水二盏，煎至一盏，去渣，稍热空心服。适用于饥困劳倦，肌热面赤，烦渴引饮，脉洪大而虚、重按无力之证，并用于妇人崩漏及疮疡溃后不敛者。血虚气失敛藏，浮越于外则肌热；气不化津，津不上承则烦渴。用当归入脾以养血，黄芪充养脾肺之气助当归以生血；血得补则气有所附，浮阳自敛，肌热自退。李东垣称甘温除大热，此之谓也。

《和剂局方》四物汤，以当归为主药，配合熟地、白芍、川芎组成。此方补血之虚，行血之滞，既能益其不足，又能化瘀生新，为养血调经之主方。凡妇人经汛不调，经期或先或后，经量或多或少，均可视证之偏寒偏热而加减损益。张子和之玉烛散，以此方加大黄、芒硝、甘草，治妇人经候不通，腹胀作痛，在养血中有通闭散结之功。朱丹溪以此方加桃仁、红花，治妇人血枯经闭，有养血润燥、活血通经之效。均别开生面，可资参酌。

当归与白芍并用，是润养肝血之良剂。《金匮》当归芍药散（当归、白芍、川芎、白术、茯苓、泽泻）主治“妇人妊娠腹中疞痛”，观其由肝脾着眼，从血与水的关系入手，以归、芍伍入川芎养肝达郁，白术、苓、泽健脾渗湿。盖血与水常交相为患，血行不利则水湿易停，湿郁得解则气行如常、血行自利，故立方气血兼调。此方广泛适用于妇人肝郁脾虚之候，不仅疗妊娠腹痛，还可治经汛失调。余用之治妇人不孕症屡见奇功，勿以平易而忽之，惟当审证确切，方能收预期效果。《症因脉治》归芍地黄汤，乃归、芍与六味地黄丸合方，适用于头晕耳鸣，目眩，腰酸脚软，午后潮热，盗汗骨蒸，或两胁燃痛者。其证肾阴不足，肝血亦虚，用六味地黄丸滋肾阴，制阳亢；归、芍濡养肝血，活动肝气；滋肾益肝，用意可取。

《本经》称当归主“咳逆上气”，然绝非泛泛使用。以余观之，其主要适应证有二：一为久咳夜甚者；一为咳喘血虚，动则心悸气短者。张元素曾谓当归“治诸病夜甚”，以其为邪在阴分或阴虚、血虚之候。临证所见，久咳夜甚，痰涎稀薄者，用当归 30g，伍入二陈汤，可以获验。盖养血化痰，遂可收肃肺镇咳之效。咳喘久发，耗气伤阴，一方面肺失所养，胶固之痰涎不易咳出，另一方面由肺及心，引发心悸气短，以致动则咳喘尤甚。斯时用补肾纳气之法，往往迂远不切，宜用大剂当归，伍入紫石英、远志之属，并参用肃肺化痰之品以治之。当归之油润，有利于融痰、排痰，其养血宁心又有利于缓解心悸气短之候。

当归有“通脉”之功，其说见于成无己。《伤寒论》治“手足厥寒，脉细欲绝者”，予当归四逆汤（当归、桂枝、芍药、细辛、通草、大枣、甘草）。成氏发其微旨曰：“脉者，血之府也，诸血者，皆属心。通脉者，必先补心益血，苦先入心，当归之苦，以助心血。”余为之再申一义，曰：“当归不仅通脉，还能温经，其温经之力，较之附子不遑多让。仲景用其治血中温气不足、心脉痹闭之候，正是取其通脉、温经二义。”当归之通脉，于虚寒证固宜，热盛毒深之候亦可用之。例如验方四妙勇安汤，主治脱疽，适用于患处皮色黯红，微热微肿，疼痛剧烈，烦热口渴，甚则溃烂，脓血淋漓，舌红、脉数者。药用：金银花、玄参各三两，当归二两，甘草一两，煎分二至三次服。其证热毒炽盛，血脉瘀塞不通，方用大剂金银花、甘草以解其毒，玄参养阴泄热以化其毒，且当归旺盛血行，正有助于托毒排脓。张锡纯活络效灵丹，“治气血凝滞，痃癖癥瘕，心腹疼痛，腿疼臂疼，内外疮疡，一切脏腑积聚，经络湮瘀”。药用：当归、丹参、生明乳香、生明没药各五钱，煎服。若为散，一剂分作四次服，温酒送下。此方即仗当归活血通脉、辛香透络之力，配合丹参、乳、没，以流通气血，消融瘀滞而奏散结止痛之功。

治疗痹证常用当归。川乌、草乌得当归宣痹镇痛之力增；羌活、独活、防风得当归，活血祛风、利关节而消肿止痛。《事林广记》治手臂疼痛，用“当归（切）三两，酒浸三日，温饮之。饮尽，别以三两再浸，以瘥为度”。借酒以助当归之药力，疾行卫气。气行则血行，血行则风自散，痹着自开。《杨氏家藏方》蠲痹汤，适用于风湿相搏，身体烦疼，项臂酸重，举动维艰之候。药用：当归（酒浸一宿）、羌活、姜黄、白芍、炙黄芪、防风各一两半，炙甘草半两，上为细末，每服半两，水二盏，生姜五片，同煎至一盏，去渣温服。此方以养血益气与蠲痹通络兼行，开阖有度，平正可法。

当归养血润肠，用治血虚肠燥及老人虚秘乃常规之举，无足深论。虽其性温，古人却在泻肝经实火、通燥热便秘时用之，值得参究。例如钱乙治肝经实热、化火动风之泻青丸（当归、龙胆草、川芎、山栀、大黄、羌活、防风），《和剂局方》治风毒上攻、目赤肿痛之洗肝散（当归、羌活、防风、山栀、大黄、川芎、薄荷、甘草），均用当归。盖风火煽动，肝血必虚，故需散风泄热与养血和营兼行。辛散、苦泄、甘缓，乃清肝泻火之正法。值得评介的还有《御药院方》之当归立效散，功善凉血散血、“定眼睛疼痛”。药用：当归、大黄各一两，乳香一钱，三味锉碎，分作三服，每服七钱，水二盏，煎至一盏半，去渣温服。此证乃肝经瘀热上攻，必兼目赤，当归伍大黄，专下肝经瘀热，只用少许乳香和营定痛，瘀热去而痛自止耳。药仅三味，用意极佳，可以引用。再看《宣明论方》之当归龙荟丸，为清泻肝胆实火之要剂，药用：当归（焙）、龙胆草、大栀子、黄连、黄柏、黄芩各一两，大黄、芦荟、青黛各半两，木香一分，麝香半钱，上为末，炼蜜和丸，成人用如小豆大，小儿用如麻子大，生姜汤下，每服二十丸。适用于目赤目肿，耳聋耳鸣，胸胁疼痛，便秘尿赤，形体壮实，躁扰不安，甚或抽搐，谵语发狂，舌红、苔黄，脉弦劲者。观此证一派肝胆实火肆虐之象，以当归配合大队苦寒药，少佐辛香开透之品，足可泻实火、发郁火、清解络中之风火；而当归之用，正可养肝血、护肝体，并引药入肝经血分，以平亢厉之邪。王好古曾谓当归“从桂、附、茱萸则热，从大黄、芒硝则寒”，此方当归从龙胆、芦荟、大黄之属，温性顿失，转而能清肝泄热。《保命集》另有当归承气汤一方，治“阳狂奔走骂詈，不避亲疏”。药用：当归、大黄各一两，甘草半两，芒硝九钱。上锉如麻豆大，每服二两，水一大碗，入生姜五片，枣十枚，同煎至半碗，去滓，热服。刘河间以为此证乃“阳有余，阴不足”，立方着眼于阳明，以大黄、芒硝祛胃中实热；当归补血益阴，甘草缓中；姜、枣引药入胃，且得“从治”之义。方从调胃承气汤扩充而来，多了一层泻中寓补、养血制亢的深意。

痢疾古称滞下，常里急后重，脓血兼夹，用当归每伍入白芍，既能养血利肠，缓解后重不爽之苦，又能和营止痛，且得刘河间“行血则便脓自愈”之意。《石室秘录》痢下通治方（当归、白芍各九钱，莱菔子五钱，枳壳三钱，槟榔二钱，车前子二钱，甘草三钱），重用归、芍，治痢疾红白相间，如血如脓，里急后重，欲下而不能，不下而不快，一日数十行者，并称“一剂即止，二剂全安”。此方养血排脓，行气导滞，祛肠间积垢，用药简洁。惟痢疾忌用分利之品，方用车前子似堪商榷，其虽能分利，但质滑，不伤阴液，故可用之。近贤范文虎亦喜用此方治痢疾重症，腹痛后重，红白相间者，足见疗效可靠。当归还可用于久痢，《千金》驻车丸（黄连、干姜、当归、阿胶）即用之。《证治准绳》神效丸，“治休息痢，气痢，脓血不止，疼痛困弱”。取当归、乌梅肉、黄连各等分，上为细末，研大蒜作膏丸，如梧子大，每服三四十丸，厚朴汤下。另一方，加阿胶。盖痢下脓血，经久不愈，肠络受损，邪毒藏匿，一味通下则伤正，妄施补益则碍邪，用当归养血和络，祛瘀生新，配合泄热解毒之品，徐消徐化，正为合法。此丸用厚朴汤下，以厚朴专涤肠垢之故。

张仲景治狐惑病“脓已成”者，用赤小豆当归散以治之，示当归能祛瘀生新，治疗恶疮。对痈疽疮疡，以当归伍赤芍活血消肿；当归伍金银花托里解毒；当归伍天花粉托里排脓，均可随证参用，不赘。

# 二七

# 川芎

◎川芎味辛，性温，气香，入肝、胆、心包经，具行气开郁、调和血脉、祛风止痛、化瘀生新之功。为头痛、眩晕、肝郁胁痛、风痹、腹泻、腹痛、月经不调、崩漏、鼻衄、牙衄等证常用之药，还可用于痈疽疮疡，能排脓生肌。

◎《本经》称川芎主『中风入脑头痛，寒痹痉挛缓急，金疮，妇人血闭无子』。言其能上行入脑，祛风止痛，并可宣通痹着，和血舒筋，还能止血、敛疮、镇痛，调经种子。古人以川芎做疏风解热之用，取意各别。观乎陈延之《小品方》葳蕤汤（葳蕤、石膏、白薇、麻黄、独活、杏仁、川芎、木香、甘草），方中即用川芎。此方治疗冬温及春月中风伤寒，发热，头眩痛，喉咽干，舌强，胸内疼，心胸痞满，腰脊强之候。其证寒温混杂，热郁不达，不仅假其疏散风邪，还取其辛香辟秽，开发郁结，俾郁伏之邪气易于透达。俟后，张子和治湿热水肿，大小便闭塞，或湿热壅滞头目，赤肿疼痛之神芎丸（大黄、黄芩、牵牛子、黄连、薄荷、川芎），则以川芎作立方之枢机，用其伍入薄荷，配合芩、连，辛温与苦寒化合，以解郁结之热邪，还取其能行气滞、达肝郁，配合大黄、牵牛子以泻水逐饮，通便利尿。左宜右有，不虚『神芎』之名。川芎之香窜，透络利窍，可作嚏气或搐鼻之用。例如张子和『解利伤寒』所用之不卧散（川芎一两半，石膏七钱，藜芦半两，甘草二钱半），『于两鼻内嗃之，连嚏喷三二十次，以衣被盖覆』。并谓：『嚏喷者，同吐法也。』又如李东垣《兰室秘藏》治头痛之碧云散，取细辛、郁金、芒硝各一钱，蔓荆子、川芎各一钱二分，石膏一钱三分，青黛一钱五分，薄荷叶二钱，红豆一个，研极细末，每用少许搐鼻内，均可供参考。川芎上行头目，下行血海，入血分，为血中气药。气郁运迟，血行不利，川芎能旺盛血行，宣通湮塞；宿瘀停滞，血不归经，川芎能逐瘀生新，导血归经。是以通中寓塞，行中寓止。《日华子本草》说它既能『调众脉，破癥结宿血』，又能『养新血』，治『吐血鼻血溺血』，良有以也。

早在《千金方》中，就有用一味川芎治“崩中昼夜十数行，众医所不能瘥”的记载，所谓“众医所不能瘥”，无非常法用之不应，补之、固之无功，故见血止血徒劳无益，于是法外求法，独取一味川芎先夺其实，可谓“将欲歙之，必固张之”(《道德经》)。欲求收敛姑先扩张，促成事物向对立面转化。须知崩中既久，未有不留瘀者，不祛其瘀，不散其结，新血不得归经。然而此类用法必须认证准确，审其确系虚中夹实，方不致误。于是后之医家进一步斟酌，扩充《千金》之法，使其更为完备与安全。如宋《圣惠方》治此类病证则加入生地黄汁同煎，宋·陈自明《妇人大全良方》亦载此方，足见此方见重当时。假使说用一味川芎治崩漏是欲歙先张，以开求阖，那此方堪称大开大阖，开阖兼施。方剂更具平衡性，也易于掌握。鼻衄用川芎，《世医得效方》川芎三黄散不同凡响，此方疗“实热衄血”，药用：“大黄（湿纸裹蒸）、川芎、黄连、黄芩等分，上为末，每服二钱，食后井水调服。”观其系以《金匮》泻心汤（大黄、黄连、黄芩）加川芎一味而成，泻心汤主治“心气不足，吐血，衄血”，乃气火冲逆，热逼血溢之候。热盛吐血以清降阳明为要着，自宜大黄、连、芩之属；衄血则从鼻窍而出，虽关乎阳明，然血出清窍，若无药引入高颠，终未周全。川芎有引经作用，且火郁发之，与大黄、连、芩相合，泄化血中瘀热。此散有调燮阴阳、止血而不留瘀之妙。热盛衄血，出血量多，或症情顽缠，衄血反复发作者，尽可以其化裁用之。

川芎于今列为活血化瘀药，但它能止血。活血化瘀药甚多，而古人用川芎止血着眼尤多，其精义非深究不可。《和剂局方》有芎藭汤一方，以川芎、当归各等分，作粗散，每服三钱，水一盏半，煎至一盏，去渣，稍热服，不拘时。能治多种出血之证，如“产后去血过多……伤胎去血多，崩中去血多，拔牙去血多、不止”，止血的范围很广。用川芎治崩漏、鼻衄已如上述，治牙衄笔者亦曾验证。陶弘景曾谓：“齿根出血，含之多瘥。”其实内服亦然。牙衄因热所致，出血量多者，在清胃凉营方中反佐川芎，收效甚捷。盖出血者往往留瘀，临证多可见牙龈衬紫，即是明征。凉药未尝不能化瘀，然“血气者，喜温而恶寒，寒则泣不能流，温则消而去之”(《素问·调经论》)。川芎为血中气药，在凉血止血中反佐川芎，确有助于化瘀止血，从而纠正气血失和的紊乱状态。气能行血，气能帅血，气能生血，治血能知调气，止血之道思过半矣！至于《日华子本草》说川芎还能治“吐血”，笔者无此经验，不敢妄议。

王好古以川芎能“搜肝气，补肝血，润肝燥，补风虚”。李时珍进一步阐发其义：“芎䓖，血中气药也。肝苦急，以辛补之，故血虚者宜之。辛以散之，故气郁者宜之。”是知肝血虚与肝气郁，川芎均在选用之列。王旭高《西溪书屋夜话录》将川芎与当归、续断、牛膝并列为补肝血之药，良有所本。川芎伍枳实旨在调升降，川芎伍香附相须为用可增强达郁作用。《普济本事方》枳实散，“治男子两胁疼痛”，药用：麸炒枳实一两，炒白芍、川芎、人参各半两，共为细末，姜枣汤调下二钱，酒亦得，食前，日三服。两胁为肝之分野，肝居于右，气化行于左，肝郁不疏，升降失序，两胁皆痛。取川芎疏肝达郁，升发清阳，俾气从左升；枳实利胸胁气滞，推气右降；人参益气安中，以中焦乃气机升降之枢纽；炒白芍柔肝缓痛，是为疏肝气、益肝体、调肝用之良方。川芎伍香附，朱丹溪越鞠丸用之，张景岳柴胡疏肝散（柴胡、枳壳、白芍、香附、川芎、陈皮、甘草）亦用之。若肝郁化热，可伍入山栀解郁清热；肝郁化热生火，再加黄连、龙胆草之属。总之郁不解则热不清，徒事清凉无益。

川芎既疗头痛，亦疗头晕。治头痛取其直入颠顶，祛风解痉；治眩晕取其引清气上行，以益上虚。古人以其治头痛，常伍入茶叶，茶叶既清头目，又利二便，且可略制川芎温升之性，为辅佐其止头痛之良品。例如《简便方》治“风热头痛”，即用“川芎䓖一钱，茶叶二钱，水一钟，煎五分，食前热服”。至于其他配伍应用，效方不胜枚举，姑举其大要以供参酌。大别之，头痛有寒热之辨，《三因方》芎辛汤与救生散，分别适用于头痛属寒属热者。芎辛汤主治“伤风寒生冷，及气虚痰厥，头痛如破”之证，药用：“附子（生去皮脐）、乌头（生去皮尖）、天南星、干姜、甘草（炙）、川芎、细辛各等分，上为锉散，每服四大钱，水二盏，姜五片，茶芽少许，煎七分，去滓，食后服。”徐之才曾有川芎“得细辛，疗金疮止痛”之说，可见二味同用，有协同止痛的作用。金疮（指金刃所伤而成疮者）如斯，头痛如斯，痹证如斯，口疮疼痛亦如斯。此方冠以芎、辛之名，其着眼点在此。果染暴寒，方宜用乌、附、干姜；果患痰厥，方加南星，否则径以芎、辛伍入姜、茶可矣。救生散适用于头痛壮热之候，药用：菊花蒂、川芎、石膏（煅）各一两，甘草一分，共为细末，每服三钱，煎葱汤调下。川芎与清散之菊花、清降之石膏相伍，旨在解热清上，方药简洁，法度井然。《卫生宝鉴》川芎散（白僵蚕六钱，甘菊花、石膏、川芎各三钱，共为细末，每用三钱，茶清调下）专治偏头风。观此方乃从救生散变通而来，惟以僵蚕代甘草，增强祛风清热、解痉止痛之功。偏头痛属诸少阳，川芎入少阳，既能引经，又可镇痛，故为偏头痛常用之药。陈士铎《辨证奇闻》散偏汤（白芍、川芎、郁李仁、柴胡、白芥子、香附、白芷、甘草）为治偏头痛之效方，方中用川芎，即是例证。用川芎治眩晕，如《普济本事方》川芎散，专治“风眩头晕”。药用：山茱萸一两，山药、甘菊花、人参、茯神、川芎各半两，上为末，每服二钱，酒调下，不拘时候，日三服。证系上气不足，虚风上扰，取山茱萸、人参、山药、茯神作养肝益精、培土宁风之资，川芎引清气上行，引精气上注，且与菊花同用，能定风眩。以川芎作方名，可识其意。此方作汤剂，治风眩头晕亦验。

川芎能治湿胜之腹泻。李时珍云：“《左传》言麦曲、鞠穷御湿，治河鱼腹疾，予治湿泻每加二味，其应如响也。”“河鱼腹疾”这一成语典故出自《左传》，指腹泻而言。鞠穷即川芎，能燥湿，能止腹痛，能升清泄浊，故为治因湿致泻之良药。麦曲能消谷化湿，如一时难觅，可以神曲代之。予治湿泻仿而用之果然应手，病久不愈者，竟可出奇制胜，若加白芷更妙。《本草纲目》搜罗宏富，此方从《左传》得之，乃一例证。

# 二八 白芷

◎白芷味辛、性温，入肺、胃、大肠经，其气芳香，其质滑润，能通利九窍，外散风寒，内化湿浊，行气散结，利水通便，消痈排脓，止痒去皯。为外感风寒，寒热头痛，鼻鼽，鼻渊，牙痛，腹泻，二便秘涩，湿疹，痈疡，以及妇人带下、崩漏诸症的常用药。还有解蛇毒之功。

◎《本经》称白芷主『女人漏下赤白，血闭阴肿，寒热，头风侵目泪出，长肌肤，润颜色，可作面脂』。可谓扼白芷功用之要，其特性亦可从中领悟。首先，白芷长于散风，因其能入肺经，肺主皮毛，故能开发腠理，逐邪外出，能疗外感风寒，头痛头风诸疾。一般皮肤风痒多显燥象，白芷可作面脂去面皯疵瘢，是风药中之润剂，可为治疗此类证候之良药。其次，白芷虽是气分药，但兼可入营，故为祛风和营之品。所以《本经》说它主『女人漏下赤白，血闭阴肿』，《日华子本草》说它『破宿血，生新血』，历代医家用其排脓生肌亦渊源有自。白芷入阳明，鼓舞胃气，祛风和营，以通血脉，涤化浊垢，祛腐生新，妇人胎前、产后、带下、崩漏、不孕诸证常可用之。

◎白芷功善解表发汗。李东垣曰：『白芷疗风通用，其气芳香，能通九窍，表汗不可缺也。』可谓推崇备至。小儿进药不易，《子母秘录》治小儿身热，用白芷一味煮汤浴之，取汗避风。这一外治方法可供采用。内服汤剂，白芷一般用于风寒表证，若伍以他药还能解风热之邪。《卫生家宝》神白散能疗一切风寒初起，药用：白芷一两，甘草五钱，淡豆豉五十粒，生姜三片，葱白三寸，水两碗，煎服取汗。方中白芷用量独重，配合葱豉汤，解表发汗甚为有力，适用于外感风寒，寒热身痛，头痛，鼻塞流涕，舌苔薄白，脉浮紧者。若感受风热之邪，或风寒化热，寒热头痛，咽际潮红，舌尖红、苔薄，脉浮数者，辛温非所宜也。不妨以白芷与七叶一枝花并用，变辛温为辛凉，以疏风轻解，泄热解毒，酌加豆豉、山栀、忍冬藤之属。二方一则温散，一则凉散，总以透邪为要务。

肺开窍于鼻，白芷善利鼻窍，鼻鼽、鼻渊等证常可用之，白芷伍葱白、伍荆芥、伍细辛、伍苍耳子、伍天花粉为临证常用的配伍方法，用意各别，因证而施。白芷伍葱白宣肺利窍，适用于外感风寒，喷嚏连连，鼻塞不通，鼻流清水者。白芷伍荆芥消风止痒，适用于偶然冒风，或受到花粉、异味等不正之气的刺激，即鼻痒、鼻塞流涕者，其证古人谓之鼻鼽，相似于今之变应性鼻炎，薄荷常可加入，夹热加黄芩。白芷伍细辛，温散温通，适用于内有伏寒，复染外邪，鼻塞殊甚，头痛，畏寒者。白芷伍苍耳子通阳泄浊，适用于鼻渊初起，鼻塞不通，难辨香臭，头额涨痛，鼻流浊涕者。《济生方》苍耳子散（苍耳子、白芷、辛夷、薄荷）是颇具代表性的方剂。若涕色转黄，表示湿浊化热，宜加入藿香、黄芩芳开苦泄，化湿泄热。白芷伍天花粉内托排脓，适用于鼻渊经久不愈，浊涕如脓者。常配合黄芩、赤芍、败酱草、皂角刺、甘草等，以解毒内托，清洁鼻道。

白芷治头痛有殊功，王璆《百一选方》云："王定国病风头痛，至都梁求明医杨介治之，连进三丸，即时痛失。恳求其方，则用香白芷一味，洗晒为末，炼蜜丸弹子大，每嚼一丸，以茶清或荆芥汤化下，遂命名都梁丸。"此丸对伤风头痛，女人胎前产后之头痛皆验。李东垣《兰室秘藏》立白芷散治头痛，用嗃鼻法给药，其方用郁金一钱，香白芷、石膏各二钱，薄荷叶、芒硝各三钱，共为极细末，口内含水，鼻嗃之，意在直透脑络，以收清上止痛之效。若头痛反复发作，痛不可耐，证属阳虚寒凝、脉络不通者，宜白芷与川芎、制川乌、甘草同用，搜风通络，以展清阳。此外，白芷对眉棱骨痛有殊效，此证多从阳明论治，白芷可作引经药直达病所，收祛风止痛之效。朱丹溪治此证属风热夹痰者，取黄芩（酒炒）、白芷各等分，共为细末，每服二钱，茶清调下。方药简捷可从。

白芷辛香散风，启玄府之闭；滑润养窍，促进津液的分泌与流通；是以能护肤止痒。瘾疹常因风邪着于肌腠不得宣泄，络脉不通，津液不行，是以肤干脱屑，瘙痒殊甚，白芷则为必备之良药。早在《千金方》中，就有用白芷根叶煎汤外洗，以疗风热赤疹瘙痒的记载，值得珍视。作汤剂内服，因证用药，更展现不同的变化。倘胃肠不洁，湿浊内蕴，复染外邪，湿疹此起彼伏，色红，脂水淋漓，瘙痒不安，宜用白芷伍黄芩，以祛表里之风热；伍入苦参、赤芍、枳壳、地肤子、白蒺藜、薄荷、甘草等半疏半化，以松肌透疹，消风止痒。若燥热伤营，肤干皲裂，瘙痒，宜白芷与生地、白芍、夜交藤、丹参、红花、白蒺藜、甘草等相伍，养血活血，散风止痒。

白芷内托之力能清泄胞宫湿浊瘀滞，为妇人带下病所常用。寇宗奭《本草衍义》白芷条下记载一则治带下的验方，可窥宋人的匠心，并进一步领悟其性能。寇氏云，《药性论》言白芷“能蚀脓”，“今人用治带下，肠有败脓，淋露不已，腥秽殊甚，遂至脐腹更增冷痛，此盖为败脓血所致，卒无已期，须以此排脓。白芷一两，单叶红蜀葵根二两，芍药根白者、白矾各半两，矾烧枯别研，余为末，同以蜡丸，如梧子大，空腹及饭前米饮下十丸或十五丸，俟脓尽，仍别以他药补之。”败脓腥秽，犹如痈疡内溃，用白芷内托，达邪外出，单叶红蜀葵根有清热排脓之功，二味相伍，清泄胞宫之力胜。白芍和营护阴，枯矾性涩，能清热燥湿，护膜敛疮。清之、化之、敛之，开中寓阖，用意至精，给后人殊多启迪。若带下缘湿热下注，胞宫不洁者，可用白芷伍黄柏；湿毒偏胜者，加入薏苡仁、土茯苓、樗白皮之属；热毒偏胜者加入白蔹、鱼腥草、蜀羊泉之属；湿热伤营，兼见赤带者，加入槐花、茜草根、乌贼骨可矣。

《金匮》以妇人之病，常“因虚、积冷、结气”所致。《证治准绳》白芷暖宫丸，治妇人子宫虚弱，风寒客滞，不孕，或多坠胎，或带下赤白，或经汛过多，药用：白芷、炮干姜、白芍、川椒（制）、阿胶、艾叶（制）、川芎各七钱，禹余粮（制）一两，共为细末，蜜丸梧子大，每服四十丸，米饮、温酒、醋汤任下。方中炮姜、川椒、艾叶温宫之力均不在白芷之下，独拈出白芷作方名，盖以其作先导，疏通冲任经气，温散胞宫寒湿，而后温经、暖宫、养血、固涩诸品始可建功，用意精深。用白芷疗崩漏不止之候，《杨氏家藏方》芳香散颇妙，药用香白芷一两半，龙骨一两，荆芥叶半两，共为细末，每服二钱，温酒或米饮汤调下。此方大抵适用于风入胞门、漏下不止之候，用白芷祛风和营，升发清阳，配合龙骨之固涩，开阖兼济，化瘀生新，更以荆芥叶之轻扬，升阳举经，庶几气能帅血，不致妄行为患。

白芷既能疗腹泻，又能疗便秘。前者假风药以胜湿，后者假风药以舒肠，取意各别。若脾虚失运，湿浊中阻，腹泻不已，可用白芷伍白术、白茯苓治之；倘肝脾失和，伴见腹痛、腹胀，再加白芍和营缓痛，白蒺藜疏泄肝气。白芷善疗风秘，《杨氏家藏方》通秘散即为此证而设。方用白芷一味，不拘多少焙干，为细末，每服二钱，加蜂蜜少许，温开水调下，一般进二服大便即通。风秘是因风气壅遏，腹中作胀，肠蠕动功能障碍，以致大便秘结者。白芷芳香而质润，散风行气，宽肠散结，流通津液，以解肠道干涩，则大便自行。然必审证的当，用之方效。

白芷还可作通利小便之用，主要借助化气行水之力，以利窍启秘。近贤冉雪峰从《千金》水导散取法，在《冉氏麻证之商榷》中，径取白芷二钱，甘遂五分，以疗小便闭结。冉氏认为小便闭较大便闭急切，“水导散（白芷、甘遂）单刀直入，滑润而不燥烈，且力量甚大，能肩巨任”。又在《冉氏伤科效方》中，将白芷、甘遂二味制成利尿灵，称“甘遂猛勇急驰，泄水力大”，白芷“能兴奋中枢神经，使全身血行增速，促助分泌，完成其化气行水之用”。二味同用，相得益彰，厥功甚伟，“不在禹功、疏凿、舟车之下，诚较强之利尿剂也”。此解将古意、新知融为一炉，令人信服。今之前列腺肥大，引发小便不爽，或排尿中断，移时复通，尿后余沥不尽，在辨证论治方药中加用白芷，以消肿散结，化气行水，常可建功。倘证见湿浊下注，舌苔垢腻者，白芷尤为当选之良药。

白芷对牙痛、痈疽的证治姑略言之。齿乃骨之余，属肾，上龈属足阳明胃经，下龈属手阳明大肠经，是以牙龈肿痛多从阳明论治。风火牙痛，可用白芷伍升麻，以解阳明经之风热，欲消风散肿，加荆芥、牛蒡子、薄荷；欲清热镇痛，加石膏、赤芍等，可以收效。白芷用于痈疽，主要取其消肿散结，外敷、内服咸宜。就外敷而言，治疗红赤肿痛之阳证，如意金黄散（天南星、陈皮、厚朴、苍术、大黄、黄柏、白芷、姜黄、天花粉、甘草）用于治疗僵肿不消之半阴半阳证，冲和膏（紫荆皮、独活、赤芍、白芷、石菖蒲）亦用之。至于内服，配赤芍散瘀热之结，配大贝母散痰湿之结，配连翘、金银花散热毒之结，如此等等，可以类推。

白芷另一独特功效是善解蛇毒，《夷坚志》记载用白芷末内服、外治蝮蛇伤，后人多沿用。物性相制如此，殊觉不可思议。

# 白芍

◎白芍味微苦、酸，性微寒，入肝、脾二经，功善平肝阳，益脾阴，通血脉，止腹痛，为肝旺善怒、脘胁疼痛、筋脉挛急、下痢赤白、腹泻，以及妇人月经不调、崩漏、胎前产后诸疾的要药。白芍补中兼行，泄而不破，药用甚广。

◎白芍的性味、功用历来颇有争议，《本经》说它味苦、性平；《别录》称其味酸、性微寒；不意引发了『苦平开泄』与『酸寒收敛』之争。如清代医家张隐庵《侣山堂类辩》谓：『芍药气味苦、平，苦走血，故为血分药；苦下泄，故《本经》主邪气腹痛，除血痹，破坚积寒热。因其破泄，故《太阴篇》云，太阴为病，脉弱，其人续自便利，设当行大黄、芍药者宜减之。以其人胃气弱，易动故也。今人咸云芍药主收敛，而不知有大黄之功能。』邹润安在《本经疏证》中说，白芍能『破阴凝，布阳和』，进而认为桂枝汤中白芍与桂枝相伍，『一破阴，一通阳』，服桂枝汤后『得微似有汗，诸证遂止，此实和营布阳之功，断断非酸收止汗之谓也』。邹氏此说影响颇深，特别受到一些经方家的推崇。然而，白芍『酸寒收敛』亦言之凿凿，例如成无己说：『芍药之酸，敛津液而益营血，收阴气而散邪热。』黄宫绣亦说，白芍『味酸微寒无毒』，能『敛肝之液，收肝之气』。至于明清以来的温病学家，运用白芍『养阴』『柔肝』者不知凡几，疗效亦历历可稽。如白芍伍牡蛎，能敛肝液，潜肝阳；白芍伍木瓜，能缓肝急，抑肝逆；均为临床所习用。

厘清白芍性味是了悟其药性的关键。《中药材手册》（人民卫生出版社 1959 年出版），称杭白芍“无臭，味微苦酸”，川白芍“无臭，味酸浓厚”，亳白芍“气味与以上两种相等”，宝鸡白芍“气味较淡”。据此，白芍当以味微苦酸为是。因该书集中了全国诸多老药工的宝贵经验，用气味、形态等辨识药材的真伪优劣，颇为客观真实。白芍味苦能泄，入血分以行营气，且“芍药十月生芽，三月放花，破阴寒凝沍而出，乘阳气全盛而荣”（邹润安语）。其味兼酸，显示其还具升发之性，所以李东垣说它“可升可降”。白芍质润性寒可以益阴，味酸能敛能泄，且酸入肝，故既能敛液养肝，又能柔肝泄热。由此可知，可升可降、能敛能泄乃白芍之特性。张隐庵偏执一端，言其破泄有大黄的功能过矣！

白芍随证应用，取意各别。张仲景《伤寒论》芍药甘草汤，治“伤寒脉浮，自汗出，小便数，心烦，微恶寒，脚挛急”者，并可用于腹中拘急作痛。白芍酸收苦泄，得甘草之甘，酸甘相合，既能化生阴血，又能抑肝扶脾，其苦泄有助于通血脉、行营气。此方补中寓通，着眼于“和”，取和营缓急、和中缓痛之意。《金匮要略》枳实芍药散，治妇人“产后腹痛，烦满不得卧”者，方中炒枳实、芍药等分作散剂，用麦粥送服。证系气结血凝，枳实味苦性寒，与芍药相伍，苦泄入营，能化营中瘀滞；苦酸泄热，瘀结之热可除。瘀行热散，腹痛、烦满可除。用麦粥者，顾护正气之意。笔者常以炒枳实与白芍相伍，作煎剂，治疗脘痛兼腹胀便秘者，多能应手，益信“枳实芍药散”用芍药主要取其“开泄”之意。但用此方从未见大泄下，以白芍兼具酸味之故。再如《千金》神明度命丸，“治久患腹内积聚，大小便不通，气上抢心，腹中胀满，逆害饮食”者，药用：大黄、芍药各二两，共为细末，蜜丸如梧子大，“服如梧子四丸，日三，不知，可加至六七丸，以知为度”。积聚宿疾，气血交病，非一攻可去，但腹中胀满，二便不行，又非通下不可。方用大黄开泄，白芍泄中兼和，一急一缓，且以蜜为丸，用量甚轻，徐徐缓下，以复下焦气化，极为审慎。近贤章次公对二味并用别有妙解，章氏云：“大黄与白芍同用，治下利与痢均妙，盖大黄作用于肠，为刺激之蠕动，时有腹痛之弊，协白芍之和缓，则疼痛较少也。”原来白芍还能减轻大黄通便引发腹痛的副作用。张仲景治疗脾约大便难之麻子仁丸（麻仁、白芍、枳实、大黄、厚朴、杏仁），方中之芍、黄同用，亦可作如斯观。上列三方，可见白芍因配伍之异，功用的侧重点有别。

芍药有止痛之功，陶弘景谓："赤者小利，俗方以止痛不减当归。"葛洪在《抱朴子·至理》中云："当归、芍药之止绞痛。"将归、芍并列为止痛之要药，可见当时之风气。大抵赤芍功在行瘀止痛，白芍旨在和营缓痛，当因证择用。张仲景《金匮要略》当归芍药散（当归、芍药、川芎、白术、茯苓、泽泻），治"妇人怀娠腹中㽲痛"，芍药当取白芍为是。其证肝失血养，脾失健运，湿邪中阻，气血违和。其方肝脾两调，化湿和营。白芍伍附子、伍肉桂、伍川楝子、伍甘草适用于不同的病证。白芍伍附子，主要适用于阴寒凝聚，畏寒肢冷，小腹疼痛者。白芍生用为佳，取其破阴气之结，引附子深入寒凝之地，散结止痛。白芍伍肉桂，主要适用于营血虚寒，肝气疏泄无力，少腹疼痛者。白芍不妨炒用，取其养血和营，配合肉桂温肝散寒，以温营止痛。若寒疝作痛，或妇人经汛错后、腹痛隐隐者，再加当归、小茴香之属。白芍伍川楝子，主要适用于肝胃失和，胃脘作痛，或脘痛连胁者。取其能疏泄肝气，柔肝缓痛。气郁不伸，胸胁胀闷，加苏梗、香附、枳壳、郁金之属；胃气不和，纳谷不馨，加青皮、陈皮、半夏、茯苓、生麦芽之属；久痛入络，痛引胸背，加丹参、白蒺藜、丝瓜络、玫瑰花可矣。白芍、甘草相伍，意在解痉缓痛，以腹痛有拘急感，为用芍药甘草汤之的证。坐骨神经痛常可见筋脉拘急，掣痛难忍，此方亦能治之。一般用赤芍、白芍各 15g 左右，炙甘草 5g，即可获验。倘风气偏胜，加威灵仙、秦艽；湿邪偏胜，加薏苡仁、蚕沙；兼夹湿热，加黄柏、地龙；兼夹瘀滞，加泽兰、红花；至于牛膝、木瓜之健骨舒筋则可随证佐用。

古人所说的"下利"，常兼赅痢疾、腹泻二证。《伤寒论》黄芩汤（黄芩、白芍、炙甘草、大枣）治"太阳与少阳合病，自下利者"，开后人用芩、芍清肠，治疗痢疾、腹泻之先河。张洁古之芍药汤，以此方去大枣，加木香、槟榔、大黄、黄连、当归、肉桂而成，为治疗赤白痢疾的名方。痢疾多由湿热邪毒蕴积肠间，传导失常所致。湿热伤阴，热蕴化毒，毒热伤络都是常见的病理过程；痢下赤白、腹痛、后重等为常见的症状。白芍之用，或合黄芩以清肠护阴，或合当归以养血排脓，或合甘草以缓急止痛，缓下痢急迫之势等，其疗效都经得起实践的检验。刘河间《保命集》之黄芩芍药汤，"治泄痢腹痛，或后重身热，久而不愈，脉洪疾者，及下痢脓血稠黏"。药用：黄芩、白芍各一两，甘草五钱，为粗末，每服半两，水煎服。方后注曰："如痛则加桂少许。"《宣明论方》之芍药柏皮丸，治"一切湿热恶痢，并频窘痛，无问脓血”者。药用：白芍、黄柏各一两，当归、黄连各半两，共为细末，水丸如小豆大，温水下三四十丸，日夜五六服。黄芩芍药汤着眼于下痢“后重身热”“脉洪疾”之见症，用黄芩清肠泄热；至于芍药柏皮丸，其所主为“湿热恶痢”，径取黄柏、黄连清肠解毒；二方用白芍清热、和营、缓痛则一也。

白芍治疗泄泻，在于能和脾抑肝。缪仲淳称其为“健脾”药，说“土虚则水泛滥，脾实则水气自去，故去水气”。以为白芍能健脾去水，殊为牵强，不足征信。吴仪洛《本草从新》谓：白芍“入肝脾血分”，“白术补脾阳，白芍补脾阴”，颇为中肯。《保命集》白术芍药汤，治脾经受湿，水泄注下，腹中疼痛之候，取白术、白芍各二两，甘草一两，共为粗末，每次一两，煎服。方后又云：若腹中痛甚，用苍术芍药汤（苍术、白芍、黄芩、肉桂）。腹中痛甚，当是寒热互结，仅用白芍力有未逮，故用芩、桂以解寒热互结之邪。《保命集》另有防风芍药汤（防风、白芍、黄芩），治飧泄身热，头痛无汗，腹痛而渴，脉弦者。系内外合邪，故解表清里兼施，用药简洁可从。

白芍为妇人病之要药，调经、种子、胎前诸方多用之。因其性寒，寇宗奭有“减芍药以避中寒”之说，朱丹溪则以“产后不可用者，以其酸寒伐生发之气”，其实不必拘泥。吴仪洛曾云：“产后虚热多汗，阴气失散，用白芍以收敛之，取微寒以退虚热，正其相宜。”可见只要药证相当即可用之。《证治准绳》治“产后崩中下血，淋沥不绝，黄瘦虚损”之白芍药散，取白芍、牡蛎、干姜、熟地、桂心、黄芪、乌贼骨、鹿角胶、龙骨各一两，共为细末，每服二钱，食前温酒下。其证出血不止，阴伤及阳，方用白芍、牡蛎平潜风阳，以靖血海；熟地、鹿角胶温补滋填，以益肾元；配合益气温阳、固摄冲任之品，以收燮理阴阳之效，可谓善用白芍者矣！

三〇

# 赤芍

◎赤芍乃芍药之一种，味苦、酸，性寒，专入肝经，功善清肝利胆、散瘀清热、通淋利尿、化痰止咳、消痈散肿，为治疗热病邪入营血、身发斑疹，肝郁血瘀，胁痛、黄疸，妇人经汛不调，癥瘕积聚，以及五淋、咳嗽痰多、痈疽肿痛之要药。

◎古人以赤芍乃火之精，能入血分，除散瘀血外，还能益血，甚至能『生血』。盖活血则肌肉不死，瘀去则新血化生，乃不补之补。赤芍除消瘀外，还长于止痛。凡瘀热阻滞、血脉不通所致的脘痛、胁痛、腹痛、疝痛、痛经以及外疡肿痛悉主之。化瘀生新与消肿止痛乃赤芍之所长。

赤芍之苦泄，能利小肠与膀胱，故具利尿通淋之功。其所主不限于血淋，凡热淋皆宜，且有助于缓解淋证伴见的脐腹作痛。《博济方》治五淋，取“赤芍药一两，槟榔一个，面裹煨为末，每服一钱匕，水一盏，煎七分，空心服”。《和剂局方》五淋散（赤茯苓、当归、赤芍、山栀、甘草），亦为治疗热淋之效方，虽配伍各异，然用赤芍通淋止痛一也。

王好古称赤芍主“肺急胀逆喘咳”，堪称卓识，惜后人罕识其旨。小青龙汤方中的芍药当为白芍，作麻黄、桂枝的辅佐，俾麻、桂不走表而走里，专化心下水气以平喘逆。而真正具有化痰涎、平喘逆之用者是赤芍。余外祖父吴亮岑中医造诣颇深，曾在山西太原行医十八年之久，从他留下的临证方案来看，凡咳嗽痰多喜用赤芍。余初则不解，以为赤芍不过是血分药，何来化痰镇咳之用？俟临证渐久，始觉其中大有奥义。盖赤芍用于咳逆，主要取解痉缓急与泄化痰涎二义。解痉主要针对的是喉际有刺激感，每咳则连声不断、面红气急、声嘶等症而言，用以缓解喉际的痉挛急迫，即王氏赤芍主“肺急”之意。治疗痉咳，配合少量麻黄尤宜。泄化痰涎与其能和营，从而改善肺循环，促进痰涎排出有关。主要用于痰多而稠黏、咯吐不易者。观《和剂局方》金沸草散（旋覆花、麻黄、前胡、荆芥穗、半夏、赤芍、甘草），治疗恶寒发热，胸膈满闷，咳嗽喘满，痰涎不利之证，方中即用赤芍。今人有以“苦而微寒，可防温燥太过”作解，尚未明其真意，不知赤芍有在血行瘀、在气化痰之功也。

赤芍有清肝利胆之功。肝郁瘀阻之胁痛，胆石症引发的胆绞痛，瘀热阻滞、胆道不利的黄疸，悉可用之。因其能清肝凉血，又常用于目赤肿痛诸证。

赤芍治疗痈疽，内服、外治咸宜。历代用其组方者甚多，不拟列举。赤芍还可用于治疗湿疹，尤适用于湿热偏盛，脂水淋漓，营分郁热，瘙痒难耐之候，如《疡医大全》之芍药蒺藜煎，其方见白蒺藜条下，不赘。

# 三一 牡丹皮

◎ 牡丹皮气香，味辛、苦，性微寒，入肝、肾二经，兼入心包经。具凉血除蒸、清肝泄热、化瘀消癥、消痈排脓之功，并可通血脉、续筋骨、止伤痛。既能疗热病邪入营血、身发斑疹之候，亦治骨蒸烦热、吐血、衄血之证，还可疗妇人血滞经闭、痛经、崩漏、癥瘕，以及痈肿疮毒、跌仆伤痛等。

◎ 牡丹皮能深入血分以凉血，兼之气香味辛，具流通之性，故能疏通瘀滞，凉血散血。凉而能行，是其所长，故与寒凝之品有间。其能消癥，能止痛，均可从此点获得理解。牡丹皮性寒则降，是以能清肝泄热，降而复升，又能清心包之火。古人格物致知，体察物性至精至微，清人邹润安云：『牡丹则本属根皮，为此物生气所踞……独用其根者，则以凡物有实，则生气系于实，根株遂朽。此虽成实，生条布叶之具仍在于根，是其气全在根，非茎条花叶所能该耳。』牡丹之气全在根，故独具生发之性，且根升梢降乃药性之通识，可见牡丹皮能升绝无疑义。王好古说它『阴中微阳』与此意同。周学海称其『物性终非上升者』，欠当。从邹氏所言，可见古人识药知性，并非玄虚凿空，当有所据。

牡丹皮善疗骨蒸烦热，骨蒸多由阴虚血少、血中伏火所致。张元素列出四物汤加丹皮，以治妇人骨蒸，堪称对证方药，为后世法。张元素还以牡丹皮治无汗之骨蒸，地骨皮治有汗之骨蒸，为二者治骨蒸用药之分际。斯说，后之学者认同者有之，非议者有之，亦有未明张氏依据何在者，如陈士铎在《本草新编》中谓："夫地骨皮，未尝不治无汗之骨蒸，牡丹皮未尝不治有汗之骨蒸。元素将二药分有汗、无汗，为骨蒸之法，余不知其何见而分……总之，牡丹皮乃治骨蒸之圣药，原不必分有汗、无汗也。"不妨分析元素之论述，揣测其用心，其谓："牡丹皮入手厥阴、足少阴，故治无汗之骨蒸；地骨皮入足少阴、手少阳，故治有汗之骨蒸。"二药均入足少阴，但一入手厥阴、一入手少阳为异也。窃思阳主表，阴主里；阳主开，阴主阖。观乎张仲景《伤寒论》在判断证属"阳结"或"阴结"时，以是否有汗作为重要的依据，谓："阴不得有汗，今头汗出，故知非少阴也。"（《伤寒论》第148条）故元素此论，恐从仲景"阴不得有汗"引申而来，姑妄言之，以俟后之识者。总之，元素此说可供临床参酌，若拘泥不化亦非智者所为。

叶天士《温热论》谓邪入血分，"恐耗血动血，直须凉血散血"。犀角地黄汤为治疗邪入血分、温毒发斑之良方，方中用丹皮即赖其凉血散血，清泻血中伏火。丹皮可用于多种血证，举例言之，气火上干，血热妄行之鼻衄，可用丹皮伍黄芩之平降以制阳亢，泻火止血；热郁肠中，肠风下血，可用丹皮伍槐花直清大肠之热，凉血止血；热结膀胱，血淋作痛，可用丹皮伍山栀泻火通淋，直清水道，若血淋夹瘀，酌加蒲黄（生、炒各半）、赤芍等以治之。

牡丹皮为和血调经之要药，其间或取其凉血，或取其平肝，或取其化瘀，或取其镇痛，或取其清营止崩，如此等等，用意各别。尤其是妇人病单纯者少，兼夹者多，则丹皮之用或主或从，或轻或重，极尽变化，当细心体悟。《金匮要略》温经汤（吴茱萸、当归、川芎、芍药、人参、桂枝、阿胶、丹皮、半夏、麦冬、甘草、生姜），乃调经种子之名方，既曰"温经"，何以要用丹皮？盖因此证"曾经半产，瘀血在少腹不去"，故用以祛宿瘀，宿瘀不去终难达温经之旨。且丹皮与桂枝、吴茱萸同用，由凉散转为温散矣。再如为人熟知的逍遥散，适用于妇人肝郁脾虚之证。若肝血不足，肝郁生热，急躁易怒，胸胁胀痛，口干口苦，或经汛先期，或经行腹痛夹瘀，或带下黄白，逍遥散能疏肝不能清肝，宜于方中加丹皮、山栀以治之。傅青主宣郁通经汤殆从丹栀逍遥散脱化而出，药用：白芍（酒炒）、当归（酒洗）、丹皮各五钱，山栀子（炒）三钱，白芥子（炒，研）二钱，柴胡、香附（酒炒）、川郁金（醋炒）、黄芩（酒炒）、生甘草各一钱。主治肝郁血热，经前腹痛，胸胁胀满，叹息烦躁，经血紫黑多块等证。盖肝郁必生热，若徒清其热、不解其郁，终非治本之图。方中香附、郁金与丹皮并用，解肝之郁，清肝之热，为笔者赏用之法。治疗崩漏，证属血热妄行，下血色鲜者，可仿《千金》牡丹皮汤意，取丹皮与生地、白芍、侧柏叶、地榆、龙骨、禹余粮等组合成方，以清营凉血，固摄冲任。

甄权有丹皮"散诸痛"之说，为痛经所常用。随着配伍之异，其适应证远远超出热结瘀阻的范畴。若气滞血瘀，腹中胀痛，经色紫黑，宜丹皮与香附、砂仁并用；若寒湿内伏，经行量少夹瘀，腹中疼痛，宜丹皮与桂枝并用，结而不散，痛势剧者，再加吴茱萸通散之；热结瘀阻，腹中疠痛、口苦、溲黄，宜丹皮伍山栀，并加白芍以和之，少量高良姜以反佐之。

《本经》称丹皮"除癥坚瘀血留舍肠胃"，瘀血成癥，丹皮可作攻坚散结、化瘀消癥之用。癥者，有形可征，其来也渐，其去也迟。有形之物属实，且痞坚之处必有伏阳，用苦味攻之、泄之；但结而不散，又当用辛味通之、散之，为寒热并举、水火交攻之法。张仲景桂枝茯苓丸（桂枝、茯苓、丹皮、桃仁、芍药），为妇人宿有癥病，怀孕后漏下不止之证而设，取其能缓消癥积，以护胎元。方中丹皮凉血化瘀，桂枝温通血脉，此即苦泄温通之法。惟丹皮化瘀之力不及，辅以桃仁耳。张仲景示人以大法，可供揣摩。此方因证化裁，可用于慢性盆腔炎、多囊卵巢综合征等。对于瘀阻胞宫，小腹坚痛，经闭不行之候，虽尚未成癥，但治法可通。宜用丹皮伍桃仁、牛膝、当归、肉桂、熟大黄之属治之，若作丸剂缓图，更为稳妥。又如古人所说之㿗疝，证见阴囊肿大，坚硬重坠，麻木不知痛痒，多系湿邪下趋，气郁不行，血行受阻，以致瘀血、痰湿互结而成。观《小品方》治疗㿗疝之牡丹五等散（牡丹皮、防风、桂心、豉、黄柏），取丹皮伍肉桂消癥攻坚，黄柏祛下焦湿热，豆豉化浊，防风疏风升清，用药亦寒热并举。病证虽殊，然而消癥破坚，用水火交攻之法，其揆一也。

牡丹皮善清肝胆之热，与桑叶同用最佳。叶天士《临证指南医案》谓："桑叶轻清，清泄少阳之气热；丹皮苦辛，清泄肝胆之血热。"气血双清，风阳自息，风火自平。此说堪称二味同用之的解。观先生治张某一案，案曰：“脉小弱，是阳虚体质，由郁勃内动少阳木火，木犯太阴脾土，遂致寝食不适，法当补土泄木。”药用：人参、白术、半夏、茯苓、广皮、丹皮、桑叶、姜、枣。脾阳不足宜温，故用六君子汤补脾和中；肝胆风阳内郁宜清，故用丹皮、桑叶清泄。温清并用，补泄兼施，层次分明，确是佳案。

牡丹皮治痈疡疮毒，取消痈排脓、凉血敛疮二义。张仲景大黄牡丹汤治肠痈脓未成者，方中用丹皮取其凉血祛瘀，辅佐大黄以下瘀热，意在急速消痈。《普济方》牡丹散治“肺痈胸乳间皆痛，口吐脓血，气作腥臭”者，药用：牡丹皮、赤芍药、地榆、桔梗、薏苡仁、升麻、黄芩、甘草各等分，作散剂，每用一两，煎服。肺痈已溃，丹皮伍赤芍、地榆等，既能消痈排脓，又可敛疮止痛。丹皮既治肠痈，又治肺痈，从一个侧面佐证了其性降亦复可升之性。凡血中热毒偏盛，外疡疮口不敛者，用丹皮伍丹参、大蓟、小蓟等，可促使其敛疮收口。此外，《圣济总录》有牡丹汤一方，“治伤寒热毒，发疮如豌豆”。药用：牡丹皮、山栀、黄芩、大黄（炒）、木香、麻黄各等分，作粗末，每取三钱，煎服。此方用丹皮伍栀、芩清解气血之热毒；麻黄发散郁火，达邪于外；大黄清泄里热，俾邪从下泄；木香作芳香辟秽之资，为开发内外、解毒疗疮之剂，今可作带状疱疹等疾患治疗之参考。

《日华子本草》称丹皮“消扑损瘀血，续筋骨”，特别是跌仆损伤早期，瘀热内阻者尤宜。早在《千金方》中就有用虻虫二十枚、牡丹皮一两，治“腕折瘀血”的记载，并说“二味治下筛，酒服方寸匕，血化为水”，足见其功不凡，可供参酌。

# 三二 郁金

◎ 郁金味辛、苦，性寒，入心、肺、肝经。其气轻清，其性沉降，功善开发郁结，为清心热、解肝郁、解肺郁之要药。惟其清心，故可疗失心癫狂。心主血，清心即可凉血。惟其沉降，故可疗气火冲逆之吐血、衄血、妇人倒经及血淋。惟其解肝郁，是以利肝脏疏泄之机，常用于胸胁胀痛及妇人经汛不调。惟其解肺郁，是以用于治疗肺痹。肺主一身之气化，肺痹开而诸气自调，故呃逆、咳逆、脘痞常可用之。因其微有辛香之气，古人还作辟邪之用。郁金疏肝利胆、消瘀镇痛，今人常用于胆石症、砂淋、石淋等证。

◎ 研读典籍，掩卷细思，觉得古人对药物功用的认识，不断丰富、不断充实，这说明探索永无穷期。以郁金为例，大抵在明代以前，主要用于清心热、破瘀血、辟邪毒；明清以降，始用于解肝郁，并进而用于解肺郁。观乎《本草纲目》郁金条下，无片言道其解肝、肺之郁，即是一个有力的证明。《唐本草》载郁金主『血积下气，生肌止血，破恶血，血淋、尿血，金疮』。究其功用离不开一个『血』字，即散血、行血、降血逆、凉血热，祛瘀生新而已。甄权则云其『单用，治妇人宿血气心痛，冷气积聚，温醋摩服之』。申明其破瘀并散结止痛；因其性寒，对『冷气积聚』须借温醋以行药力方可建功。再看金元诸家，张洁古称其『凉心』，李东垣称其『治阳毒入胃，下血频痛』，此就唐宋医家的经验对其功用作出的归纳与补充。

至于李时珍，则言其“治血气心腹痛，产后败血冲心欲死，失心癫狂蛊毒”，不过就前人的经验再作罗列，并无新的发现。张景岳比李时珍晚出四十余年，他在《本草正》中称郁金：“味苦、辛，气温。善下气，破恶血，去血积，止吐血、衄血，血淋，尿血，及失心癫狂蛊毒。单用治妇人冷气血积，结聚气滞，心腹疼痛，及产后败血冲心欲死。”除了称郁金性温有异诸家外，余则毫无新意。而性温与其能“凉心”相矛盾，不足取也。傅青主生当明末清初，创立宣郁通经汤，方中郁金与香附、柴胡并用，以解肝之郁、利肝之气，郁金解肝郁之功昌明于世，清代医家沿用者不知凡几。随着时代的发展，温病学说日趋成熟，叶天士认为“温邪上受，首先犯肺”，肺居位最高，易受邪侵，六淫邪气犯肺，可致肺气痹阻，倡言“肺痹”。《临证指南医案》将其列为一门，与仲景时代的胸痹加以区分，当是中医学术的一大进步。而郁金正具解肺郁之功，以致吴鞠通所制的宣痹汤选用之。吴仪洛《本草从新》径为之释名：“郁金，能开肺金之郁，故名。”这是对郁金功用的一大发明，堪称神悟。至此，郁金的药用价值得到进一步彰显。

以治疗失心癫狂称道之白金丸（郁金、明矾），《本草纲目》称其出自《经验方》。古人以为郁金入心去恶血，明矾化顽痰，所以奏功。细思郁金其气轻清，有清神之意；性寒凉血，有镇静之力，兼能开郁顺气，故为情志病常用之药。《摄生众妙方》郁金丹，专治痫疾，药用：川芎二两，防风、郁金、猪牙皂角、明矾各一两，蜈蚣（黄脚、赤脚）各一条，共为细末，蒸饼丸如梧桐子大，空心茶清下十五丸。方从白金丸扩充而来，不仅开窍涤痰，抑且息风定痫，药力颇雄。上列二方，均为形体壮实者而设，若久病形体已虚，当与调补心肾之品同用方可，临证当知变通。

郁金之于血证，主要用其导瘀下行，散瘀止血。朱丹溪称“治吐血衄血，唾血血腥，及经脉逆行，并宜郁金末加韭汁、姜汁、童尿同服，其血自清”。其能导瘀清血，意可知矣。但与大黄、桃仁相较，其导瘀之力稍逊，学者当审证用之。郁金导瘀兼能解毒，这是它的一大特点，是以古人用其治阳毒下血。《证治准绳》就此义引申，予郁金散“治一切热毒痢，下血不止”，取川郁金、炒槐花各半两，炙甘草二钱半，共为细末，每服一二钱，食前用豆豉汤调下。意在解毒清肠，凉血止血，可以取法。《沈氏尊生》郁金散，径取郁金、槐花二味为末，每服二钱，淡豉汤下，治疗溺血。其证实系血淋之候，溺出必痛者方可用之。

郁金善解肝经之郁。肝郁不疏，胸胁胀痛，郁金与香附并用；胆火内燔，口苦胁痛，郁金与山栀、赤芍并用；肝气犯胃，嗳气脘痞，郁金与苏梗、枳壳并用；湿浊内阻，胸闷口黏，郁金与藿香并用；如此等等，均为常法。

郁金还能疗肺痹。“肺痹”一词，最早见于《素问·痹论》，乃风寒湿之邪发为痹证，由浅入深，内传五脏六腑，而形成的五脏痹之一。以叶天士为代表的医家沿用这一名词，赋予全新的含义，并与仲景时代的胸痹相区分。虽心肺同居胸中，但胸痹涉及心肺的病变，其病变特征乃胸阳不运、浊阴阻痹之候。肺痹则不然，六淫之邪悉可致之，以肺失清肃降令、气塞痹阻为基本病机。《素问·至真要大论》云：“诸气膹郁，皆属于肺。”肺气痹阻，转而上逆，为咳嗽，为喘急，为呃逆；因其降令不及，下脘不通，为脘中痞胀，为胁痛，为二便不利，等等。以肺主一身之气化，肺痹则周身气机皆阻矣。推之花粉症引发之喷嚏连连，咳喘以及过敏性哮喘，又何尝不与肺痹相关。至于肺痹之转归，初病在气，久则入血，又是病理之必然。郁金适用于肺痹气郁湿阻或瘀热阻滞之候。吴鞠通《温病条辨》之宣痹汤，为“太阴湿温，气分痹郁而哕者”而设，方由枇杷叶、郁金、射干、白通草、香豆豉组成，以轻灵为宗，微苦微辛，流气化湿，开肺痹以展清阳，允合法度。其中郁金之宣通，枇杷叶之清降，为疗此证之绝妙药对。笔者不仅用其治疗呃逆，亦用其治疗气痰互阻、肺气不降之咳嗽气急者。药后常咳减痰少，胃开思食，以肺气降则胃气和，郁金兼具芳香开胃之功故也。清代医家曹仁伯曾制瘀热汤（旋覆花、新绛、葱管、芦根、枇杷叶）用于瘀热内阻、化火刑金之咳嗽，以为不祛其瘀，病终不愈，识见独超。观《继志堂医案·失血门》，曹氏治一例胸中痞闷，咯吐紫黑之血者，用瘀热汤加郁金汁为方，案后注：此方大效。可见郁金散瘀通痹，益增瘀热汤化瘀泄热、清肺宁络之功。惟方中新绛久已不用，不妨以茜草根代之。

# 三一 香附

◎香附味辛、微苦、微甘，性平，其气芳香，入肝、三焦经，兼入冲脉。具疏肝解郁，通利三焦，辟恶除秽，调经止痛，消肿散结之功。常用于胸胁胀痛、脘痞腹胀、宿食不消、嗳气吞酸、癥瘕积聚，以及妇人月经不调、经前胸胀、痛经、崩漏、不孕、胎动不安等证，并可消散痈疽外疡，其用甚广。

◎香附为血中气药，味辛能散，微苦能降，微甘能和。为疏通里气之品，生用亦能解表；具流通之性，行中能益，其性纯良；与攻坚散结之品相伍，化有形于无形；与益气养血之品相伍能扶元生血。香附不仅能行气，复能益气，且通中寓涩，有固摄作用，了悟此两点特性，有助于充分发挥其药用价值。《别录》称其『久服利人，益气』，发人深思。益气的方法不胜枚举，而『行』则是不变的法则。『天行健』（《易经》），天体方能永恒；人之摄生防病，亦当效法天道，注意调畅气机。俾气行无碍，营卫周流，不致瘀滞成病。明代医家韩悉谓『气失其平之谓疾』，认为香附『主气分之病，香能窜，苦能降，推陈致新，故诸书皆云益气，而俗有耗气之讹，女科之专非也』。从推陈致新的角度来看益气，深谙化中有生之理，堪称卓识。以补为补，人所易知，不补之补，是为真补。一般而论，气虚当补，以人参、黄芪之属为主，少佐行气之品为常法，然则韩氏主张『香附为君，参、芪为臣，甘草为佐，治气虚甚速』。以虚则气滞，先散滞气，而后补药方能得力，可谓别有会心。

香附不仅行中兼补，且通中寓涩。苏颂引《天宝单方图》云：香附“辛，微寒，性涩”。一个“涩”字极堪玩味，万物负阴抱阳，通与涩乃对待的统一，正可见于一物之中。香附以通为主，通中寓涩，制方用药或取其通，或取其涩，全在医者灵活应用。其能疗吐血、下血、尿血、崩漏，与其性兼涩不无关系。

不妨解析《瑞竹堂经验方》之交感丹，以进一步领悟香附之性能。此方以香附与茯神相伍，作交通心肾之用。主治精耗神衰，心火不降，肾水不升，“致心肾隔绝，营卫不和，上则多惊，中则塞痞，下则虚冷遗精”。制法：“香附子一斤，新水浸一宿，石上擦去毛，炒黄，茯神去皮木，四两，为末。炼蜜丸弹子大。每服一丸，侵早细嚼，以降气汤下。降气汤用香附子如上法半两，茯神二两，炙甘草一两半，为末。点沸汤服前药。”此方以香附为主药，制后质重下行，既能温肝肾，固下元，助肾阴上潮，又能开通中焦，以利水火之升降；茯神宁心，俾心火下趋，于是心肾交感，水升火降，营卫调和，化源滋生。从此方主“虚冷遗精”来看，香附性涩，可以征信。用习俗的眼光来看，此方并无峻补之品，何能疗精耗神衰之虚证，殊不知在中焦痞塞、心肾失于交通之际，蛮补适足增病。惟香附行中兼补，通中寓涩，方能助气化、固精气，配合茯神宁神志，形神兼调，庶几化源滋生。此证之中焦痞塞，不过是气滞不通，湿浊阻滞，或饮食不化而已。倘若腹中有癥瘕积聚，以致腹中胀满，腹痛，小便不畅，大便不爽或秘结，口苦心烦，夜难安寐，舌苔垢腻者，仅用香附力有未逮，可以其与五灵脂同用，化气泄浊，消坚散结，随证组方以图效机。

香附善解气郁，其配伍应用不胜枚举，姑举其大端言之。香附伍砂仁，芳香化浊，快膈和中，并有解酲之功。方如《和剂局方》快气汤（香附、砂仁、炙甘草），治“一切气疾，心腹胀满，胸膈噎塞，噫气吞酸，胃中痰逆呕吐及宿酒不解”。香附伍沉香，不仅散气滞，抑且降气逆、祛痰湿。《和剂局方》以香附伍沉香、砂仁、炙甘草，以“升降诸气”，疗“痞胀喘哕”。此方芳香辟恶尤胜快气汤，还能“去邪辟瘴”，故“早行山行，尤当服之”。香附伍郁金，为肝气不疏、胸胁胀痛而设。气滞甚者，加入苏梗、枳壳；痛久入络，加入丹参、白蒺藜、丝瓜络、玫瑰花等。妇人经前胸胀，以香附伍郁金，加入炒川楝子、青皮、娑罗子、合欢皮、白芍、甘草等，疏肝养肝，理气通络，每每收效。气郁易于生热化火，香附伍山栀颇为适用，其证见心烦口苦，噫气不舒，故当解郁清热，此二味并用，还有镇痛作用，可用于火郁所致之脘痛、胁痛、腹痛乃至痛经。

以香附与乌药相伍的青囊丸，韩悉视为妇科之要剂，可以“随宜引用”。此方广泛适用于妇人气郁气滞，或兼夹寒湿，以致月经不调，经前腹胀、痛经；并用于脘痛、腹痛诸疾。因香附入冲脉，乌药辛香透络，行气止痛，故此方可用于腹中癥瘕之患。清代医家叶天士对奇经八脉的证治别有悟解，叶氏认为，“奇脉之结实者，古人必用苦辛和芳香，以通脉络”（《临证指南医案·产后》程案）。青囊丸允合此理，这就扩展了此方的应用范围。叶氏治谭某，“瘕聚有形高突，痛在胃脘心下，或垂岕腰少腹，重按既久，痛势稍定，经水后期，色多黄白，此皆冲脉为病。络虚则胀，气阻则痛，非辛香何以入络，苦温可以通降。”药用：延胡、川楝、香附、郁金、茯苓、降香汁、茺蔚子、炒山楂、乌药。《素问·骨空论》谓：“任脉为病，男子内结七疝，女子带下瘕聚。”凡宿病不解，未有不入奇经者，不治奇经，用药不达病所。此方显系由金铃子散、青囊丸加味而来。古人以香附入冲脉及八脉气分。为便于理解，特将此案拈出，以醒学者耳目。

若就镇痛而言，香附与良姜同用，理气温中，散寒镇痛；香附与艾叶同用，理气和营，温阳镇痛；香附与海藻同用，理气散结，软坚止痛。《方外奇方》独步散，为治疗气滞寒凝脘痛之良方。“香附米醋浸，略炒为末，高良姜酒洗七次，略炒为末，俱各封收。因寒者，姜二钱，附一钱；因气者，附二钱，姜一钱；因气与寒者，各等分。和匀，以热米汤入姜汁一匙，盐一捻，调下立止。”《集简方》艾附丸，“治男女心气痛，腹痛，少腹痛，血气痛，不可忍者”，药用“香附子二两，蕲艾叶半两，以醋汤同煮熟，去艾炒为末，米醋糊丸梧子大，每白汤服五十丸”。此丸尤长于调经，审系冲任失调，虚寒痼冷，或寒湿内伏，用之不殆。《集简方》治睾丸、阴囊肿胀之疝痛，以“香附末二钱，海藻一钱煎酒，空心调下，并食海藻”。香附理气散结，海藻软坚消肿，治此证有殊功，二味同用相得益彰。此外，香附还善疗头痛，尤适用于肝气郁滞之候，以气郁则血瘀，经气壅遏，头痛作矣。以余体验，香附疏气和络，解痉止痛，治气郁头痛其功不逊于川芎。《澹寮方》治此证，“用香附子炒四两，川芎䓖二两，为末，每服二钱，腊茶清调下”，附、芎并用宜其效著。《中藏经》治气郁头痛，则在此方的基础上加入石膏、甘草二味，盖气郁化热，加入石膏清降，以清上镇痛，亦甚可取。

李时珍称香附“乃气病之总司，女科之主帅”，其调经、止崩漏、种子、安胎之功为历代医家所赏用，名方辈出不及细载。《瑞竹堂经验方》有四制香附丸，取大香附子（擦去毛）一斤，分作四份，分别以醇酒、醇醋、盐水、童便制过，为细末，醋煮面糊丸服。盖香附用酒浸炒则行经络，用醋浸炒则消积聚，用盐水浸炒则益肾润燥，用童便浸炒则入血分而补虚。经此四制，香附之用益彰，广泛适用于妇人经汛不调诸病，倘能随证辅以汤剂尤妙。用香附调经，如《傅青主女科》宣郁通经汤亦用之。用香附治崩漏，如《普济本事方》取香附一味，去毛略炒为末，每服二钱，用清米饮调下。治下血不止，或五色漏带，亦治产后腹痛。并称其为“妇人仙药，常服和血调气”。崩漏带下，经久不已，气血失和，虚中夹瘀，香附通中寓涩，炒后收涩之力增，是以能和调气血，行其所当行，止其所当止，导血归经。用香附种子，如《傅青主女科》开郁种玉汤（酒炒白芍、酒洗香附、酒洗当归、土炒白术、酒洗丹皮、茯苓、天花粉），适用于抑郁寡欢，经行先后无定期，经前乳胀，经行量少不畅，以致不孕。其证肝郁脾虚，气郁生热，血涩液乏，冲任失调，取养血、健脾、清营、滋液之品并用，而香附则为立方之枢机，借其疏通郁结，和调气血，化气滋液，调理冲任，俾精血灌注，阴平阳秘，则生机裕如。用香附安胎，如《中藏经》铁罩散，方用“香附子炒为末，浓煎紫苏汤服一二钱”。妇人孕后血聚子宫以养胎，三焦气机不利，胃气易于上逆，是以安胎常须顺气，此方颇得其意。但若呕逆频作，恶阻已成，又当加入健脾助运、降逆和中之品，方能中的。

香附与旋覆花并用，疏通肝络，逐胸胁饮邪，见于《温病条辨》香附旋覆花汤（生香附、旋覆花、苏子霜、广皮、半夏、茯苓、薏苡仁）。此方主治伏暑湿温，积留支饮悬于胁下，以致胁痛，或咳，或不咳，午后身热，或寒热如疟。时令之邪与水饮相搏，其根未深，无须峻攻。此方疏利三焦，化气行水，通络止痛，允合病机。临床所见，某些胸腔积液，常起于流感咳嗽之后，有的反复检查原因不明，此方可相机用之。若胸胁痛甚，宜加茜草根、青葱管；口干口苦，加天花粉、黄芩可矣。

香附有解表作用，《和剂局方》香苏散，以其与紫苏叶、陈皮、炙甘草并用，主治四时瘟疫、伤寒等证。原为散剂，近代多作汤剂，治疗四时感冒及妇人妊娠伤寒。此方为芳香辟秽、理气解表之良剂，为历代所沿用。俞根初之香苏葱豉汤，由本方加葱白、豆豉而成，益增解表透邪之力，甚为可取。考香附，《别录》止言莎草，不言用苗用根，根即香附子，苗及花"散气郁，利胸膈，降痰热"（李时珍语）。是以近贤冉雪峰主张此方与其用香附子，不如用苗叶之莎草，苗叶性寒，与苏叶相伍，"一寒一温，萃为中和平解，乃合四时普泛适用"。可供参酌。

痈疽疮疡多由气滞血凝而成。陈自明《外科精要》独胜散，"用香附子去毛，以生姜汁淹一宿，焙干碾为细末，无时以白汤服二钱。如疮初作，以此代茶。疮溃后，亦宜服之。"盖假其行气活血，散结消肿，结散肿消，其毒自解。今之乳腺小叶增生，在辨证论治方药中加用香附，有助于消坚散结，于此亦可识其消坚散结之功。

二四

# 藿香

◎ 藿香香气浓烈，味辛、性微温，入肺、脾、胃经，具辟恶气、通壅滞、祛暑湿、和中焦之功，为时气壅热、湿温、呕吐、泄泻、心腹绞痛、胸脘痞闷、食欲不振、鼻渊、手足癣等证之要药。广藿香主要产于广东、云南，江苏、浙江、四川等省所产的俗称『土藿香』，功用近似。

◎《别录》称藿香主『风水毒肿，去恶气，止霍乱心腹痛』。『去恶气』一语，很值得注意。盖藿香禀清和芬烈之气，化恶毒、辟恶气是其所长。其性微温，兼夹湿浊者尤为相宜。风水一证，身痛恶风，周身漫肿，当发其汗。其证治《金匮》论之甚详，并未见用藿香之类的辟秽解毒之品，惟风水毒肿，邪毒随风气入侵，藿香则当用之。考《千金》有五香汤（青木香、藿香、熏陆香、沉香、丁香）『主热毒气卒肿，痛结作核，或似痈疖』之候，用一派辛香之品，清人张璐释之曰：『此治热毒卒肿，专取藿香开发时行不正之气。』藿香偕诸味芳香以辟恶，流气以散结，故卒肿能消，恶核能散。今人见热用凉，尚未达《千金》之旨趣。五香汤之用藿香，可为《别录》藿香主『毒肿』之有力佐证。古人所称之霍乱，是指上吐下泻、挥霍撩乱之证而言，涵盖了时行疫疠之霍乱与急性胃肠炎。而用藿香之指征，系外有非时之感，内因饮食不洁，因而吐泻交作，腹胀腹痛，泻下物臭秽异常者，取其和中化浊、行气消胀、化滞止痛、辟秽定乱。若吐泻频作，下利清稀，甚则大汗淋漓，四肢逆冷，脉微欲绝，诚恐阳亡液脱，则藿香力有未逮矣。

◎藿香叶偏于辛散达外，藿香梗擅长和胃化气，今之用藿香，除注明藿香梗外，皆叶、茎并用。《本草图经》称藿香『脾胃吐逆为要药』，言其能降逆气、泄浊气。而其微温之性，又能升发脾阳，引清气上行，故具升清泄浊、宣导壅滞之妙用。《经效济世方》取其与香附同用以『升降诸气』，配伍简洁。王好古云：藿香主『肺虚有寒，上焦壅热』。其能散肺寒固不待言，所谓主『上焦壅热』，当以寒郁热壅之证最为的当，盖假其辛香，以开发郁结。能清上焦，复能和中焦，明乎此，可扼藿香应用之要。

载于《和剂局方》之藿香正气散（藿香、大腹皮、白芷、紫苏、茯苓、半夏曲、白术、陈皮、厚朴、桔梗、甘草）广泛应用于外感风寒、内伤湿滞，或暑湿交蒸、胃肠不和，或感受山岚瘴气、水土不服而作泻利诸证，端赖其辟不正之气，配合芳香宣化、健脾和中之品以建功。虽有统治六淫之誉，然必兼夹湿浊之邪，方用此开泄宣化之法。常须识此，勿令误也。载于《重订广温热论》之藿朴夏苓汤（杜藿香二钱，真川朴一钱，姜半夏钱半，赤茯苓三钱，光杏仁三钱，生薏苡仁四钱，白蔻末六分，猪苓钱半，淡豆豉三钱，建泽泻钱半），治疗湿温初起，病发于肺脾，湿重于热，证见凛凛恶寒，甚而足冷，头重如裹，身痛身重，胸膈痞满，渴不多饮，或竟不渴，小便短涩而黄，大便溏而不爽之候。此乃芳香辛淡法，以藿香伍川朴、蔻仁之芳化，由肺达脾，配合辛淡之品，以开通上焦，流畅气机，通阳化湿，湿去则热孤矣。此方立意甚高，用药甚巧。方中之杜藿香即土藿香，《重订广温热论》之作者何廉臣乃浙江人，此指浙江所产之藿香也。

《素问·阴阳应象大论》指出“清气在下，则生飧泄；浊气在上，则生䐜胀”。藿香升清，能疗泄泻；泄浊，能止呕逆而消胀满，故为治吐泻交作之良药。因证情之轻重与兼证之异，组方各别。《千金》藿香汤，以藿香为主药，配合生姜、竹茹、甘草，治小儿“毒气吐下”，腹胀不适之候。所谓“毒气吐下”，指感受不正之气，或饮食不洁而引发之上吐下泻。故用藿香辟秽以正气，竹茹清胃，生姜辟恶，甘草和中，共奏定乱安中之功。小儿脏腑稚嫩，方药平和中正，易于服用。明人缪仲淳《神农本草经疏》云，藿香“得缩砂蜜、炒盐，治霍乱；得人参、橘皮、木瓜、茯苓、缩砂蜜，治吐泻转筋霍乱”。方甚简洁，意堪参究。藿香伍砂仁，芳化辟恶、消胀止痛之功更著。盐味咸性寒，咸走血，能收摄水分，减少吐下后之失水，并能治疗“霍乱心痛”（《日华子本草》），且其与香、砂相伍，寒热相济，以调和阴阳。至于藿香与人参、茯苓并用，则因吐下伤气耗津，取其益气和脾以安中焦。藿香得橘皮、木瓜则行气消胀，且木瓜为霍乱转筋之专药。迨至清代，《重订广温热论》之藿香左金汤，以藿香配合左金法（黄连、吴茱萸）为主干，伍入广陈皮、姜半夏、炒枳壳、炒车前子、赤茯苓、六一散、细木通、建泽泻、猪苓，“先用鲜刮淡竹茹五钱，炒香枇杷叶一两，井水河水各一碗，煎至一碗，分两次服”。以疗夏秋热霍乱，证见“吐泻转筋，痞满肠鸣，烦渴吐蛔，眶陷失音，手足厥冷，爪紫，脉伏或微者”。热毒秽浊侵袭胃肠，暴吐暴下之时，藿香得连、萸，定乱安中之功尤著，配合醒胃和中、分清泄浊之品，以辟恶逐秽，调和阴阳。值得注意的是，此方所用之藿香亦为杜藿香，大抵当地水土逆乱之病，用当地所产之药材以治之，似更贴切。聊为拈出，以供识者深察。

李东垣以藿香“可升可降”，故能斡旋中焦，治疗升降失衡的诸多病证。藿香伍苏梗，能治胸脘痞闷，噫气不舒；藿香伍陈皮，能治饮食不洁，呕吐腹泻；藿香伍佩兰，能治暑湿交蒸，纳呆身困；藿香伍滑石，能治夏令腹泻，身热腹胀；藿香伍丁香，能治暴感寒邪，呕吐呃逆；诸如此类，不一而足。此外，还有一些特殊的配伍方法，例如藿香伍甘寒药以流气化液养胃，伍苦寒药发散脾经伏火，等等。《小儿药证直诀》藿香散，取“麦门冬（去心，焙）、半夏曲、甘草（炙）各半两，藿香叶一两，上为末，每服五分至一钱，水一盏半，煎七分，食前温服”，“治脾胃虚有热，面赤，呕吐涎嗽”等症。观此方乃从仲景治“大逆上气，咽喉不利，止逆下气”之麦门冬汤（麦门冬、半夏、人参、甘草、粳米、大枣）演变而来，去方中人参、粳米、大枣，以藿香代之，以其开通郁结，散郁热，和中焦，伍半夏下气止呕；麦冬清热生津，清肺养胃，兼制藿、半之温燥，且麦冬得藿香，亦可流通津液，是和脾胃兼和阴阳也。同书之泻黄散，系以藿香叶伍山栀、石膏、防风、甘草而成，为发散脾经伏火之名方，不仅能疗小儿“脾热弄舌”，还可疗口疮、口臭、唇风、唇茧诸证。藿香主“上焦壅热”，此方可作佐证。惟热郁不盛，径用藿香辛以通之，微温以散之可矣。倘热壅殊甚，当伍入苦寒之品，散中兼清方可。

藿香为治鼻渊之良药。《医宗金鉴》奇授藿香丸，取藿香连枝叶若干，研细末，以雄猪胆汁和丸，如梧桐子大，每服三至五钱，食后以苍耳子汤（或黄酒）送下。治热壅上焦，复感风寒，或湿热化毒，兼夹胆火上蒸，以致鼻塞不通，浊涕连连，甚则其味腥臭者，取藿香之芳香化浊，配合猪胆汁之清胆泄热，共奏宣窍清上之效。余治鼻渊喜用此方，作煎剂则以黄芩代猪胆汁，随证增味，多能应手。

用藿香治手、足癣，可以其配合大黄、黄精、皂矾，醋浸一周后去渣，将患处放入药液中浸泡，每次 30 分钟左右。余曾用过，疗效确实。

# 三五 荆芥

◎荆芥味辛、苦，性温，入肝、肺经。其性轻扬，其味芳香，功善祛风解表，利咽消肿，宣通气滞，疏解血瘀，并有止血之功。

◎荆芥为肝经气分药，能解肝气郁结。肝藏血，气郁解血瘀亦解。《本经》称其『破结聚气，下瘀血』，是行气在下瘀之先，以气行则血行矣。气为血帅，气血相依而不可相离。甄权称荆芥能『通利血脉』，故说荆芥兼入血分亦可。焙过或炒黑，入血祛风之功更显。

◎荆芥全草皆可入药，若作解表、利咽、清利头目之用，当取其穗；若连茎叶并用，则解表之力甚弱，重在宣通气机，调畅肺胃，和胃消食，芳化湿浊。临证当知择用。

◎清人邹润安云：『荆芥为物，妙在味辛而转凉，气温而不甚。』可谓深明荆芥之性矣！观乎前人用药，荆芥无论风寒、风热之证均宜，即是此故。《日华子本草》云：荆芥『以豉汁煎服，治暴伤寒，能发汗』，是用于风寒之证也。至于善疗风温或风热外感证之银翘散，则在大队辛凉之品中加用荆芥，宣通肺卫，以增全方凉散之力，逐邪外达。荆芥伍防风，解表发汗，是治疗风寒外感初起，恶寒发热，无汗，周身酸痛，咽痒呛咳，或风疹发而未透之常用药对。荆芥行气活血，解肌表之邪，而防风不仅能解肌表之邪，并可深入筋骨以搜风，此二者同中之异。发汗亦解毒之一法，故说二味能解毒亦无不可。

“华佗愈风散”用一味荆芥疗产后中风，历代沿用者众。此方适用于产后中风口噤，手足瘛疭；或产后血晕，不省人事，四肢强直者。取荆芥穗若干，微焙为末，每服三钱，豆淋酒或童子小便调服。欲祛风解痉，以豆淋酒调服为胜；欲下瘀清神，以童子小便调服为优。推究产后中风之成因，以产妇络脉空虚，易为邪侵。若生育时不慎遭受风寒，或奉养太过，汗出表疏而召风，均可致之。此类证候今不多见，然产后血虚血滞，妇人外感发热，或骤然面瘫，总以养血祛风为大法。以荆芥穗伍入养血和血之当归，随证组方为宜。

受到愈风散治疗产后中风之启迪，以荆芥穗伍当归可用于某些缺血性中风。此证常因血栓阻塞所引发，多半绝无先兆，平时血压不高，血液黏稠度亦不高，但突然晕厥，移时复苏，迨至逐渐半身不遂，经检查而确诊。其病因难以究诘，往往起病突然，气塞血痹，在某种因素刺激下聚而为瘀，古人所谓“风”之所中也。荆芥辛香，直达脑部，通利血脉，解痉舒挛，伍入当归养血和血，以冀消溶血栓。配合豨莶草、桑寄生、秦艽、白蒺藜、赤芍、白芍、香附、郁金、甘草等，祛风通络，理气散瘀，颇能应手。

荆芥有祛风宁嗽之功，无论新咳、久咳，均可随证应用。特别是对咽痒声嗄，受冷、热或异味的刺激即呛咳频仍、喉际戟然者尤宜。程钟龄《医学心悟》之止嗽散（荆芥、炒桔梗、蒸紫菀、蒸百部、蒸白前、陈皮、炒甘草），适用于诸般外感咳嗽，无论感受风寒或风热咸宜。此方利肺之开阖，清肃润降，敛中寓散，配伍精雕细刻。其祛邪独取荆芥，以其温而不甚，微寒能祛；辛而能散，有热能发；故偏寒偏热之邪用之均可，殊少流弊。对于久咳不已，肺有郁热，清肃失职，痰黏量少者，可取荆芥伍诃子，配合黄芩、桑白皮、杏仁之属，甚效。

荆芥散风利咽，消肿散瘀，是治疗咽痛喉痹的要药，为元代医家朱丹溪所激赏。今之扁桃体炎初起，邪尚在表，寒热无汗，可用《三因方》之荆芥汤（荆芥穗五钱，桔梗二两，甘草一两，作散剂，每用四钱，加生姜三片，水煎去渣，温服）及早逐邪外出，勿使邪热内结。若内热已起，去生姜，加射干、板蓝根以泄之；若风火热毒壅盛，再加玄参清之、化之。倘不用散剂，作汤剂亦可，药物剂量因证而定。

风热头痛、风火牙痛，荆芥也常在选用之列。风热上攻，经气壅遏，头痛如裂，荆芥与石膏相伍为佳。二味清中兼降，清中兼散，祛风热之邪，疏经气之壅遏，解痉镇痛，效果殊佳。风火牙痛，痛势剧烈，多伴见牙龈肿胀，不宜遽投寒凉，宜发之散之为要。余常以荆芥穗伍入连翘、牛蒡子、薄荷、升麻、赤芍、骨碎补、甘草等，用之屡验。

荆芥有止血作用，诸家本草载其能疗衄血、吐血、血痢、崩漏、痔漏等，可见应用之广泛。以余观之，其止血作用有的是直接的，有的是间接的。所谓直接的是将其炒黑用之，因其能疏散瘀滞，故有止血而不留瘀之妙。若因瘀热内结，血不归经，以致血热妄行者，与凉营化瘀之品并用，其功更著。所谓间接的，是指祛除出血的病因而血自止。譬如风热鼻衄，用荆芥疏散风热，鼻衄自已。槐花散（炒槐花、侧柏叶、荆芥穗、炒枳壳）是治疗肠风脏毒之常用方剂，方用槐花、柏叶凉血止血义甚显豁。用荆芥一则取其升散之性，以疏肠间风气，风去则血宁；一则取其与枳壳并用，升清泄浊，祛肠间积滞，化解热毒。妇人经行先期，色黑量多，或崩漏初起，热迫血溢者，多责之肝火内灼，血海不宁。当解肝郁、清肝热、散肝瘀，以宁血海。可循荆芥四物汤之例，取荆芥穗（炒）、生地、当归、白芍、川芎、炒黄芩、制香附为主方，随证损益。方中之荆芥，可当柴胡之用以疏肝，而其散瘀止血之功，又是柴胡所不具也。

探究历代名方的精义，不仅可以领悟医家制方遣药的匠心，也能进一步理解药物的性能。刘河间《宣明论方》之倒换散，“治无问久新癃闭不通，小腹急痛，肛门肿疼”者，凡二便秘涩属于热结者均可参用，特别对癃闭有效。大黄能通大便，熟则导湿热从前阴而出，用于此类证候可以理解。荆芥并无通二便之功，其义何在？盖假荆芥升阳举陷，疏通气机，与大黄并用，升降兼行，调畅三焦，以行下焦气化。小便不通荆芥倍于大黄，是欲以升清化气为主，减大黄通下之力，只取其开闭解结足矣；大便不通大黄倍于荆芥，盖欲其急通腑气，辅以荆芥升清化气，以增肠道蠕动，助其通下。此方将荆芥升清阳、理气滞、行气化的功能发挥得淋漓尽致。不仅此也，倒换散治血淋亦验，若尿血色鲜，中夹瘀块，尿频且痛，牵引小腹，甚或大便不通，以此方加味甚效。于此可见荆芥能入血分，行血中之气，祛血中之风、散血中瘀滞之功不虚矣！

# 三六　薄荷

◎薄荷之性味，当以味辛性凉为是。细细体悟，其性不甚凉，故诸家本草有言其性温者，有言其苦平者。近人张锡纯称其『少用则凉，多用则热』，试图调和或凉或温之纷争，尚欠斟酌。盖多与少之界限很模糊，从何划分？且药物寒热之属性与用量多寡无关。此物入肺、肝经，疏泄肝气，升发清阳；宣通肺气，疏风泄热。虽是祛风药，亦是行气药。上能清利头目，利咽散肿；中能解郁消胀，化食辟恶；外达皮毛，解表发汗；内透脏腑筋骨，搜风透络。种种妙用，不胜枚举。

◎薄荷可蔬可茗。吾乡习俗，春天清明前后，取鲜嫩薄荷叶作饼食之，时令美食，正应春令生发之机，足以条达肝气，悦胃和中。薄荷茶采薄荷全草阴干后切碎备用，每取2g，用沸水冲泡，代茶饮，能祛风邪、利咽喉、消宿食、除口臭。凡外感初起，微觉不适，喷嚏连连，鼻塞流涕，咽际微红，或扁桃体微肿，咽痒呛咳，或纳呆、腹胀、腹泻，皆可用之。居家、旅行悉宜。

薄荷其药用价值全以气胜，香气袭人，入卫达营，逐邪散结。明乎此，可扼其用之要。试看外感诸证，无论风寒、风热、暑热，悉可选用。风寒外感，与豆豉、苏叶、生姜并用，取汗颇易；风热外感，与荆芥、牛蒡子、连翘并用，疏风泄热；暑热夹湿，与滑石、藿香、佩兰并用，清暑化湿。不仅如此，凡外感兼夹气郁者，薄荷尤为当用之妙药也。此类证候，陈士铎出一“薄橘茶”，药用薄荷、茶、橘皮各一钱，沸开水冲泡服之，称其“立效”。盖气郁不达，则腠理不开，汗不易作，邪不易解。薄荷能外解风邪、内行气郁。凡外感兼夹气郁者，用理气药即具解表之意。

宋代钱乙善用薄荷治疗小儿外感高热及惊风诸疾，其经验颇堪借鉴。《小儿药证直诀》败毒散，治疗“伤风、瘟疫、风湿，头目昏暗，四肢作痛，憎寒壮热，项强睛疼，或恶寒咳嗽，鼻塞声重”之候，药用：柴胡、前胡、川芎、枳壳、羌活、独活、茯苓、桔梗、人参各一两，甘草五钱，共为末，每取二钱，入生姜、薄荷煎，意欲达表和里，逐邪解毒。小儿高热引动肝风，痰涎上涌，抽搐不已，诸多成药每用薄荷为引。如治疗小儿热盛生风，欲作惊搐之大青膏，治疗小儿惊热之牛黄膏，治疗小儿惊痫、心热之镇心丸，治疗小儿惊涎潮搐之麝蟾丸，以及惊热痰盛、壅嗽膈实之软金丹，皆用薄荷汤下。盖此类证候多系风火痰热为患，亟当开豁，疏泄风火，豁痰定惊，勿使邪闭引发不测。薄荷辛开凉散，内抑肝风，外散风热，正所宜也。寇宗奭云：“小儿惊狂壮热，须此引药。”所言甚是。

薄荷，《本经》《别录》皆未载之，至唐时始列于药品，是以《伤寒论》诸方未有用薄荷者，这是时代的局限。张锡纯据此推论“麻杏石甘汤中之麻黄，宜以薄荷代之”。盖“麻黄能泻肺定喘，薄荷亦能泻肺定喘，用麻黄以热治热，何如用薄荷以凉治热乎？”斯论颇有见地，然薄荷与麻黄相较，疏风宣肺之功近之，若肺闭殊甚，喘逆不平，薄荷开闭定喘之力逊之。《重订广温热论》荷杏石甘汤可补其缺憾，此方由苏薄荷一钱、光杏仁三钱、生石膏四钱、知母三钱、生甘草六分、北细辛三分、鲜竹叶三十片组成。此方妙在细辛一味，开发郁结，助薄荷宣畅肺气，止咳平喘，较之用麻杏石甘汤，仅以薄荷代麻黄义更隽永。故可适用于风温或其他外感初起，表气郁闭，里热已盛之咳逆、烦躁、溲黄者。

陈士铎《本草新编》阐发薄荷疏肝解郁之功，语颇精审：“薄荷不特善解风邪，尤善解忧郁，用香附以解郁，不若用薄荷解郁之更神。”又谓：“薄荷入肝胆之经，善解半表半里之邪，较柴胡更为轻清。”系临证有得之言，值得参酌。《和剂局方》逍遥散（当归、白芍、柴胡、茯苓、白术、甘草、薄荷、煨姜），用柴胡、薄荷二味绝非偶然。以二味能解肝郁，固是；用薄荷之义不仅在此，逍遥散适用于肝郁脾虚之证，脾虚失运，腹中易生胀满，方中白术、茯苓健脾渗湿，独缺流通气机之味，若辅以枳、朴之属，下气散满又嫌太过，唯独薄荷轻清，流通气机，疏肝达郁，开胃醒脾，腹胀能消，宿滞能化，正为合拍。制方之轻灵婉妙，于此可见。

薄荷疏风散热之功，可用于目赤肿痛、皮肤瘙痒诸疾。风热攻目，目涩疼痛，《普济方》薄荷汤以其与牛蒡子、菊花、甘草相伍，简洁精当，可以取法。至于瘾疹之疾，瘙痒难耐，祛风药是所必需。风疹初起，薄荷与荆芥、防风、白芷、僵蚕相伍，夹热加黄芩、苦参；夹湿加薏苡仁、冬瓜皮；风燥加生地、乌梅，甚效。湿疹反复发作，缠绵难愈，玄府不通，津液不行，肤干多屑，或肤糙皴裂，在化湿泄热、凉血消风方中加薄荷，往往药效倍增。以其能启玄府之闭，流通津液，促邪外达，屡验不爽。

# 三七　紫苏叶

## （附：紫苏梗　紫苏子）

◎ 紫苏叶味辛、性温，入肺、脾、胃经。具解表散寒、行气宽中、消痰利肺、和血止痛、顺气安胎之功。凡外感风寒、寒热咳嗽，湿浊中阻、胸腹胀满，升降乖违、呕逆泄泻诸证，咸可治之。并能解鱼蟹之毒，为今人所沿用。

◎ 紫苏其气芳香，味辛能通，疏散气郁，色紫又能入血分，一药既能行气，又能和血。作解表药用，能散营卫之风寒；作理气解郁药用，能解气郁，又能解血瘀。体察物性，紫苏之叶朝挺暮垂，具阴阳开阖之象；其茎中空，具流通之用；是以紫苏叶、茎能出入内外，贯通上下。惟叶轻扬发散之力胜，茎则畅中、旁达，疏通气滞之功优。植物之子有退藏之意，乃生气之所钟，紫苏子行中寓补，降气消痰而不损正气。紫苏入药，始见于仲景书，后载于《别录》，称其『下气，除寒中，其子尤良』。《日华子本草》除说紫苏茎叶『除心腹胀满，止霍乱转筋，开胃下食』外，还说能『补中益气』。殆以其芳香化浊，理气和中，俾浊气降则清气升，胃气和而正气复，不补而有补益之功耳。紫苏之归经诸家所见略同，惟《本草图经》称其还能『通心经』，推究通心经之义，实即紫苏行气和血功用之引申，盖心肺同居上焦，肺主气，心主血，紫苏畅达肺气，又能入血分，即可通心脉，故心气怫逆，心脉不畅者，紫苏可相机用之。

紫苏叶常用于外感风寒之证，其中以风寒夹气滞、夹湿郁运用的机会尤多。紫苏叶伍陈皮、伍香附、伍羌活乃是常见的配伍方法。早在《肘后方》即用紫苏伍陈皮，以酒为引，作汤服，治感寒上气之证。以风寒外袭，肺卫失宣，故气逆不降。紫苏叶既能发散风寒，又能拨动气机，伍以陈皮疏胸膈之逆气，有助于流通津液，开发腠理，启玄府之闭，解表达邪。此方开后人理气解表之先河，《局方》香苏散（香附、紫苏叶、陈皮、炙甘草）即是此方之扩充，加用香附理气畅中，去酒以甘草代之，以和中气，和诸药，适用于寒郁气滞，头痛恶寒，无汗，脘闷，纳减之候。若表寒甚重，恐此方解外之力不及，不妨用俞根初之香苏葱豉汤（香苏饮加葱白、豆豉），此方并可作妇人妊娠伤寒之主方，以其既能散寒解表，又能调气安胎。对风寒夹湿之证初起，发热恶寒，头痛，身痛，无汗，舌苔薄白，脉浮紧者，俞根初之苏羌达表汤（紫苏叶、羌活、防风、白芷、杏仁、橘红、茯苓皮、生姜）甚妙。此方从辛温、辛淡立法，着重宣散、渗泄，以外散风寒，内化湿邪。方中苏叶伍羌活，从营达卫发散风寒，且风能胜湿，遂将伏藏于肌肉、筋骨之邪一并驱散，可窥其用意。俞氏乃浙江绍兴一带名医，湿邪为患乃地域特点，特立此方以代麻、桂二方，因地制宜，确有见地。上列紫苏叶的种种配伍均属常法，但对表寒里热之候即当变通。常见一些病证，多半是严冬季节从事外业的体力劳动者，因过劳而体内蓄热，因热而汗出，忽冒风寒，突然发病，鼻塞流涕，高热身痛，无汗，口渴，溲黄，一派寒郁热伏之象。可用苏叶与生石膏二味煎服，解表清里，化胸中郁热为汗，宛若大青龙汤之意也。风寒咳嗽初起，周身违和，咳声不扬，痰多，痰质清稀，鼻流清涕者，可用紫苏叶伍前胡发散风寒，宣肺化痰，如《温病条辨》杏苏散（紫苏叶、前胡、桔梗、杏仁、陈皮、半夏、茯苓、枳壳、甘草、生姜、大枣）即为常用之方剂。若风邪未净，咳嗽声重，痰色白而质稠，量多，舌苔垢腻者，宜紫苏叶与桑白皮相伍，宣肃兼施，清肺化痰，随证参用和降肺胃之品。余更化繁为简，立二仙汤一方，治外感咳嗽初起，或久咳不已，痰呈青黄或绿色者。方用紫苏叶 5～10g，鱼腥草 15～30g（鲜者尤妙，用量可增至 30～60g），煎服。此方发中兼清，清中兼散，对寒中包火、火中伏寒之咳嗽悉可用之。惟临证当视寒热之孰轻孰重，痰质之或稀或稠，调整二味用量之比例，以期切合病机。咳嗽痰呈青绿之色，量多，连绵不断，骨蒸肌热，前人称为“劳风”，多因风寒失于表散，邪伏肺系，似化未化，正虚邪恋所致。二仙汤中苏叶宜用小量，借其引伏匿之邪外达，随证加入玉竹、十大功劳叶、蛤粉、杏仁、冬瓜子等，多能收效。

紫苏芳香解毒，辟不正之气，古人防治瘟疫，有在大队苦寒药中参用紫苏者，如《韩氏医通》五瘟丹（大黄、黄芩、黄连、山栀、香附、紫苏、朱砂、雄黄、甘草）即是。盖假其芳香辟恶、化浊开闭，襄助大黄、黄连等逐邪下泄、外达、清化，庶几邪无遁形而自解。现代所称之过敏性哮喘，其变应原（如花粉、草粉、粉尘等）姑且以不正之气名之，不正之气自口鼻而入，直犯清道，导致肺气壅遏，营卫失和。肺失宣肃则胀满，气不化水则聚生痰涎，营运失常则循环障碍，肺气上逆则奔迫哮喘，且因郁结殊甚，化热甚速。紫苏辟不正之气，解毒散结，和营助运，于此证常有应用的机会。《千金》橘皮汤（橘皮、麻黄、柴胡、紫苏叶、杏仁、石膏、宿姜）正可借用，但当随证化裁。

紫苏叶长于行气解郁，宣通肺胃之气，调畅气机。《金匮》半夏厚朴汤（半夏、厚朴、茯苓、苏叶、生姜）已开先例。此方为治妇人咽中如有炙脔，吐之不出、咽之不下的专方。此证即梅核气，多因情怀抑郁、气痰互阻所致。方中用苏叶，仗其宣窍、行气之力，与诸药同用解郁化痰，从而解除咽部的异物感。对于湿热留连上焦，肺胃不和，呕恶不休者，清代医家薛生白亦用苏叶，尝取“川连三四分，苏叶二三分，两味煎汤，呷下即止”。薛氏认为此证的病机乃“肺胃不和，胃热移肺，肺不受邪也”。用苏叶者，“肺胃之气非苏叶不能通也”。而黄连苦降泄热，二味同用，苦降辛开，浊降清升，不复有呕恶之患。其所以用小量，薛氏所谓“以轻剂恰治上焦之病耳”，此制剂之巧者。妇人妊娠恶阻，如证见胸闷胁痛，嗳气频作，呕吐酸苦之水，表示肝气不舒，胆胃逆行，常可采用苏叶伍黄连（俱用常量）或苏梗伍黄芩两个药对。同是呕逆，前者的应用以胸闷脘胀为主，后者则以胸闷胁痛为主，随证酌加半夏、竹茹、陈皮、生姜之类，以调气安胎，和降胆胃，可获效机。

紫苏行气泄浊，常用于脚气病的治疗。凡感受风毒、湿浊之邪，足胫肿大，重着无力，小溲不利者，亟当宣壅逐湿，舒筋通络。苏叶伍槟榔，旨在宣壅泄浊；苏叶伍吴茱萸，可以疏降逆气；苏叶伍木瓜，常可舒筋消肿；苏叶伍茯苓，意在分消水湿。凡此等等，均可灵活应用，随证组方。

## 附：紫苏梗

紫苏叶宣而能散，紫苏梗则宣而能通，性温而不燥，为宣通上、中焦气滞之要药。清人张隐庵《侣山堂类辩》云：紫苏“枝茎能通血脉，故易思兰先生常用苏茎通十二经之关窍，治咽膈饱闷，通大小便，止下痢赤白。予亦常用香苏细茎，不切断，治反胃膈食，吐血下血，多奏奇功”。其体验如此，对后人颇多启发。古人所说的咽膈饱闷、反胃膈食云云，大抵相似于今之慢性胃炎。因病程较长，不仅气滞，抑且血瘀，且多湿浊中阻、瘀热互结之候，往往胸闷嗳气，纳谷不馨，或脘痛隐隐，或嘈杂吞酸，或二便不爽，舌苔多呈垢腻之象，正宜用紫苏梗行气滞，通血脉，利关窍。张氏所谓“血脉流通，则饮食自化”是也，配合枳壳、郁金、丹参、泽兰、菝葜、蒲公英等，可收理气畅中、活血健胃之效。另一位清代名医王旭高，用紫苏梗、香附、郁金、青皮、橘叶，治肝气自郁本经，两胁气胀或痛者，其说载于《西溪书屋夜话录》，可资参考。

药之妙用，操之在我，时有出神入化者。观俞根初所制之五汁一枝煎，方中紫苏梗的应用又是另一境界。此方治热病心包邪热开透肃清后，血虚生烦，心中不舒，间吐黏痰，呻吟错语之候。药用：鲜生地汁四大瓢，鲜白茅根汁、鲜生藕汁、鲜淡竹沥汁各两大瓢，鲜生姜汁两滴，紫苏旁枝二钱。先将紫苏旁枝煎十数沸，以其药汁和入五汁，炖温服。方用鲜生地、茅根、藕汁清润心包血液，竹沥、姜汁涤络中痰热，用紫苏梗旁枝拨动气机，助诸汁运化，一也；轻清旁通，宣通络脉，二也。有此一味，方即灵动，殊堪师法。

## 附：紫苏子

苏子性颇纯良，功善降气消痰，润肠通便，一般炒后用之。炒苏子其气芳香，并可疏郁宽中，醒脾开胃。古人亦有用苏子汁者，系用生苏子研细，用水再研，取汁即可。若论润降，苏子汁为优。

《外台》载有崔氏疗咳方一首，其方以苏子、杏仁、生姜汁、蜂蜜组成。方中苏子用汁，杏仁去皮尖捣烂，与姜汁、蜂蜜和煎，搅调三四沸，煎成，含咽如枣大一块，一日三四次。观此方全从温润取法，对感寒咳嗽，或咳嗽已久，阳虚气弱者可以采用。《局方》苏子降气汤（炒苏子、前胡、半夏、厚朴、陈皮、当归、肉桂、炙甘草）适用于咳喘痰涎壅盛，胸闷气短之候，方中苏子伍前胡，宣肺涤痰之功胜，为临床所习用。

明代医家韩悉用苏子别具心得，其治高年咳嗽，气逆痰多，立三子养亲汤一方，药用：紫苏子、白芥子、莱菔子三味（若气喘咳嗽，苏子为君；痰多，白芥子为君；食滞兼痰，莱菔子为君），微炒，打碎，每取三钱，煎汤代茶。若大便偏干者，加蜂蜜少许；若冬寒，加生姜三片。此三子皆出自菜园之中，其性平和，可以佐餐，寓药疗于食疗之中，谓之养亲，信不虚矣！

苏子由肺达肠，降中兼润，能通大便。《济生方》用紫苏子、火麻仁等分，研烂，水滤取汁，同米煮粥食之，能利气宽肠，适用于风秘、气秘之证。对妇人产后肠燥，大便不通者亦宜。苏子还能利小便，盖以其能开肺气，助下焦气化之故。常见前列腺肥大引发小便不畅，或有等尿现象，若证见瘀浊阻滞，舌苔垢腻者，在辨证论治的方药中加用苏子，常收佳效，此其助下焦气化之明验也。

# 三八 菊花

◎菊花其气清香，味甘、苦，性微寒，入肺、肝经。功善疏风清热，升而能降；平肝养肝，清中兼滋。能疗风阳上扰，头痛、眩晕、目赤诸疾。又有解毒之功，善疗痈疡、疮疖，尤为治疗疖疮之圣药。《本经》称其『久服利血气，轻身耐老延年』。《别录》称其『利五脉，调四肢』，其性纯良，为历代养生家所推崇。细思此药，味甘可以益血，可以缓中，可以润泽脏腑；能上清头目即可以清脑热，脑为元神之府，故具清脑宁神之功。古之道家以其作长生药，其旨深微。

菊花品类繁复，其功不易厘清。综观历代诸家所述，无论是野生、家种，花色或黄或白，总以味甘者入药为胜。虽云味甘，其实甘而微苦，至于味苦不堪食者，陶弘景称为“苦薏”，非真菊，不入药。李时珍《本草纲目》称菊花品凡百种，虽然形态各异，色泽有别，“其味有甘苦辛之辨，又有夏菊秋菊冬菊之分，大抵惟以单叶味甘者入药”。此说强调药用菊花当选味甘者，持论与古人同。李氏的一个新颖论点是说菊花“黄者入金水阴分，白者入金水阳分，红者入妇人血分，皆可入药”。张景岳则谓，“甘菊花味甘色黄者，能养血散风……味苦者性凉，能解血中郁热”（《本草正》）。迨至清代，赵学敏《本草纲目拾遗》茶菊条下，又列入城头菊、金铃菊、金箭菊、菊米等品种，补《纲目》所未逮，并称黄茶菊入血分，能“明目去风，搜肝气，治头晕目眩，益血润容”。白茶菊入气分，能“通肺气，止咳逆，清三焦郁火，疗肌热”。将李时珍的黄、白菊花分别入阴分、阳分，引申为入血分、气分，比张景岳讲得更加明确。其实黄菊、白菊功用相似，味甘均可濡养血脉，微苦能清血中之热，气香故可疏调血气，甄权称菊花“利血脉”，良有以也。《本经》还说菊花主“恶风湿痹”，其义颇难阐释，因菊花不是燥湿、渗湿药，焉有治湿痹之理，是以前人的诸多释义难以令人信服，但若从其散风、利血脉着想，其义可通。然笔者深信，菊花的主要药用价值绝不在此。

菊花善疗头痛、眩晕诸疾。治疗偏正头痛，《卫生易简方》取甘菊花、石膏、川芎各三钱，共为细末，每服三钱，茶清调下。证系肝经风热上攻，血脉壅遏所致，菊花与川芎相伍，直达颠顶，清上散风，调和血脉，疏解气血之瘀滞；石膏降逆上之气，清经中之热，共奏解痉止痛之功。方药简洁，配伍精当，值得效法。菊花茶调散（菊花、僵蚕、薄荷、川芎、荆芥、防风、细辛、羌活、白芷、炙甘草）主治亦同，与上方相较，散风透络之力过之，清镇之力稍逊，当因证择用。菊花治疗眩晕需因证制宜，若风阳夹痰饮上逆，头晕目眩，耳鸣、呕恶，宜以菊花伍入蒺藜、钩藤平息风阳，半夏、茯苓、生姜化痰降逆，方可收效。若“风眩头晕”，证系肝体不足，虚风上扰所致者，《普济本事方》川芎散（山茱萸、山药、甘菊花、人参、茯神、川芎）有殊功。此方在培土宁风、养肝达郁药中参用菊花，实赖其清脑宁神，以冀平定风眩。

菊花为治疗目疾之常用药。《普济本事方》菊花散，“治肝肾风毒热气上冲眼痛”，药用：甘菊花、炒牛蒡子各八两，防风三两，白蒺藜一两，炙甘草一两半，共为细末，每服二钱，熟水调下。方以菊花伍牛蒡子，外散风寒，内通里气，辅以防风、蒺藜疏肝散风，庶几风邪能祛，热毒能解，目痛可瘥。《和剂局方》菊花散，治肝受风毒，眼目赤肿，昏暗羞明，多泪涩痛。药用：菊花六两，白蒺藜、羌活、木贼草、蝉蜕各三两，共为细末，每服二钱，食后茶清汤调下。此证颇类急性细菌性结膜炎，观其方药，解外之力胜，平肝清热之力次之，若里热已甚，当参用苦泄之品，自不待言。上列二方尽管见证不同，其用菊花均主要针对肝经邪热伤目而言。若系目疾虚证，菊花亦可胜任，惟配伍有别而已。为人熟知之菊花伍枸杞，专疗肝虚目昏。《医级》杞菊地黄丸，即为治疗肝肾不足，眼光歧视或枯涩眼痛之名方。《和剂局方》之菊睛丸，除了菊、杞，还伍入巴戟天、肉苁蓉二味，主治肝肾不足、眼目昏暗者，将平肝养肝与温肾填精结合起来，清上温下，平秘阴阳，为虚人、老人之目疾立法，颇具巧思。

从《本经》称菊花主“目欲脱，泪出”获得启示，对肝阳上亢，眼突，心悸，烦躁易怒，手指震颤，甲状腺肿大者，以菊花配合夏枯草、黄芩清肝泻火；白芍、女贞子柔肝养肝；香附、郁金、牛蒡子理气散结；丹参、柏子仁、合欢皮宁心安神。因证损益，缓图其效，常可获验。

菊花用量之轻重与其功用关系至巨。一般说来，若取其轻扬散风，6～10g即可。《温病条辨》之桑菊饮，菊花用量仅3g，所谓“治上焦如羽，非轻不举”。欲取其泄降清热，常需用至15g之多。菊花量大浓煎则味厚，甘而且苦，有降泄之意。清人陈士铎用菊花治痿症别有心得，他认为“痿症无不成于阳明之火”，菊花既能清胃，又不伤胃，较用石膏、知母清胃优越远甚。其所制之清胃生髓丹（玄参、麦冬、甘菊花、熟地、五味子），菊花用量为15g，玄母菊地汤（玄参、甘菊花、知母、熟地），菊花竟用至30g之多，可谓深明菊花之性者。临床所见，高血压病若果系肝阳上亢所致，用菊花平肝降压量宜偏大，量小恐无济于事。对于帕金森病的治疗，菊花用量亦宜偏大为是。其证系真阴亏虚，髓海不足，厥阳上冒，头晕头痛，震颤，麻痹，血压偏高者，往往脑弱神惫，机窍失灵，动作迟钝。足厥阴肝经循颠上入络脑，菊花入肝经，其气轻扬，其味清香，其质柔润，正可循经入脑，既可清脑宁神，又能和络利窍，养脑益智。息风阳可缓解震颤，利血脉可减轻麻痹，惟当审证的当，并与滋肾潜阳之品并用方可。

菊花为治疗疔疮之圣药，据《肘后方》记载，“疔肿垂死”，取“菊花一握，捣汁一升，入口即活，此神验方也。冬月采根。”其汁内服，其滓则外敷疮上。不仅治疔肿垂死，一般疔疮用之辄验，家母在世时屡用此法救人。缪仲淳《神农本草经疏》亦云，菊花“生捣最治疔疮，血线疔尤为要药，疔者，风火之毒也”。血线疔即红丝疔，缪氏所言甚是。顺便一提的是菊花根，菊花根具解毒通淋之功。《本草正》：“白菊花根善利水，捣汁和酒服之，大治癃闭。”清人蒋宝素《问斋医案》载《椿田医话》竭淋煎，其方统治诸淋，方中引用菊花根汁，其功可以想见。今人弃而不用，惜哉！

三九

# 艾叶

◎艾叶味辛、苦，性温，香气浓郁，入肝、脾、肾经，能除沉寒痼冷，起阳气将绝，止诸种出血，并有温经止痛之功。为妇人月经不调、痛经、崩漏、不孕、胎动不安诸疾常用之品；还用于吐血、衄血、便血、霍乱转筋、赤白下痢、心腹疼痛等证；外用能疗疥癣、痈疽。

◎艾处处有之，以产于蕲州者为胜，谓之蕲艾。李时珍谓，艾『二月宿根生苗成丛，其茎直上，白色，高四五尺，其叶四布，状如蒿，分为五尖，桠上复有小尖，面青背白，有茸而柔厚』。笔者两度在蕲春县李时珍纪念馆所见之蕲艾，形态与此描述大致无异；但并非分为五尖，而是分为七尖，清香异常，确是佳品，特附记于此。艾叶有生熟之分，以陈久者为良；陈艾揉捣如绵，即谓之熟艾；还有用醋制、炒炭等不同加工方法，因证选用。艾叶生温熟热，『煎服宜新鲜，气则上达；灸火宜陈久，气乃下行』（《本草蒙筌》）。艾灸穿筋透骨，流动气血，散寒逐湿，起衰振颓，回阳救逆，提高机体的抗病能力，其功难以尽述，是以《别录》有『灸百病』之说，除陈疴痼疾，须持之以恒，久而弥善。

民间常于端午节采艾，悬于室内，以备不时之需，其芳香之气又可辟恶防病。艾叶辛香达邪，又能解毒，可用于外感热病。《肘后方》治“伤寒时气温疫头痛，壮热脉盛，以干艾叶三升，煮一升，顿服取汗”。其证偏于寒郁，且具有流行性，故用此辟秽散邪。孙思邈《千金方》卷十将艾与苦参、青葙、苦酒等并举，认为“所在尽有，除热解毒最良，胜于向贵价药也”。实为济世良言。惟用于除热解毒，当以鲜者为胜。

艾叶功善止血，若以其性温，仅可用于虚寒之出血，不适用于血热妄行之候，则未能达其旨趣。艾叶止血之妙，在于能帅血归经。《素问·调经论》：“血气者，喜温而恶寒，寒则泣不能流，温则消而去之。”艾叶能顺血气喜温之性而导引之，使其不致外溢，且能散离经之瘀血，故有止血而不留瘀之功。今知艾叶含有鞣质，具收敛作用，故说艾叶在收敛固涩中具流通之性亦未尝不可。用艾叶治阳离阴走、气不摄血之血证固宜，用其治阴虚阳亢、血热妄行之鼻衄、吐血、崩漏亦宜，惟当与凉血泻火之品并用方可。《校注妇人良方》四生丸（生荷叶、生柏叶、生艾叶、生地黄），为治疗气火升腾、血热妄行，以致衄血、吐血之良方，以艾叶伍入凉血止血诸品中，不仅取其帅血归经，且能使寒凉药不凝，并有发散火郁之妙。同书之奇效四物汤（当归酒拌、熟地、白芍、川芎、炒阿胶、炒艾叶、黄芩），适用于肝经火郁，迫血妄行，崩漏不止。方用黄芩直折肝热，泻火凉血，恐其寒凝，伍入艾叶，庶无此弊。黄芩、艾叶二味并用，乃制方紧切之处。上方艾叶用生者，俾药力上达，此方艾叶用炒，专于下行固摄，细微之处，尤当着眼。

艾、芩并用，适用于血热崩漏；艾叶与阿胶并用，适用于营阴亏损、下焦不固之崩漏；艾叶与香附并用，能温理冲任，调经种子；艾叶与丹皮并用，能散瘀调冲，和营止痛；均为临床所习用。《金匮》芎归胶艾汤（阿胶、艾叶、当归、芍药、干地黄、川芎、甘草），适用于妇人妊娠胞中气血不和，忽然下血而腹痛之胞阻证，并常用于冲任不固、漏下不断之候。艾叶和调胞宫气血，得阿胶补而兼固，得川芎解血中瘀滞，是以此方补而不壅，行而不峻，为温和血海、安胎养胎之良方。《直指方》艾附暖宫丸（制香附、艾叶、当归、黄芪、吴茱萸、川芎、白芍、地黄、官桂、续断），适用于妇人冲任虚寒，月经量少或错后，腹痛，白带量多，或婚久不孕者。见症一派胞宫虚寒之象。虚者宜补，寒者宜温，均是常法；而艾、附并用，行冲脉气滞，温经止痛，俾结者散、瘀者通，从而促进气血的生化。以二味作方名，可见对其倚重。仅用艾、附二味还能治疗妇人不孕症，《摄生众妙方》艾附丸制法独特，“取好香附子一斤，陈艾四两，陈醋一大碗同煮，待香附子煮透去艾，将香附子炒干为末，醋面糊为丸，如梧桐子大，每服一百丸，白汤任下”。盖宫寒不孕，胞宫必有湿浊瘀滞，用醋制艾、附，可以增强其温宫、散结、化浊的作用，有利于调冲助孕，值得效法。至于艾叶与丹皮并用，主要适用于月经量多，色红夹瘀，腹中疼痛者，二味一温一寒，和营消瘀，分解寒热互结之邪，而收镇痛之效。

艾叶温中化浊，辟恶解毒，可用于霍乱的治疗。《千金》“治霍乱洞下不止”，取“艾一把，水三升，煮取一升，顿服之”。《卫生易简方》治转筋吐泻，“取艾叶、木瓜各半两，盐二钱，水一盅半，煎一盅，待冷饮”。木瓜柔筋缓急，乃吐泻转筋之专药。大吐大泻失水过多，盐有助于定乱，并收摄水分，方药简便可法。

艾叶长于治疗赤白痢疾。见症属热者伍入黄连；见症属寒者伍入干姜；若寒热夹杂，不妨艾、连、姜并用。因其有固涩之力，尤适用于久痢滑脱者。早在《肘后方》，治“伤寒下痢，不能食者”，就有用“黄连二两，熟艾如鸭子大一团，水三升，煮取一升，顿服立止”的记载。此证肠中热毒殊甚，逆冲胃口，故不能进食，且兼夹表邪，径取连、艾二味清肠达邪。《类证活人书》三黄熟艾汤（黄连、黄柏、黄芩、艾叶）在此方的基础上加以扩充，“治伤寒四五日而大下，热利时作”，用其“除热止利”，其清肠解毒之力尤胜一筹。痢之属寒者，《千金》有椒艾丸（蜀椒、乌梅、熟艾、干姜、赤石脂）之制，此方治“三十年下痢，所食之物皆不消化”，且“起即眩倒，骨肉消尽，两足逆冷”。阳气伤残，下焦不固，固不待言，艾叶与椒、姜相伍，温脾肾阳气，助运化谷；与赤石脂、乌梅相协，增其固涩之力。方后注云：药后若不瘥，加入黄连。殆寒邪久郁，易于生热，故转予温脏清肠之法。由此亦可见痢疾见症单纯者少，寒热夹杂者多，惟寒多热少或热多寒少为异耳。同书之厚朴汤（厚朴、干姜、阿胶、黄连、艾叶、石榴皮），亦治“三十年久痢不止者”。从药测证，久痢肠络受损，下焦不固，但寒热积滞未清。阿胶伍艾叶，不仅止崩漏，亦疗虚痢；艾叶伍姜、连，专解肠中寒热夹杂之邪；石榴皮固滑脱，厚朴涤肠垢。此方涩中寓通，补中兼行，允为久痢虚实夹杂之良方。

溃疡性结肠炎在西方国家颇为常见，其状颇类久痢，泻下赤白，严重的一日二三十行，腹中疼痛，神疲纳减，用抗菌消炎药、激素等收效殊难满意。见症脏气亏衰，肠中邪毒逗留，攻补两难，温阳忌燥烈之品，养阴也不宜清润太过；当振奋机能以化余邪，通塞互用，护膜医疡。对于虚实兼夹，肠道运化无力，肠鸣、腹胀、腹痛，痢下赤白者，《千金》厚朴汤可资借鉴。不妨以黄连、艾叶、石榴皮、厚朴、白芍、诃子、桑寄生、白蒺藜、甘草等为主，下血色鲜加黄柏，食滞不化加焦山楂，等等。随证损益，以图效机。

《药性论》有艾叶"治癣甚良"的记载，《千金方》治癣，用醋煮艾涂之。《积德堂方》治鹅掌风，用"蕲艾真者四五两，水四五碗，煮五六滚，入大口瓶内盛之，用麻布二层缚之，将手心放瓶上熏之，如冷再热，如神"。艾灸还用于消痈疡，《兵部手集方》治"发背初起未成，及诸热肿"，"以湿纸搨上，先干处是头，著艾灸之，不论壮数，痛者灸至不痛，不痛者灸至痛乃止。其毒即散，不散亦免内攻，神方也。"艾灸不仅不助热，还能散热消肿。以上均可供参考。

# 四〇 青蒿

◎青蒿其气芳香，味苦、微辛，性寒，入肝、胆经，具清热除蒸、辟秽解毒、化浊利尿、截疟止痢之功。为湿热、暑热、疟疾、黄疸、痢疾、骨蒸劳热等病证之常用药。其性阴中有阳，其用降而能升，在清热药中独具一格。

◎青蒿初春生苗，布地丛生，叶极细，清香扑人，青绿可爱。可作蔬食，微苦而凉爽；亦可泡酒，清香而色雅。至夏高四五尺，秋后开花结子，如粟米大，即青蒿子。八九月采子阴干，根茎叶子一并入药。一般秋冬用子，春夏用苗，而捣鲜汁服，尤为截疟之要剂，清热、止血之佳品。青蒿禀苦寒之质，直入肝胆血分，清血中之热，善疗骨蒸劳热。以其得少阳生气，又能发越郁伏之邪热，是以清中兼散，不仅能凉血，亦可清气，此其妙用一也。青蒿芳香殊甚，古人常将其悬于门庭内，具辟邪之功以防疫疠。不仅辟邪，抑且化浊，湿热病用之，有清热而不碍湿之功，此其妙用二也。青蒿还能利小便，祛湿泄热。孙一奎《赤水玄珠》端本丸，方中用青蒿，其脚注曰：『清热而利小便，是上下分消其湿也。』此论较《本经逢原》称青蒿『专泻丙丁之火，能利水道』识见尤高。青蒿乃少阳药，能枢转少阳而利三焦，是以能交通上下，达表清里，其能疗湿热、黄疸诸疾，即此之故，此其妙用三也。此外，青蒿还能扶正气，《日华子本草》言其『补中益气，轻身补劳，驻颜色，长毛发』。殆以其具升发之气，升清阳以泄浊，利胆以化物，生机裕如，自有助于化生气血，非补益而何！

◎青蒿善治疟疾，早在《肘后方》就有用『青蒿一握，以水二升渍，绞取汁，尽服之』以截疟的记载，青蒿煎煮后截疟之功不及鲜汁，《肘后》此法，开今人发现青蒿素之滥觞。疟邪伏于少阳，出入营卫，入于阴争则寒，出于阳争则热，是以寒热往来。青蒿芳香疏达，解热达邪，并可安正，其能截疟谅非偶然。

除单用外，与他药配伍亦可见古人的智慧。例如与柴胡并用，《散记续编》："余治疟疾用柴胡每以青蒿佐治，青蒿得少阳之令最早，有芳香之气。"（见《医述》）柴胡利少阳之枢，达邪于外，青蒿助之；柴胡泄里热之力不及，青蒿济之；故有此协同作用。再如青蒿与肉桂并用，《丹溪纂要》用于截疟之青蒿丸，取"青蒿一斤，冬瓜叶、官桂、马鞭草各二两，上末，丸如胡椒大，每一两分作四服，临发前一二时尽服之"。青蒿为截疟之专药，马鞭草力亦不逊，二味同用其功尤著。冬瓜叶寻常之品，却主"疟疾寒热"（李时珍语），前人经验未可轻忽。用肉桂值得探究，一来与青蒿寒热并用，有和解之功；二者祛阴分之伏邪，激发阳气以抗病；三者"宣导百药"（《别录》），助青蒿等三味截疟药以奏功。本方配伍佳绝，值得珍视。截疟方药的奥秘，《得效方》为之发凡："疟疾阴阳交争，寒热互作，用药须半生、半熟，半冷、半热，乃收十全之功。"盖中和平调之意。如青蒿伍肉桂，即半冷、半热也，此类用法屡见不鲜。例如《澹寮方》露姜饮，治脾胃聚痰，发为疟疾，取生姜四两，捣汁，露一宿，空心冷服。姜汁性热，露一宿，阴以济阳；冷服，以防格拒，亦是半阴半阳，中和平调之意。不仅劫痰，且和寒热，用意甚深。

青蒿之于温热病，湿热寒热如疟者用之；暑热夹湿者用之；病至后期，虚热不退者亦可用之。湿遏热郁，邪留少阳，可见寒热如疟、胸痞作呕等见症。俞根初《通俗伤寒论》蒿芩清胆汤变通小柴胡汤之法，以青蒿当柴胡，盖其"清芬透络，从少阳胆经领邪外出，虽较疏达腠理之柴胡力缓，而辟秽宣络之功，比柴胡为尤胜"（何廉臣语）。伍入黄芩、竹茹清泻胆火，清化湿热，配合枳壳、陈皮、半夏、赤茯苓、碧玉散调畅气机，和胃化痰，不失为和解少阳、宣通三焦之良方。青蒿清凉解暑，芳化泄浊，对暑热夹湿者尤宜。《时病论》清凉涤暑法（滑石、甘草、青蒿、白扁豆、连翘、白茯苓、通草、西瓜翠衣），以其与和脾、泄热、解暑之品同用，轻灵可喜，适用于暑温、暑热、暑泻、秋暑等证。湿热证病至后期，正气已虚，营卫失和，余邪未楚，低热不退，自汗，畏风，体倦乏力，可与桂枝汤加青蒿、白薇以治之；黄芩、地骨皮亦可酌用。惟桂枝用量当斟酌，免其助热伤阴。

青蒿主骨蒸劳热，以其为主药，历代留下了很多方剂。分析此类病证，大别之有二，一为虚劳，乃内伤不足，阴虚火旺之候；一为肺痨，可见骨蒸、潮热、咳嗽、咯血等症状，乃传染性疾病。肺痨古有"尸疰""鬼疰""虫疰"等别称，《别录》以青蒿主“鬼气尸疰伏连”是也。“鬼气”即“鬼疰”，所谓“伏连”，《外台》释曰“传尸之疾，内传五脏，名之伏连”，指病气相易相连不断，非另有一证也。青蒿所主之骨蒸劳热，在古代常包含此二类病证，须识此意方能领略古人制方用药之究竟。例如《斗门方》治男妇劳瘦，取“青蒿细剉，水三升，童子小便五升，同煎取一升半，去滓入器中煎成膏，丸如梧子大，每空心及卧时，温酒吞下二十丸”。《灵苑方》治虚劳寒热，肢体倦疼，用八九月间所采青蒿，去枝梗，“以童子小便浸三日，晒干为末，每服二钱，乌梅一个，煎汤服”。童便制青蒿，无论是熬膏或浸后为末用，均意在假童便滋阴降火，助青蒿以清骨除蒸，《灵苑方》更加乌梅，收摄阴液以养骨，尤妙。上列二方，主要针对的是虚劳。再如崔元亮《海上方》治“骨蒸鬼气”，除用青蒿、童便外，还加入猪胆煎熬浓缩，并以炙甘草末煎和捣丸服之。《圣惠方》治急劳，骨蒸烦热，取“青蒿一握（细研），猪胆一枚（取汁），杏仁二十七粒（大者，汤浸，去皮、尖、双仁，麦麸炒黄）”，“上件药一处，以童子小便一大盏，煎至五分，去滓，空心温服”。此二方显然为肺痨而设，其热甚炽，其阴大伤，除用童便，还伍入猪胆汁清热润燥。童便还能疗肺痨咯血，杏仁润肺消痰，《圣惠》此方所示，当有咳嗽、咯血之症。此外，前人还用青蒿伍鳖甲治骨蒸劳热，至清代吴鞠通《温病条辨》，更制青蒿鳖甲汤（青蒿、鳖甲、细生地、知母、丹皮）以疗温病邪入下焦，夜热早凉，热退无汗，热自阴来者，一面清骨除蒸，一面透热外达，为邪伏阴分者立法。

青蒿所主之黄疸，系湿热郁蒸之候。取其清肝胆之热，化浊辟秽，并导湿热之邪从小便而出，常配合茵陈、山栀之属以建功。陈藏器称青蒿主“冷热久痢”，《圣济总录》治赤白痢下，“五月五日采青蒿、艾叶等分，用豆豉捣作饼，日干，名蒿豉丹。每用一饼，以水一盏半煎服”。其方甚妙，不仅能祛肠间秽浊之邪，且能和血止痛，调气清肠，是以可治赤白痢疾。至于久痢，必伴见虚热之见症，用青蒿方为的当。

青蒿可作外治之用，孟诜称“烧灰隔纸淋汁，和石灰煎，治恶疮息肉黡瘢”，至今民间仍采用之，以其点痣、点黡瘢，惟用少许即可，切勿过之。《中国医学大辞典》青蒿条下，称治上列疾患，青蒿“烧灰隔纸淋汁，和石灰煎服”，误矣！此外治方内服不宜也！

# 四一 夏枯草

◎夏枯草有清香气，味微辛、微苦，性微寒，入肝、胆经。其性散中寓敛，能散肝气之结，解肝火之郁，又能凉血止血，敛疮生肌。其功泻中兼补，能清血中之湿热，又能补养肝经血脉之不足。常用于目赤羞明，目珠疼痛，头痛，耳鸣，高血压，瘰疬，急、慢性肝炎，乳痈等病证。夏枯草的药用部分为花穗，其质轻虚，其性上浮，而味苦能降，为可升可降之品。升则引少阳清气上行，达肝郁，散肝热，生新血；降则能戢敛虚火，清泄血热，能治疗血热偏盛的经量过多、血崩，并可止溲血。

◎夏枯草冬至后生苗，三四月开花，夏至后即枯，因以得名。对其性味，诸家本草认知不一，约而言之，有苦辛寒说，苦辛温说，以及虽寒犹温说。《本经》称其苦辛寒，主治『寒热瘰疬鼠瘘头创，破癥，散瘿结气，脚肿湿痹，轻身』。此一记载认同者众，亦吻合临床实际。张石顽《本经逢原》称其苦辛温，并说它『禀纯阳之气』。张山雷《本草正义》附和其说，曰：『观其主瘰疬，破癥散结，脚肿湿痹，皆以宣通泄化见长，必具有温和之气，方能消释坚凝，疏通窒滞，不当有寒凉之作用。石顽《逢原》改为苦辛温，自有至理，苦能泄降，辛能疏化，温能流通，善于宣散肝胆火之郁窒，而顺利气血之运行，凡凝痰结气，风寒痹著，皆其专职。』将夏枯草视为温泄疏通之品，臆测之辞，殊难征信。瘰疬多是少阳郁火所致，夏枯草堪称治疗此证的专药，端赖其辛以散之，苦以泄之，寒以清之，岂是温通『消释坚凝』之义。夏枯草本具淡味，有渗湿利尿之功，因其味微苦，淡味遂掩。《本经》称其主脚肿湿痹，能轻身，今人用其降低血压，均与其能利尿有关。但其所主之脚肿湿痹，当是湿中夹热之候，绝非『风寒痹著』，此又不可不辨。『虽寒犹温』说见于黄宫绣《本草求真》：『夏枯草辛苦微寒。按书所论治功，多言散结解热，能治一切瘿疬湿痹，目珠夜痛等症，似得以寒清热之义矣。何书又言气禀纯阳及补肝血，得毋自相矛盾乎？讵知气虽寒而味则辛，凡结得辛则散；其气虽寒犹温，故云能以补血也。是以一切热郁肝经等症，得此治无不效，以其得藉解散之力耳。』夏枯草『补养厥阴血脉』之说出自朱丹溪，一味清泄之品，朱氏看出它的补益作用，识见非凡。盖夏枯草入气分，兼入血分，得冬至一阳之气以生，乘阳气全盛而荣，具生发之气，是以能推陈致新、化生万物。在祛邪中有补益之功，在清肝中有养肝之力，寒而不凝，清中兼补，虽寒犹温，其义在斯。天然药物的寒热属性，有时很难截然划分，『虽寒犹温』看似模棱两可，却在不经意间道出了夏枯草的特性，可备一说。

夏枯草善疗目赤羞明，尤为治疗目珠疼痛之效药。前人经验，用其治目疼，可用砂糖水浸一夜后用之，还可与香附、甘草相伍，共为细末，清茶调服之。前者用夏枯草清解肝热，砂糖缓肝火，乃辛散甘缓之法；后者辅以香附之理气解郁，以利肝经郁热得以宣泄，盖气与火同源，气郁则生火也。《本草纲目》进一步阐明夏枯草愈目疼的机理："楼全善云：夏枯草治目珠疼至夜则甚者，神效。或用苦寒药点之反甚者，亦神效。盖目珠连目本，即系也，属厥阴之经，夜甚及点苦寒药反甚者，夜与寒亦阴故也。夏枯禀纯阳之气，补厥阴血脉，故治此如神，以阳治阴也。"目珠连目系，属肝经，入夜痛甚，阴血不足之征，夏枯草为此证之效药，取清泄肝热、滋养肝血二义。余常以夏枯草散（夏枯草、香附、炙甘草、芽茶）加石斛、车前子，作煎剂，治目珠疼痛，至夜增剧者，甚效。

用夏枯草治疗瘰疬，历代沿用不衰，《证治准绳》夏枯草汤，"治瘰疬、马刀，不问已溃未溃，或日久成漏。用夏枯草六两，水二盅，煎至七分，去渣，食远服。此生血治瘰疬之圣药，虚甚当煎浓膏服，并涂患处，多服益善。兼十全大补汤加香附子、贝母、远志尤善。"前人以结核连续者为瘰疬，形长如蛤者为马刀，手足少阳主病。夏枯草宣通少阳经气，散结消核，滋血养体，正是所宜，唯须用大剂方可。颇堪注意的是，治疗瘰疬、马刀，不仅用于未溃者，已溃及日久成漏者亦宜，可证其有收摄之力，敛疮之功。《医宗金鉴·外科心法要诀》夏枯草膏，"治男妇小儿忧思气郁，瘰疬坚硬，肝旺血燥，骤用迅烈之剂，恐伤脾气，以此膏常服消之"。药用夏枯草一斤半，香附（酒炒）一两，当归、白芍（酒炒）、玄参、乌药、浙贝母、僵蚕（炒）、昆布、桔梗、陈皮、川芎、甘草各三钱，红花二钱，共入砂锅内浓煎去渣，加蜂蜜八两熬膏，瓷罐收贮，每用一二匙，滚水冲服，并可用薄纸摊贴外用。此方以夏枯草为主药，配合疏肝解郁、养血化瘀、化痰软坚之品，用意周到。笔者年轻时见家母屡用此方，一青年女子，项下瘰疬成串，用此方一料即消无芥蒂，效果甚佳。

夏枯草为治疗肝炎的常用药。笔者体验，对于急性黄疸性肝炎，湿热邪毒伏匿血分，胆失通降，热毒尚未化火者则用夏枯草，已化火者则用龙胆草，均当与秦艽、苦参等相伍。其间之分寸，端视病情之进退。对于慢性肝炎，若证见肝失疏泄，胆胃逆行，口苦泛恶，心烦，尿赤，即以夏枯草伍香附、郁金、丹参、白芍，配合清胃和中之品以治之。总取其清肝解毒、养血护肝之妙用。夏枯草所适用的高血压，以肝阳偏亢，性急易怒，头痛耳鸣，口苦，尿黄尿短者为宜，取其既能清肝散风，又能导肝热从小便而出。可与菊花、黄芩、双钩藤、甘草相伍，随证损益。梅核气多因情怀不适，气痰互阻所致，倘气郁化火，香燥理气品慎用，可用夏枯草伍川楝子、白蒺藜、丹参、合欢皮、绿萼梅等以治之。

夏枯草的收敛作用被一些本草著作所疏漏，审察前人的经验，证诸临床实际，此一功用毋庸置疑。《圣惠方》治血崩不止，用“夏枯草为末，每服方寸匕，米饮调下”。意在凉血止血，收涩固下。《徐氏家传方》称“产后血运，心气欲绝者，夏枯草捣绞汁服一盏，大妙”。是其鲜汁不仅止血，还可生新，并能平息风阳，以止晕眩。凡妇人血热，经汛先期经量偏多者，在辨证论治方药中加用夏枯草，常可控制经量。又，《证治准绳》治溲血，用“夏枯草烧灰存性为末，米饮或凉水调下”。尿时出血，痛者为血淋，不痛者为溲血，溲血属虚者居多，夏枯草烧灰存性服之，有止血而不留瘀之妙。夏枯草既能清上，又能固下，可谓能散能敛。草药中类此功用者颇多，其中的奥妙，值得进一步探究。

# 四二　旋覆花

◎旋覆花味苦、辛、咸，性温，入肺、胃经，具散头目风邪、行胸中痰水、下肺胃逆气，以及通血脉之功。为风痰眩晕、咳逆痰多、呕吐噫气、心下坚痞、胸胁胀痛、目中眵矆等证常用之药。还可用于妊娠恶阻、吐逆不食者。

◎旋覆花一名金沸草，苦辛能散结气，咸能润下、软坚。苦咸泄下，不仅能祛胸胁痰水，还能逐『膀胱留饮』（《别录》）。旋覆花所主的咳逆痰多，不是稀薄如水，就是胶固之痰。以其既能温通逐饮，又能软坚痰之故。《别录》谓其『消胸上痰结，唾如胶漆』，是咳喘用旋覆花的重要指征。咸走血，加之性善疏散，故能『通血脉』（《别录》），胸胁疼痛，证属营络痹阻，或饮邪流注，旋覆花悉可治之。寇宗奭《本草衍义》：旋覆花『叶如大菊，又如艾蒿，八九月有花，大如梧桐子，花淡黄绿，繁茂，圆而覆下，亦一异也。其香过于菊，行痰水，去头目风，其味甘苦辛，亦走散之药也』。『圆而覆下』，物形如此，象形取义，清人陈士铎认为其有旋转之用，『凡逆气而不能旋转者，必须用之，下喉而气即转矣』（《本草新编》）。当是参悟得之。世有『诸花皆升，旋覆独降』之说，不知其虽以下气、泄肺、散结为长，而花性轻扬亦有升散之力。明乎此，可扼应用之要。

◎张仲景治『伤寒，发汗，若吐、若下，解后，心下痞硬，噫气不除者』，有旋覆代赭汤（旋覆花、代赭石、人参、半夏、炙甘草、生姜、大枣）之制，为后人取法。噫气俗称嗳气，虽有虚实之异，有夹痰饮、夹食滞之殊，总是气郁不舒之象。伤寒发汗，或吐、下之后，寒热已罢，但中气已伤，痰饮结聚，心下痞硬；升降乖违，气郁不伸，噫气不已。用人参、枣、草益胃气之虚，赭石、夏、姜降胃气之逆，旋覆花一味，既取其宣气化饮，又取其与代赭石相伍，一寒一温，斡旋气机。俾清升浊降，不郁不滞，噫气自除。

旋覆花所主的咳嗽喘满，以宿有痰饮者居多，假使无此宿疾，外感初起，咳嗽痰多，未必要选用此品，此意可从宋代流行的金沸草散窥其端倪。《和剂局方》《类证活人书》均载有金沸草散，《三因方》有旋覆花汤（旋覆花、赤芍药、半夏曲、前胡、荆芥穗、五味子、炙甘草、茯苓、麻黄、杏仁），方药颇多近似之处，可见一时之风气。《局方》金沸草散“治风化痰，除头目昏痛，颈项强急，往来寒热，肢体烦疼，胸膈满闷，痰涎不利，咳嗽喘满，涕唾稠黏，及时行寒疫，壮热恶风”。药用：“旋覆花（去梗）、麻黄（去节）、前胡（去芦）各三两，荆芥穗四两，甘草（炒）、半夏（汤洗七次、姜汁浸）、赤芍药各一两，为粗末，每服三钱，水一盏半，入生姜三片，枣一个，同煎至八分，去渣，温服。”分析此证，大抵宿有痰浊内踞，复染风邪，触动痰饮，于是风痰壅盛，寒热，咳喘，痰涎不利。旋覆花在泄肺中寓疏风之力，正是所宜。伍入麻黄，开肺闭，平喘逆；伍入前胡、半夏，降肺气、涤痰涎；荆芥疏风邪，清头目；赤芍以利血行，并有化痰、解痉镇咳之功。方药简洁精当，对于慢性支气管炎因染外邪而发作者，随证用之每收佳效。《类证活人书》金沸草散，其组成与上方相较，以细辛当麻黄，余药悉同。治伤寒中脘有痰，令人壮热，项筋紧急，时发寒热者。并云其所主之证候“皆类伤风，但不头痛为异耳”。可见其病变的中心是“中脘有痰”，其项筋紧急、时发寒热，虽有外邪因素，但主要与痰涎内伏相关。这一提示允合临床实际。其所以去麻黄用细辛，以喘逆较上证为轻，痰饮夹寒亟待温化之故。

因风痰引发的呕逆、眩晕，亦是旋覆花所主。《校注妇人良方》旋覆花汤，“治风痰呕逆，饮食不下，头目昏闷”。药用：旋覆花、枇杷叶、川芎、细辛、赤茯苓各一钱，前胡一钱五分，加姜、枣煎服。此证风痰上壅，清窍被蒙，胃逆失降，饮食不下，旋覆花既可清上，伍入枇杷叶、前胡，又能涤痰和中；川芎、细辛引清气上行，散风利窍；赤茯苓导湿邪下行，不失为调升降、和中焦、定风眩之良方。严用和《济生方》旋覆花汤，主治“中脘伏痰，吐逆眩晕”。药用：“旋覆花（去梗）、半夏（汤泡七次）、橘红、干姜（炮）各一两，槟榔、人参、甘草、白术各半两，㕮咀，每服四钱，水一盏半，生姜七片，煎至七分，去滓，温服，不拘时候。”其病证的症结是“中脘伏痰”，以致胃失和降而吐逆，因吐逆而致眩晕，“风”象不著，故用药侧重于健脾和中，下气涤痰。上列二证，颇类梅尼埃病，二方所示，颇多启迪。

旋覆花由肺及肝，散结气，通血脉，涤饮邪。凡久病入络，胁肋疼痛，属营络痹阻者，可用其与茜草根、当归须、青葱管等相伍以治之；属水饮流注者，可用其与香附、苏子、白芥子等相伍以治之。《金匮》旋覆花汤（旋覆花、新绛、葱）治疗“肝着，其人常欲蹈其胸上，先未苦时，但欲饮热”之候。缘肝脏气血瘀滞，病邪留着不去，是以用旋覆花散结通脉，新绛入肝活血，葱白滑以去着，通络中气滞，合而用之，络脉通则气血和，留着之病邪自可消弭于无形。清人叶天士擅用此法，观《临证指南医案·胁痛》沈案，“初起形寒寒热，渐及胁肋脘痛，进食痛加，大便燥结，久病已入血络，兼之神怯瘦损，辛香刚燥，决不可用”。遂予白旋覆花、新绛、青葱管、桃仁、归须、柏子仁治之。此证初起寒热，有邪可征；初病在经，久则入络，以致营络痹闭，胁肋脘痛，营伤液乏，便干、损怯因兹而起。辛香刚燥，伤阴劫液，断不可施；辛润通络正是其时。凡营络痹闭则血涩，非辛不能通络，非润不能滋燥，不能去留着之邪，辛润通络之要义在此。清人能活用仲景此法者不乏其人，如曹仁伯、王旭高均是。曹氏所制之瘀热汤为其得意之方，系由仲景此方加白茅根、枇杷叶而成，谓“治瘀热积胸痛最妙”（见《吴中珍本医籍四种》）。以其能搜剔络中瘀热，凡痰热蕴肺，积瘀生热，胸胁疼痛，可以用之。若兼见咳嗽痰血，加入参三七尤妙。王旭高《西溪书屋夜话录》有“疏肝通络”一法，曰：“如疏肝不应，营气痹窒，络脉瘀阻，宜兼通血脉，如旋覆、新绛、归须、桃仁、泽兰叶等。”所见甚是。新绛乃绛帛之新染者，今已不用，不妨以茜草根代之。至于温热病饮邪流注胁下，以致寒热、胁痛者，吴鞠通《温病条辨》以香附旋覆花汤（生香附、旋覆花、苏子霜、广皮、半夏、茯苓块、薏苡仁）治之，吴氏称此方乃“苦辛淡合芳香开络法”。盖饮邪内积，其病为实，于是经气不行、络脉不通，非营伤血涩、络脉失和可比，正宜苦辛芳香以通络脉，淡渗以导饮邪下行。

严用和《济生方》谓妊娠恶阻多由“妇人本虚，平时喜怒不节，当风取冷，中脘宿有痰饮”所致，“治疗之法，顺气、理血、豁痰、导水，然后平安矣”。其所制旋覆半夏汤即是此意。此方“治妊娠恶阻病，心中愦闷，吐逆不食，恶闻食气，头晕，四肢百节烦痛，多卧少起”。药用：旋覆花、川芎、细辛、人参、炙甘草各半两，半夏（汤洗七次）、赤茯苓、当归、干姜、陈皮各一两，㕮咀，每服四钱，水一盏半，姜五片，煎至七分，去滓，温服，不拘时候。由此可以参悟，痰饮内停则碍胎元，旋覆花能去痰饮，痰饮去而胎自安也。

四三

# 大青叶 板蓝根

◎ 大青叶味苦、微甘，性寒，入心、胃、肝经，具凉血、清热、解毒、消斑、辟疫、杀虫之功。适用于温热病高热烦渴、神昏、斑疹、热毒血痢、黄疸、丹毒、喉痹、口疮、痄腮以及血热妄行之吐血、衄血等证。板蓝根之性味与功用近似，惟兼入肺经，且凉而能散，是以现代常用于治疗流行性感冒，与苦寒沉降之品迥然有别。

◎《本经》载有『蓝实』，称其『苦、寒，无毒。主解诸毒，杀蛊蚑，疰鬼，螫毒，久服头不白，轻身』。蓝实，蓝之子也。蓝之品种颇多，李时珍分为蓼蓝、菘蓝、马蓝、吴蓝、木蓝五种，而蓝实乃指蓼蓝之子。《别录》始载大青，称其『味苦，大寒，无毒，主治时气头痛，大热，口疮。三月、四月采茎，阴干』。大青以茎叶入药，即大青叶。其为十字花科植物菘蓝之叶，又名蓝靛叶，鲜者色青而多汁，味苦而微甘，性寒，直折肝火，清心胃大热，不仅凉血清营，亦能濡养阴液，以化毒热。《日华子本草》称其『治热毒风，心烦闷，渴疾口干』，阐明其清中兼滋解毒润燥的药用特点。《本草纲目》引『李象先《指掌赋》云，阳毒则狂斑烦乱，以大青、升麻，可回困笃』。是其能解毒消斑、清心除烦、养阴存正之明验。板蓝根乃十字花科植物菘蓝（或欧洲菘蓝）之根，李东垣普济消毒饮即用之，《本草纲目》亦载之，功用颇类大青叶。张秉成《本草便读》云：『板蓝根即靛青根，其功用性味与靛叶相同，能入肝胃血分，不过清热、解毒、辟疫、杀虫而已。但叶主散，根主降，此又同中异耳。』若细辨之，大青叶并无轻扬之性，说它能散并无实据。清肝热、折肝火其功独胜，因其多汁，又能益阴液而制亢阳。板蓝根味苦能降，但具生发之性，是以能升能降，而清热解毒之力似较大青叶犹过之。苦寒药多性燥，而板蓝根质润，是以清营中之热有余，祛营中之湿不足矣。

古人治热毒深重之急症，常以大青叶捣汁服，取其气味浑全，力宏而效速。例如《卫生易简方》治“喉风喉痹”，即以大青叶捣汁灌之，喉风喉痹多系风火热毒夹痰涎上涌，倘治不如法，有窒息之虞。大青汁直折风火上逆之势，火降则痰涎不复上涌，毒化则肿痹自消，不失为对症之良方。今人多弃用鲜汁之法，惜哉！

《千金》大青汤（大青、阿胶、豆豉、甘草），“治伤寒热病十日以上，发汗不解及吐下后诸热不除，及下痢不止，斑出”之候，方以大青为主药，其用意很值得探究。汗、吐、下后身热不衰，周身发斑，当是温热阳毒无疑，病延十日以上，体气已衰，热毒深陷阴分，方用大青直清营血之热毒，兼滋阴液。滋液之力不足，阿胶以济之，邪热无以外达，豆豉以助之，甘草解毒和中。要之，此方乃凉血化斑、养阴托邪之良方。《肘后》黑膏治温毒发斑，有生地与豆豉相伍之法，阿胶、豆豉同用与其有异曲同工之妙。然此方凉血解毒之力较黑膏为胜，当因证而施。此证之下痢当系热毒血痢，大青清肠解毒，豆豉功善治痢，阿胶质稠可挽下痢奔迫之势，故于热毒血痢亦宜。若热痢已久，下焦失于固摄，《肘后》大青汤更为适用。方剂组成较《千金》大青汤多赤石脂一味，一面清化热毒，一面固摄下焦气化，邪正兼顾。而大青叶的应用亦开后人用其治热毒血痢之先河。

大青叶解毒辟疫，常为前人所引用。《删繁》大青消毒汤（大青、香豉、干葛、山栀、生地、芒硝）“疗天行三日至七日不歇，肉热，令人更相染者”，亦即相互传染的热病。以苦寒、甘寒、咸寒合法，解肌和里，气血双清，尤赖大青以解时行之毒热。《延年》大青汤（大青、山栀、犀角、豆豉）“疗天行壮热头痛，发疮如豌豆遍身”，乃流行性的疮毒，立方内清心胃，外散邪热，药简而效宏。惟犀角今已禁用，代之以水牛角可矣。今之神经性皮炎，有的延及周身，局部起疱疹，高出皮肤，痒痛交加，心烦不安，乃运用大青叶之的证，可伍入生地、山栀、赤芍、代赭石、蔓荆子、薄荷、甘草等以治之。

大青叶之于黄疸，绝非泛泛使用，主要用于血分热毒深重者，特别适用于天行疫疠所致的“瘟黄”。热毒戾气袭人，熏灼肝胆，胆汁泛溢，黄疸迅速加深，伤津劫液，高热烦渴，结聚阳明，腑气不通，扰乱神明，烦躁不安，内窜营血，或身发斑疹，或衄血便血，证情险恶，故有“杀人最急”之说。大青辟疫，清肝凉血，解非常之热毒，故为当选之良药，与升麻同用，专解气分、血分的疫毒，乃《千金》法也。可将二味加入茵陈蒿汤中，配合气营两清之品，随证治之。

大青叶所主的"口疮"，当是心脾实火上熏之患。《千金》"治小儿口疮不得吮乳"，取大青与黄连二味煎服，即指此类证候而言。小儿口疮病因比较单纯，审系心脾实火，径用苦寒清泄之。若系成人口疮，特别是复发性口腔溃疡，见证复杂，非一味苦泄所能胜任，此又不可不知。

深明药性，配伍得宜，制方用药，方能左右逢源。《东垣试效方》普济消毒饮子（黄芩、黄连、人参、橘红、玄参、板蓝根、马勃、连翘、牛蒡子、僵蚕、升麻、柴胡、桔梗、甘草）中用板蓝根即是一例。此方为治疗大头瘟的名方，据该书记载："泰和二年……时四月，民多疫疠，初觉憎寒体重，次传头面肿盛，目不能开，上喘，咽喉不利，舌干口燥，俗云大头天行……如染之，多不救。"李氏遂制此方以救人。方中板蓝根除取其能辟疫消毒，消头面肿大外，还取其能凉心营、清肺热，与马勃、僵蚕相伍，平喘逆、利咽喉，以解上喘、呼吸不利之苦。板蓝根非平喘之专药，但毒热侵肺的喘逆，加用板蓝根有助于平喘，此乃是药性之必然，其妙义值得深入领悟。

板蓝根为治疗烂喉痧（猩红热）之效药。此证赤斑如云，咽喉肿痛、糜烂，乃古人所说之阳毒重证。不妨用普济消毒饮之法，取板蓝根与马勃、僵蚕、玄参相伍，配合连翘、金银花、山栀、甘草等出入进退，以消息之。

板蓝根消肿解毒、凉血化斑，可用于痄腮、丹毒等证的治疗。痄腮乃风温疫毒从口鼻而入，阻于少阳经脉，郁而不散所致，一侧或两侧腮腺肿硬，具有传染性。证势轻者，可伴见头痛、恶心，以板蓝根、马勃、僵蚕为伍，加入白芷、大贝母、柴胡、黄芩、橘红、甘草之属。证势重者可伴见憎寒壮热，局部肿硬殊甚，可用普济消毒饮出入，随证参用白芷、大贝母、赤芍、忍冬藤之属。丹毒色如涂丹，乃血中热毒外发使然。丹毒发无定所，发于头面者，多兼风热；发于胁下者，多夹肝火；发于下肢者，多夹湿热。因证制方，虽有疏风清热、清泻肝火、泄化湿热之异，而用板蓝根凉血化斑则一。

板蓝根可用于流行性感冒。习俗所称之伤风，头痛、鼻塞、流涕，周身违和，非其所宜。但若伤风内有蕴热，板蓝根仍可用之。验方羌蓝汤（羌活、板蓝根、甘草）为值得引用之验方，对流感初起，恶寒、高热、头痛项强，周身酸楚，无汗，或咳嗽，或咽痛，舌尖红或有朱砂点，苔薄腻，脉浮紧或浮数者，笔者曾制加味羌蓝汤（羌活、板蓝根、炒牛蒡子、薄荷、淡豆豉、桔梗、炒枳壳、生甘草、葱白，若加柴胡退热更速）以应之。羌活辛温雄烈，为发散风寒、解热镇痛之要药。板蓝根善解时行温毒，今知有抗病毒作用。此物凉而能散，兼可清肺利咽。治疗外感热病初起，立法用药有辛温、辛凉、辛平之异，进而又有卫气营血之分，此方治外感初起，邪犯肺卫，即以解表药与凉血药同用，是为破格。盖卫气郁闭，遍体无汗，营热必增，羌、蓝一气一血，一燥一润，发表无温燥之嫌，清凉无遏邪之弊，实寓调和营卫之意。此类用法虽在法外，实在法中。

清热解毒药甚多，大青叶、板蓝根之用，大抵以流行性、传染性的热病最为适宜。明乎此，可扼其功用之要。

四四

# 牛蒡子

◎牛蒡子味辛、苦，性平，本草诸家多称其入肺、胃经。其实本品可升可降，彻内彻外，通行十二经无所不至，祛风毒，化痰涎，行水气。散上焦风热，宣肺宁嗽；开咽喉痹闭，消乳蛾肿痛；启闭开窍，通行二便；消坚散结，疗痈疡硬肿。约言之，通脉散结是其所长，知其长而扩充之，其应用庶几矣。

◎牛蒡全草可作药用，叶、茎、根可作菜食。牛蒡子一名恶实，最早载于《别录》，称其『主明目，补中，除风伤』。又云其根茎『治伤寒寒热，汗出，中风，面肿，消渴，热中，逐水，久服轻身耐老』。牛蒡根既能祛风通络，又能清热解毒，行水消肿。《外台秘要》载张文仲『疗一切风，乃至十年二十年不瘥者』，药用牛蒡根、生地、牛膝、枸杞子四味，酒浸服之。《普济本事方》『治风在肝脾，语謇脚弱』之地黄酒，方中亦用牛蒡根。所谓『一切风』，涵盖了风瘫、风湿等肢体不遂的病变。古人用此味除针对『风』，还赖其清除风湿等病引起的毒素，此点很值得注意。

◎以牛蒡之叶、茎、根作蔬由来已久。隋唐医家甄权称其『可常作菜食之，令人身轻』，宋人苏颂称其『根作脯食甚良』，李时珍谓『其根叶皆可食，人呼为牛菜』。由此推测，《别录》言恶实『补中』，殆指其叶、茎、根服食而言。明人缪仲淳《神农本草经疏》称恶实『辛能散结，苦能泄热，热结散则脏气清明，故明目而补中』。此解不足以令人信服，盖除热散结之药甚多，能称为『补中』乎？英国人莱斯莉·布雷姆尼斯《药用植物》称牛蒡『幼枝和根用文火炖后再煎炒，美味可口』，可见东西方对其作蔬的认识是一致的。莱斯莉还说，『其浸出液有滋补、强身壮阳的功效』，暗合『补中』之说。至于是否壮阳则有待进一步验证罢了。

牛蒡子其质颇坚，可生用，但一般以炒用为宜。炒用是指在锅内炒香，微爆即可。但无论是生是炒，总应打破为好。生用偏于清降，炒用偏于疏散，因证而施。牛蒡子与解表药同用，侧重疏解表邪。清人叶天士在《温热论》中云，温病初起其邪在表，宜用“辛凉轻剂，挟风则加入薄荷、牛蒡之属”，方能收透风于热外之效，可作例证。牛蒡子滑利，宣肺兼可滑痰，无论外感或内伤咳嗽，均可因证酌用。凡痰质稠厚、不易咯吐者用之尤宜。外感风寒，咽痒，呛咳频仍，宜牛蒡子与防风相伍，疏风散寒，解痉宁嗽；风热外袭，咽红且痛，痰多，宜牛蒡子与僵蚕相伍，疏风化痰，泄热利咽。至于内伤咳嗽，近人张锡纯有牛蒡子与山药并用之法，称其“最善止嗽”，将滋养脏气与宁嗽消痰结合起来，颇堪效法。

喉痹一证包含了今人之扁桃体炎，牛蒡子为要药。《局方》消毒犀角饮子（牛蒡子、荆芥、防风、甘草，其中牛蒡子用量四倍于荆芥，八倍于防风），《博济方》犀角散（炒牛蒡子、荆芥、甘草）均依仗牛蒡子，其义可思。二方并无犀角，而以犀角名之，是誉其解毒之力不让犀角。牛蒡子疏风散结，为表中之里药，得荆、防先疏表邪，复入里以通二便。人身表里只是一气，疏表有利于和里，和里有助于疏表，遂能彻表彻里排泄毒素，痹闭自开，肿消痛定矣。若热盛毒炽，舌红、口干，扁桃体红肿疼痛，不妨牛蒡子与玄参并用，凉营软坚，增液化毒。凡喉痹兼见中阳不振，大便偏溏者，牛蒡子慎用。

牛蒡子善通血脉，消肿散结，甄权谓“散诸结节筋骨烦热毒”，举凡风湿病或其他原因引发之红斑结节、历节肿痛皆可酌用。试观《普济本事方》“治游风攻头面，或四肢作肿块”之知母汤（知母一两，麻黄、炙黄芪、羌活、白术、炒枳壳、炙甘草各半两，共为粗末，每取四钱，加牛蒡子百粒，研碎，煎服），以及功擅消肿祛风之升麻牛蒡圆参汤（升麻一两，炒牛蒡子二两，人参半两，共为粗末，每取三钱，煎服），其证候颇类现代之风湿热，“四肢作肿块”很可能系红斑结节，二方均用牛蒡子，即仗其通脉、散结、泄热、消肿之功。红斑结节病因复杂，有的并无风湿热指征，主要见于下肢，乃毒热下趋，着而不散所致，以牛蒡子与连翘、忍冬藤、黄柏、赤芍、赤小豆、甘草相伍，随湿热之偏胜酌加薏苡仁、滑石、龙胆草等有效。牛蒡子所主之历节肿痛系风湿化热、痰瘀互结、络脉不通者，随证参用，有助于流畅血脉，消肿定痛。还值得称道的是牛蒡子对淋巴结肿大、发炎有殊功，视为治疗此证的专药亦无不可。推究病因，多系外感邪毒，或饮食不慎，蕴热化毒，正邪纷争，有以致之。倘系恶性病变，如肿瘤转移，则非牛蒡子所能胜任。

牛蒡子通利二便之功很值得参究，痰热壅遏上焦，肺气痹闭，大便不行，可予牛蒡子、紫菀、杏仁同用，由肺及肠，以通腑气。肠道干涩，津液失于流通，大便秘结，牛蒡子亦在选用之列。习惯性便秘腹胀且痛，用枳实伍白芍，宣通开结，伍入牛蒡子，其效更著。此种方药，看似不合法度，但是实践所得，切合实用。孟诜称牛蒡子“通利小便”，古人有用其治“风水身肿”者，须知牛蒡子并非淡渗之品，既不能开鬼门，又不能洁净府，其利小便全仗其通脉之力，故曰牛蒡子具通脉行水之功。前列腺肥大引发尿频不爽、等尿、尿后余沥不尽，甚至涓滴难行，绝非淡渗利尿之品所能奏效。相机用牛蒡子一味，伍入牛膝，直达下焦，通脉散结，有开关启闭之功。但应审察病机，明辨虚实，随证组方，以期吻合病机。

外科痈疡用牛蒡子，多取其能消肿、散结、解毒，明代医家陈实功《外科正宗》有两则牛蒡子汤，可见应用之一斑。一则用于治疗时毒热甚，头面肿痛之证。由牛蒡子（半生半熟）、葛根、贯众、豆豉、甘草组成。推究此证，乃时行热毒循三阳经上攻所致，立方因势利导，托毒外解，今可用于流行性腮腺炎等病症的治疗。另一则用于治疗乳痈脓未成者，由牛蒡子、陈皮、山栀、金银花、瓜蒌仁、黄芩、天花粉、连翘、皂角刺、柴胡、青皮、甘草组成。观此方极尽消肿解毒、疏通乳络之能事，可以参用。再如古人所称之流注，漫肿无头，随处可发，多系风邪夹痰毒为患，以牛蒡子与土贝母相伍，配合流气化痰、泄热解毒之品，对控制走注，消痈散肿有所助益。总而言之，牛蒡子治外疡，取其散而能消，化肿硬于无形，非托脓、排脓之谓。若疮疡已溃，脓出不畅，非牛蒡子所宜也。

四五

# 苍耳子

## （附：苍耳草 苍耳蠹虫）

◎ 苍耳子味甘、苦、辛，性温，入肺、肝经，功善疏风透络，开窍发汗，升清泄浊，化湿解毒。能上达颠顶，下行足膝，外达皮毛，内通骨骱，祛风湿之留着，疏风气之郁滞，利机窍之闭塞。常用于外感风寒、头痛、鼻渊、风湿痹痛、痛风、水肿、瘾疹瘙痒等病证。

◎ 欲了悟苍耳子的性能，扩大它的应用范围，必须推究它的特性，依笔者之见，其特性可用追风毒、通顶门以赅之。《本经》称其主『风头寒痛，风湿周痹，四肢拘挛痛，恶肉死肌』，『久服益气，耳目聪明，强志轻身』。上能疗头痛，下能疗膝痛，说明其性可升可降；久服益气，表示其性纯良，不仅有祛邪的一面，还有扶正之功。治疗风湿周痹，一般祛风湿药悉可任之，但能疗恶肉死肌，这就非他药所能替代的了。恶肉死肌属于大风疠疾，包括麻风病在内，古人有用苍耳治之者，这证明其有追风毒之功。《本草蒙筌》说它『追风毒任在骨髓』，其义是也。苍耳所治疗的皮肤病，不仅是风疹瘙痒，还有疥癣、风癞，亦仗其祛风毒之功。苍耳子的另一特性是通顶门，也就是上达脑户。《斗门方》云：『妇人血风攻脑，头旋闷绝，忽死倒地，不知人事者，用喝起草嫩心阴干为末，以酒服一大钱，其功甚效。此物善通顶门连脑，盖即苍耳也。』喝起草乃苍耳之别名，《斗门方》通过药效来推究药性，开后人悟机。考《千金方》有菓耳散以疗诸风，所用者仅苍耳叶一味。

清代医家张璐疏其义曰："葈耳一名苍耳，为头风脑痛、风湿周痹要药。其叶善辟恶气，开顶门，行督脉。专祛风湿毒邪。"并在其所著《本经逢原》苍耳条下谓："此味善通顶门连脑，能走督脉也。"由通顶门引申至走督脉，认识更加明确。嗣后，《得配本草》称苍耳子"走督脉"。统言之，苍耳子、苍耳茎叶均能入奇经，走督脉，升清气，惟苍耳子性温，能通督散寒；苍耳叶、茎性寒，能宣泄督脉之风火郁热，此为异耳。由此可知，《斗门方》用苍耳嫩心治血风攻脑是假其祛风泄热、通督护脑之功也。

苍耳子堪称治疗鼻渊之专药，与其能疏通督脉经气攸关。据古籍记载，督脉起于下极之俞，并于脊里，上至风府，入于脑，上颠，循额，至鼻柱。督脉总督一身之阳，若督脉虚衰，或经气阻滞，则内不能温煦脏腑，外不能抵御风邪。卫外失固，易于导致恶风发热、喷嚏连连、鼻塞流涕等病症，斯时苍耳子便大有用武之地。《证治要诀》治鼻渊流涕，径用苍耳子一味，炒研为末，每日服一至二钱，温开水送下。苍耳子炒后则气香，更增强其温通利窍、宣通泄浊的功能，其方简洁实用。《济生方》苍耳子散，治风邪上攻，致成鼻渊，鼻流浊涕，前额疼痛之候。药用：苍耳子二钱半，辛夷半两，香白芷一两，薄荷叶半钱，共研细末，每服二钱，用葱、茶清，食后调服。此以苍耳子引领诸药直达病所，疏风、宣窍、泄浊、解毒，为临床常用之效方。此方亦可作汤剂，用量随证酌定。若湿浊偏胜，酌加薏苡仁、冬瓜子、石菖蒲；倘邪渐化热，浊涕转黄，酌加败酱草、黄花地丁、黄芩等更为熨帖。若鼻渊湿郁化热，热蕴化毒，当以苦泄芳化为主，温通之苍耳子亦可作佐使之用。《医宗金鉴》奇授藿香丸，即为此类证候而设。其方用藿香（连枝叶）八两，研为细末，猪胆汁和丸如梧桐子大，每服五钱，食后用苍耳子汤（或黄酒）送下。盖假其宣泄之力以通郁滞，达邪外出。可见鼻渊无论偏寒偏热，苍耳子悉可用之。

苍耳子虽善发汗，但毕竟力薄，其发汗解热之力非羌活、荆芥、防风可比。惟寻常伤风感冒，鼻塞喷嚏，鼻流清水，微恶风寒，苍耳子可以用之。其证多夹湿，常伍入紫苏叶、淡豆豉、葱白等辛温疏解；若风渐化热，头痛，鼻塞流涕，咳嗽，伍入前胡、黄芩、忍冬藤清解之。

李时珍有苍耳子"炒香浸酒服，去风补益"之说。治疗感染风邪，半身偏枯，手足拘挛，不堪行走的史国公药酒（防风、秦艽、萆薢、羌活、川牛膝、鳖甲、晚蚕沙、当归、苍耳子、枸杞子、油松节、杜仲、白术等，浸酒服），方中即用此味，并注云，苍耳子“去风，治骨节顽麻”。此注值得玩味，非对苍耳子的功用有深切体会者不能语此。盖骨节顽麻，表示风毒留着，血行瘀滞，络脉受损，经气不行，非苍耳子不为功。史国公药酒的适应证，当系中风后半身瘫痪经久不复者，对某些风湿痹痛顽疾亦可应用。从临床实践来看，苍耳子对激活中风后痿废的经脉功能有一定的助益，值得进一步观察与研究。

风湿痹证，苍耳子为临床所习用。《食医心镜》治风湿挛痹，即以其一味炒后煎服。苍耳子伍蚕沙，舒筋化湿之功胜；苍耳子伍威灵仙，祛风镇痛之功优。痛风走注与“风”有关，朱丹溪制四妙散以治之。药用：威灵仙（酒浸）五钱，羊角灰三钱，白芥子一钱，苍耳子一钱半，共为细末，每服一钱，用生姜一大片，擂汁，入酒调服。朱氏所说的痛风走注，乃内有蕴热、外为寒束之候，骨节疼痛，状如虎啮，难以忍受。故用威灵仙伍入苍耳子祛风解毒，舒筋通络；白芥子搜剔伏匿于经脉之痰湿，消除肿胀之势；羊角灰燥骨间之湿，清骨间之热，息风定痛；借姜汁辛以开之，用酒以行药势；合而用之，解寒热相搏之势，收调和阴阳之效，用意周到。若缺羊角灰，不妨以龙胆草代之。《证治准绳》仙灵脾散亦疗痛风走注，往来不定。药用：仙灵脾（即淫羊藿）、威灵仙、川芎、苍耳子（炒）、肉桂各一两，共为细末，每服一钱，温酒送下。其所主证候与四妙散已不可同日而语，大抵属于阳气不足，风寒留着者，其关节之疼痛，亦不似四妙散证之剧也。

《千金方》用苍耳子灰伍葶苈治大腹水肿，小便不利，是对苍耳子功用的又一重大发现。一般说来，小便不利责之气化不行，当化气行水，但瘀阻水停者即当化瘀行水，特别是大腹水肿，腹中必有癥积，癖散为臌，亟当消瘀散结，行水利尿。苍耳子解毒祛风，烧灰则能散血消积，故能行瘀滞而利小便，这与仲景用蒲灰治小便不利之意相仿佛。惟蒲灰散是用蒲灰伍滑石通淋利尿；此则以苍耳子灰伍葶苈治大腹水肿。盖葶苈消肿满、破坚结、利膀胱、行水气之力独胜，非滑石所可比拟。病证不同，组方用药深浅层次迥异。受到《千金》的启发，笔者常用苍耳子治疗前列腺肥大而小便不利者，盖仗其利窍化气之力以祛下焦湿浊，常伍入牛膝，意在引其直达下焦，收效更捷。

## 附：苍耳草

苍耳草指苍耳茎、叶而言。苍耳秋间结实，苍耳茎叶多在夏季采用，其味苦、辛，性微寒，归肺、肝经，能祛风毒，化湿毒，解热毒，消疔疮痈肿。二十世纪七十年代，笔者行医于乡村小镇，每年采摘大量苍耳草，广泛应用于时病发热、鼻渊、荨麻疹、急性肠炎、赤白痢疾、风湿痹痛以及外疡等疾，对苍耳草的临床应用有深切的体会。

古人曾将苍耳草作辟邪防病之用。早在《千金方》中就有五月初五采苍耳叶，阴干后作散剂内服防病的记载，并云："此草避恶，若欲看病省疾者，便服之，令人无所畏，若时气不和，举家服之。"可谓简便易行，其辟恶解毒之功未可小觑。治疗时行热病，仍以用苍耳叶为宜，取其轻扬发散，疏风散邪，清热解毒。若伍入豆豉、薄荷，解外泄热之力更胜。

苍耳草所治之痹证，热毒内攻、风湿留着者用之固宜，正虚邪恋、肾督亏虚者亦可参用，以其兼能通督脉也。《千金》"治毒热攻手足，赤肿焮热疼痛欲脱"，取鲜苍耳草绞汁渍之，并以滓外敷，此外治法取效甚捷。内服之法各出心裁，观近人所著《王仲奇医案》，其治肾督亏虚，背膂觉冷，湿邪内着，筋骨疼痛，排泄不力，便溺不爽之候，以黄芪、防风、茯苓、鹿衔草、萆薢、十大功劳叶等，配合苍耳全草（根、茎、叶）治之，寓祛邪于扶正之中，用意甚佳，颇堪师法。

苍耳草治疗痢疾，主要取其清肠解毒之功。《医方摘玄》治赤白下痢，用苍耳草不拘多少，洗净，用水煮烂去滓，入蜜，用武火熬成膏，每服一二匙，白汤下。急性肠炎暴下如注，其味臭秽，用苍耳茎叶 10 ~ 15g，煎服有效。

苍耳草治疗皮肤病所用甚广，《圣惠方》治风瘙瘾疹，身痒不止，用苍耳茎、叶、子等分，为末，每服二钱，豆淋酒调下；湿疹瘙痒，采苍耳草一握，煎水洗浴有效。治疗白癜风，《医宗金鉴》有苍耳膏一方，取鲜苍耳草连根带叶数十斤，洗净，切碎，入大锅内煮烂取汁，绢漏过，再熬成膏，瓷罐盛之，每服一匙，可以采用。此外，赤白汗斑，用苍耳嫩尖叶，和青盐捣烂，外擦，有一定效果。

苍耳是治疗外症的常用药。《千金》治疔疮，有用苍耳苗捣汁内服，其滓外敷的记载，并赞其功曰："立瘥。"《易简方》万应膏，"治一切痈疽发背，无头恶疮，肿毒疔疖，一切风痒，臁疮杖疮，牙疼喉痹"。系以五月初五采苍耳根、叶熬膏备用。用法：外疡用其敷贴，牙疼即敷牙上，喉痹敷舌上或噙化，二三次即效。

苍耳乃寻常易得之物，而有非常之功，天心爱人，可谓至矣！

## 附：苍耳蠹虫

苍耳蠹虫乃疔疮外用之圣药。此虫生于苍耳梗中，状如小蚕，立秋前后于苍耳梗蛀处，即可采而得之。犹记家母（已故）操外科业时，余每于立秋前后去野外采集，倘稍迟数日即不见矣，故有很强的时间性。采回后用芝麻油浸泡，收贮，备用。每遇疔疮初起，先用三棱针刺破头，取该虫一二枚，捣烂，外敷，以膏药盖上即可，能化疔、拔疔，消肿止痛。本草有载用其烧存性研末，油调敷之者，此法未曾用过，不敢妄议。

# 四六 豨莶草

◎豨莶草味苦、辛，性寒，入肝、胆、肾经，具祛风湿、通经络、平肝阳、解热毒之功。为风湿痹痛、骨痛膝弱、中风失音、半身不遂、口眼㖞斜、四肢麻痹、黄疸、高血压、痈肿疮毒、虫蛇咬伤等证常用之品。其物至贱，产地甚广；其用至宏，允为诸风（如中风、风痹）简便有效之良药。

◎豨莶草始载于《新修本草》，说它『治热䘌烦满不能食，生捣汁三合服，多则令人吐』。又说它『主金疮，止痛、断血、生肉，除诸恶疮，消浮肿』。可见此物不仅解热、除烦满、下水气，还能解毒疗疮，并可止血、生肌。其实不少新鲜草药的茎、叶，例如荆芥、薄荷、紫苏、苍耳，均有止血作用，此点值得注意。豨莶草味辛、性凉，能凉血，亦能散血，止外伤出血，同时对鼻衄、肠风下血亦有效，未可轻忽。此外，《本草拾遗》称其『主久疟、痰饮，捣汁服取吐』，还载其能疗多种虫兽咬伤。说明豨莶草除解热外，并可截疟，这是一个重大的发现。后人用其干品作煎剂，连服数日，截疟有效，此一功用信而可征。

豨莶草以农历五月采集者最佳，取其叶、茎洗净，曝干，生用。若制用，须用蜜、酒拌过，九蒸九曝即成。豨莶草制后其气清香，其性由寒转温，尤长于祛肝肾风气，强筋健骨，疗中风偏瘫、口眼㖞斜诸疾。唐代成纳、宋代张咏均曾进豨莶丸表，盛赞一味豨莶治中风有奇效，能疗中风失音不语及偏风口眼㖞斜、时时吐涎诸疾。张咏描述豨莶草“金棱银线，素茎紫荄，对节而生，蜀号火枕，茎叶颇同苍耳”，形态逼真，并云“谁知至贱之中，乃有殊常之效”。治病以实效为旨归，诚不必舍近求远、舍贱求贵也。嗣后，历代方书多载有豨莶丸（由豨莶草一味制之），主治略同，广为流传。

约而言之，豨莶草的主要功用离不开一个“风”字，中风（语言謇涩、半身不遂）、偏风（口眼㖞斜、口角流涎）、风痹（痹痛呈游走性或关节红肿疼痛）、肝阳化风（头痛肢麻、高血压）、肝肾风气（腰酸膝弱、四肢麻痹）、风湿诸疮（下肢疮毒、足肿焮红）及风毒泄泻等等。故说它是风门之良药并不为过，只是生用与制用，功用略有差异而已。明人缪仲淳对豨莶草的性能别有领悟，缪氏云：“豨莶，阳草也，感少阳生发之气以生，故其味苦寒，不应有毒。乃入血分祛风除湿，兼活血之要药也……妙在走而不泄，香可开脾，功力斯倍矣。”此解有两点发人深思：其一是豨莶草得少阳生发之气，故能升清阳；其味苦寒，又能泄热，故具和解枢机之妙用。疟疾每有寒热往来，其能截疟，殆因其能和解枢机之故。其二是豨莶草能入血分，凉血活血，祛血分之湿热。黄疸病血分多有瘀热湿毒，豨莶草能清之、化之，是以可用于黄疸湿热久稽、郁而不化之候。明乎上列诸点，豨莶草之应用，思过半矣！

中风用豨莶草，除用其一味为丸作通治方外，还当视证情偏于阳虚、阴虚之异，随证立方。载于《济生方》之豨莶丸，治中风口眼㖞斜，口吐涎沫，语言謇涩，手足缓弱之证。药用：豨莶草一斤（洗净晒干，以蜜、酒九蒸九晒，日干），白芍、赤芍各一两，熟地二两，川乌六钱（黑豆制），羌活、防风各一两，共研细末，炼蜜为丸，如梧桐子大，每服一百丸，空腹时温酒或米饮送下。其证阳虚血弱，风邪留着，经络湮塞，机窍不灵，除用豨莶草为主药，还配合地、芍、羌、防养血祛风，更用川乌为引药，以开经络之痹闭。倘系阴虚血热，川乌当摒而勿用，羌、防亦当慎用。可用生地易熟地，酌加僵蚕、地龙、白蒺藜、十大功劳叶可也。清人蒋宝素亦常用豨莶草治中风，其经验有可供借鉴之处。蒋氏治中风沿用前人真中、类中之说，凡“有邪症、邪脉为真中，无邪症、邪脉为类中，以此为别”。《问斋医案·真中风门》载一案：“脉来浮数，邪脉也；苔白、溲红，邪症也。头眩倾跌，口眼㖞斜，四肢瘛疭，语言謇涩，皆风乘虚入，真中已著。”予第一真黄风汤（黄芪、防风、茯苓、炙甘草、制半夏、陈皮、当归身、白芍、制豨莶、淡竹沥、生姜汁）治之。在类中风门，案载中风口㖞，认为是阳明血燥所致，治当“润血息风”。药用：熟地、当归身、白芍、制豨莶、三七、防风水炒黄芪、红花、苏木、桃仁。制豨莶祛风和络，润而不燥，平和无弊。上列二案，尽管见症各别，但均有“口㖞”等风象，均选用豨莶草，或配合祛风化痰之品，或配合养血活血之属以治之。而第二案的证治方药对口僻的治疗仍有启发。此外，豨莶草对中风后遗症的康复有所助益。气虚络痹，经脉失用，不妨予补阳还五汤加豨莶草以治之。若偏瘫日久，肌肉瘦削，关节强直，手足发凉，乃营卫周流不畅，经脉失荣，用豨莶草伍苍耳子、秦艽祛风通络，大剂鸡血藤以养血，白芍以和营，红花以和血，以少量制川乌为引经，坚持服用，徐图效机。

豨莶草所主之痹证，以风湿夹热之候最为相宜。其证关节肿痹、发热，甚则下肢有红斑结节，舌苔黄腻，脉滑或偏数者，可用豨莶草伍威灵仙、海桐皮、鬼箭羽、黄柏、寒水石等苦泄辛开，清热蠲痹。风湿病兼夹高血压，又不耐温药者颇难措手，豨桐丸是可供选择的方剂。此方由豨莶草、臭梧桐二味组成，取各等分为细末，炼蜜为丸，每服 6 ~ 9g，日二次。臭梧桐味苦、性平，既能祛风除湿、通络止痛，还能平肝降压，与豨莶草同用能疗风痹两足酸软，步行维艰，状若瘫痪者。当然，治疗高血压尤当审证求因，见病治源，庶不致专以平肝降压为能事也。

豨莶草除祛邪外，还能强筋健骨，有益体作用。载于《世补斋医书》之延寿丹（一名首乌延寿丹），药用：制首乌、豨莶草（蜜、酒蒸制）、桑椹子、黑芝麻、金樱子、旱莲草（熬膏）、菟丝子（酒制）、杜仲（蜜炙或盐制）、牛膝、女贞子、桑叶、忍冬藤、生地黄，蜜丸服。此方益下清上，为老年却病延年之良方，适用于头晕目眩、面赤肤干、不耐烦劳、腰膝酸软、筋脉拘挛、健忘、不寐、尿频、阳痿、口流涎沫等多种病证。方中采用诸多益肝肾、滋精血之品是意料中事，而用豨莶草、忍冬藤颇不寻常，值得深思。盖老年每多腰腿不健、四肢酸麻等不适，豨莶草于此独擅胜场，而其降压作用有助于预防中风。至于忍冬藤，则在清热解毒中有扶正之功，可以增强机体的抗病能力。此类制方之道与习俗一味蛮补不可同日而语。

麻木一证，方书多从麻属气虚、木属痰湿死血立论，然而麻乃木之渐，二者很难截然分开，更何况气能载血，血能养气，气血相依，未可须臾相离。简而言之，豨莶草为治麻木之效药。其证偏于气虚者，以黄芪、当归、白芍、炙甘草等益气养血，伍入豨莶草以治之；若营阴不足、虚风袭络者，以制首乌、鸡血藤、白芍等养血荣筋，伍入豨莶草以治之；夹痰夹瘀，随证佐药。

《圣济总录》载有火枕丸，主治“风寒泄泻”，方用豨莶草为末，醋糊丸梧子大，每服三十丸，白汤下。其实此丸所治乃是风毒泄泻，其证夹热者，方用其清肠解毒止泻，苟系风寒泄泻，可用一味苍耳子，豨莶草非所宜也。

豨莶草生用解毒，善疗痈疽、疔疮。《乾坤生意》治发背、疔疮，用豨莶草、五爪龙、小蓟、大蒜等分，擂烂，入热酒绞汁服，服后取汗即效。《集简方》治疗疔疮肿毒，“端午节采豨莶草，日干为末，每服半两，热酒调下，汗出即愈”。《外科正宗》七星剑汤，主治疔疮初起，憎寒发热，恶心呕吐，肢体麻木，或痛或痒，心烦躁乱，甚则昏愦之候。药用：野菊花（嫩头）、苍耳头、豨莶草、半枝莲、地丁草各三钱，麻黄一钱，草河车二钱，用好酒煎服取汗。方中亦用豨莶草，是其能协同野菊花、苍耳、地丁草解疔毒之明验。家母在世时亦喜用此方救人，以水煎药，服药后酌饮少量酒以取汗，亦效。

# 四七 麻黄

◎麻黄味苦、辛，性温，入肺、膀胱经，兼入心经，质轻中空，具轻可去实之妙用。麻黄能通利九窍，开发腠理，为外散风寒，内化水气，宣发心阳，解凝散结之要药。是以外感风寒，寒热无汗，咳嗽，哮喘，风水，黄疸，痹痛，癃闭，心脉痹阻等病证常可用之。麻黄在我国的应用已有数千年的历史，历代医家积累了丰富的经验，今人通过科学方法从中分离出麻黄碱，用于治疗哮喘、花粉症及过敏症，因其有升高血压的副作用，引发用者的疑虑。然而天然药物的麻黄，其功用绝不能与麻黄碱等同视之。深究其性，应用得当，配伍得宜，才能充分发挥其药用价值，并保持其安全性。

◎先从麻黄的释名说起，《本经》称麻黄一名龙沙，后人多不参究其义，李时珍多闻博识，则曰：『诸名殊不可解，或云其味麻，其色黄，未审然否。』麻黄色青绿，干后久置色黄，以味麻色黄释麻黄，十分勉强，更未达龙沙之义。日人森立之《本草经考注》云：『沙即须之假借，龙沙者，龙须之义。』并引《别录》沙参一名虎须作佐证：『盖沙参之沙亦须之义，其根洁白细长，故名。』《考注》此解足可破惑，盖以龙须称麻黄，正可状麻黄之功用，其中的隐喻发人深思。首先，它揭示麻黄的某些特性如龙。大泽藏龙，龙生于水，既能兴云致雨，长育万物；又能导漫溢之水于沟壑，化水于无形，极尽变化之能事。麻黄既能发汗，又能行水利尿，其意仿佛。其次，须乃细微之物，示人麻黄能入皮肤、肌腠、血脉至细至微之处，透达其邪。由斯观之，张仲景《伤寒论》大青龙汤、小青龙汤以麻黄为主药，无疑义矣！

大青龙汤证，状如自然界天地郁蒸，阴阳不交，炎热异常之候，斯时非遣青龙兴云致雨不可，故用麻黄轻清上达，辅以桂枝升腾阴气；用石膏者，一若炎蒸郁闷之际，鼓之以清凉之风，以助青龙腾飞，于是云兴、雷鸣、雨降，炎热顿解，万物更新。小青龙汤由大缩小，大青龙汤之变剂，不欲青龙腾飞兴云致雨，而用其化内在之水气，是以《伤寒论》小青龙汤证有"伤寒表不解，心下有水气"之谓。方中虽有麻、桂，然有五味子以敛之，白芍苦以泄之、酸以收之，则青龙欲飞而不能，转而化水气于无形，水气去而表自解矣。然则麻黄汤有麻、桂二味，但无青龙之名，龙沙有何取意？麻黄汤乃伤寒太阳表实证之主方，古称太阳乃寒水之经，主一身之表，风寒外袭，太阳首当其冲，是以有恶寒发热、无汗、身痛等表证。太阳之里为胸中，表气郁闭则里气上逆，是以有咳喘之见症，麻黄轻清透发，化寒水为气，在天为云；辅以桂枝，如得天阳之助，气化为水，在人为汗；杏仁旨在开交通上下之道路，甘草调和内外，亦即调和阴阳。龙须、大小青龙、麻黄汤之文化意蕴如此。天人合一，有其理即有其用，于此亦可参悟，麻黄的主要功用为发阳气、化水气而已。

从务虚而言实。麻黄虽善于发汗，因其轻扬，发表之力常一过无余，所以仲景示人桂枝辅佐麻黄发汗之法，陶节庵有"表汗用麻黄，无葱白不发"的精切体会。但麻黄的根与节却能止汗。观乎仲景之麻黄汤，大、小青龙汤诸方之麻黄，均去节用，而今人多不去节，可知不去节的麻黄发汗之力大为减弱了。

急开肺闭是麻黄之所长。风寒表证初起，寒热无汗，周身疼痛，不一定要用麻黄，但一兼喘逆，甚至呼吸困难，则在当用之列。《金匮》救卒死之还魂汤，由麻黄（去节）、杏仁（去皮尖）、甘草（炙）组成（《千金》有桂心），其证奄忽气绝、口噤，颇类后世所称之急喉风，非麻黄之大力不能急开肺闭，畅利气道。现代所称之过敏性哮喘，有的卒然发作，寒热，胸闷，喘憋，可仿还魂汤意而用之，夹热加石膏，可收速效。

麻黄能宣畅肺气，其治咳喘要义在此。虽然前人有"有汗不得用麻黄"之说，但汗出因喘逆肺闭而致者，麻黄在所不忌。麻黄伍射干、或伍桑白皮，功善宣肺降逆，前者适用于咳而上气，喉中如水鸡声者；后者适用于痰水蕴积胸膈，喘逆气急者。麻黄伍银杏（压掌散：麻黄、银杏、甘草）宣肃并用，可为久病咳嗽，反复发作者取法。

麻黄有良好的镇咳作用，新、久咳嗽用之咸宜。外感风寒，咽痒呛咳，邪未化热入里，可予《和剂局方》三拗汤，此方与《金匮》还魂汤组成相同，惟麻黄留节，取其发中有收；杏仁连皮尖，尖则取其发，皮味涩，取其开中有阖；甘草生用，补中兼通之意。于常法为拗，但散中寓敛，于咳嗽初起正为相宜。若咳嗽声重，痰多，方中加前胡、橘红即可。此方对咳嗽阵作，咳则连声不断之痉咳亦效，以其兼具解痉镇咳之功。若咳嗽经年累月不瘥，迭用镇咳剂无效者，多系肺失清肃，余邪未靖。余之体验可供参酌：凡肺有郁热者，麻黄伍白薇；阴伤液乏者，麻黄伍麦冬。斯时麻黄用量宜轻，一般取 1.5g 即可，用量偏大反而药过病所，徒伤肺气。

麻黄为治疗水气病之要药。《金匮》治疗“风水恶风，一身悉肿，脉浮不渴，续自汗出，无大热”之越婢汤（麻黄、石膏、甘草、生姜、大枣），开麻黄伍石膏行水消肿之先河。麻黄具通利之性，能行气化，石膏虽为清里热之品，但肃肺行水有殊功，且其味薄渗泄，既能解肌，又可利尿，二味同用，行水之功倍增；甘草以和中气，姜、枣以和营卫，则恶风自罢，汗出自收。诸药同用足可解风水相搏之势，泛溢的水湿化之、渗之而自解矣，是知越婢汤实行水之剂也。若阳虚寒凝，水气不行，宜麻黄与附子并用（仲景治水气病脉沉者，予麻黄附子汤：麻黄、炮附子、甘草），取附子之温经，以助麻黄通阳解凝，则气化水行。若热郁下焦，小便不利，宜麻黄与知母并用，知母不仅清热利尿，且能驯麻黄发表之性，使其不走表而走里也。

一味麻黄作利尿之用，欲其直达下焦，通常宜煎成后冷服。亦有伍他药者，端在临证巧思。《侣山堂类辩·跋》记载了一则用麻黄治癃闭的史实，饶有兴味。“卢晋公事粮道（按：粮道，官名），患内闭溺不得下，势甚亟，诸医皆束手，晋公先生以人参、麻黄各一两定剂，诸医嗫嚅不敢谓是，粮道不疑，而饮其药，不逾时溺下。”方中用人参之大力斡旋气机，以助麻黄开上、启下，药简而力专。诚如《内经》所云：“膀胱者，州都之官，津液藏焉，气化则能出矣。”

黄疸之用麻黄，取其发散郁热，以利湿热之邪分消。如《伤寒论》麻黄连翘赤小豆汤即是，然必有寒热、身痒的见症，方可用之。近贤范文虎用越婢汤治黄疸不透达之证，用意近似。

麻黄并非血分药，但能通心阳、宣痹着以助血液之运行。《金匮》治心下悸有半夏麻黄丸（半夏、麻黄，共为细末，炼蜜为丸）一方，殆为水饮停蓄心下，引发心悸之证候而设，为后人垂法。病态窦房结综合征若症见心动过缓、血脉痹阻之象，用麻黄附子细辛汤疗效可稽，是麻黄能通阳行痹的有力佐证。

麻黄善疗痹证，风寒留着之肢节疼痛，风湿走注之关节肿痛，乃至痛风，均为所宜。得川乌则散寒镇痛；得细辛则搜风通络；得汉防己、薏苡仁、石膏则解风湿热邪；得黄芪开阖兼济，鼓舞卫气，既可逐邪外出，又能杜虚风复入之路。麻黄既能开痹，又能振颓。麻黄伍生地（《证治准绳》地黄汤：麻黄、生地、甘草）配伍奇特，用意良深，不仅能养血散风，疗中风四肢拘挛，还能深入经隧宣通痹着，疗中风后肢体偏瘫，特别是缺血性中风，有助于消溶血栓。此以地黄养血润燥，兼逐血痹，得麻黄寒温相济、补中兼行。至于中风后偏瘫经久不复，在辨证论治的方药中酌加麻黄，既可引经，又能运行经气，借作振颓之用，有助痿废之经络功能之恢复。

麻黄能外达皮毛以祛风，通行经络以行气，深入脏腑以解阴寒之凝结，是以彻上彻下，彻内彻外，无微不至。清代医家徐灵胎《神农本草经百种录》有一段妙解："麻黄轻扬上达，无气无味，乃气味之最轻者，故能透出皮肤毛孔之外，又能深入积痰凝血之中，凡药力所不到之处，此能无微不至，较之气雄力厚者，其力更大，盖出入于空虚之地，则有形之气血不得而御之也。"无味与味厚，孰强孰弱？有形与无形，孰轻孰重？其言甚辩，其理至深，令人玩味。因其气味最轻，遂能出入于空虚之地，病气无以格拒药气，从而开闭散结，拨动气机，流通气化，化有形为无形，故较气雄力厚者功力犹胜。轻可去实，非仅发汗之谓，于此又有新一层的领悟。《本经》称麻黄"破癥坚积聚"，绝非虚言。阳和汤取其与熟地、炒白芥子、肉桂、鹿角胶、姜炭、甘草同用，治疗一切阴疽、附骨疽、流注、鹤膝风证属阴寒者，屡试不爽，后人移用于顽固性哮喘、顽痹等阳虚寒凝之证亦奏佳效，足见后世医家对麻黄的功用有了进一步的发挥。余从阳和汤获得启示，反其意而用之，制麻牡散结汤，以麻黄（3～5g）、生牡蛎（30g）同用，治疗乳痈初起有表证者，或过用苦寒之品，或服抗生素后肿块僵硬不消者。麻、牡相伍，牡蛎具收敛之性，可监麻黄之发汗，其化痰软坚之力可助麻黄散结。药仅二味，相制相须，赞助成功。若乳痈行将化脓，此方即不适用，一得之愚，聊供参酌。

# 四八 木贼

◎木贼味甘、微苦、微涩，性平，入肝、胆、肺经，其形中空，其性轻扬，具发汗解肌、通利诸窍、清肝益胆、明目退翳及利尿、止血之功。举凡风邪郁于肺系、咳嗽咽痒，少阳枢机不利、寒热不解，花粉症，目赤、目生云翳，肠风下血、妇人崩漏等证，咸可用之。此外，还有截疟作用。

◎木贼首载于《嘉祐本草》，称其主『目疾，退翳膜，消积块，益肝胆，疗肠风，止痢，及妇人月水不断，崩中赤白』。掌禹锡对它特殊的配伍作用做了阐述：『木贼得牛角鰓、麝香，治休息久痢；得禹余粮、当归、芎䓖，治崩中赤白；得槐蛾、桑耳，治肠风下血；得槐子、枳实，治痔疾出血。』所有这些珍贵史料，大抵反映了宋以前医家运用木贼的经验。宋代以后，后人发现木贼还有发汗与利尿作用，如朱丹溪云：『木贼去节烘过，发汗至易，本草不曾言及。』朱氏殆为言其能发汗之第一人。去节，与麻黄发汗需去节同义；烘过，是略增其温散之力，以开发表气之郁闭，启窍发汗。嗣后，李时珍进一步阐发木贼发汗之义：『木贼气温，味微甘苦，中空而轻，阳中之阴，升也，浮也，与麻黄同形同性，故亦能发汗解肌。』与麻黄同形同性，所以能发汗，其理甚是。麻黄还能利尿，于是木贼能利尿亦在情理之中了，这大概是李氏引而未发之旨吧！笔者经多年临床观察，发现木贼确有通利小便之功，譬如湿热下趋引发的下肢浮肿，参用木贼有助于利尿消肿就是明证。正因其能利尿，肝热目赤用木贼有效，是不仅赖其疏散肝经之风热，还假其导肝经郁热从小便而出，这有助于理解其效用的所以然。《湖南药物志》说它能『解热利尿』，言前人所未言，可谓先获我心。

木贼能疗妇人崩漏与肠风下血，说明它有止血作用。止血之理从何推勘？仅从后人的著述中选出一些代表性的观点略加评介，以便了解其何为真知灼见，何为模糊影响之谈。其止血作用有从益肝胆立论者，有从风热致病作释者。前者如明人缪仲淳，缪氏在《神农本草经疏》中云："木贼草感春升之气……入足厥阴、少阳二经血分……其主积块，疗肠风止痢，及妇人月水不断，崩中赤白，痔疾出血者，皆入血益肝胆之功，肝藏血故也。"因肝主藏血，遂将所有出血现象归结为与之相关，从而引申出木贼因益肝胆，故能止血的结论，看似说理圆融，其实不够切当。不对具体的病证作具体的分析，就可能失之粗疏与笼统了。风热致病说见于清人黄宫绣，黄氏在《本草求真》中云：木贼草能于肝胆"二经血分驱散风热……，是以疝痛脱肛，肠风痔漏，赤痢崩带诸血等症，审其果因风热而成者，得此 则痛止肛收，肠固血止，而无不治之症矣"，并郑重叮咛："必审果属风热，方用。"肠风下血确有风热为患者，至于赤痢、崩带等，如何审察系风热作祟，恐非易事。斯说在理论上似乎可通，但难切实用。再说祛风热药甚多，并不都具止血功能。上列二家之说，很难令人理明心折。笔者观《中药材手册》（人民卫生出版社 1959 年出版）木贼条下，有"味甘微苦涩"的记载，为之惊叹不已，遂以木贼亲尝之，其味果然如此。盖历代本草未有言其味涩者，因其味涩，故能固脱而收涩止血，此乃木贼止血之真谛也。据该书《前言》介绍，这本书的编写充分汲取了各地老药工的经验，并认为"中药材的质量历来是通过老药工的经验来鉴别的，目前这些经验在鉴别药材的真伪优劣方面仍然起着很大的作用"。不尚空谈，注重实践，此种朴实无华的经验却解开了木贼止血之谜，是何等可贵！与闭门造车或想当然之说相距何啻万里！综上所述，木贼能发汗、能利尿、能收涩、能止血，故可用能通能涩概括其特性。

虽曰木贼发汗性同麻黄，但不辛不热，其力逊之；入肝胆升清解热颇类柴胡，但疏肝之力不及柴胡。其味甘胜于苦、胜于涩，故药性平和。《圣惠方》治风寒湿邪，欲发汗者，木贼草（去节）用至一两之多，且配合生姜、葱白各五钱，水煎热服，方能收发汗散邪之效，其性之平和可知矣！木贼伍薄荷，散风利窍。适用于上焦风热，鼻塞鼻痒，鼻流清涕者。木贼伍黄芩，和解枢机，既可用于邪郁少阳，微寒发热，目赤，口苦者，还可用于晨咳。清晨乃阳升之时，少阳生发之气应之，若肝胆之火内郁，上炎及肺，清肃失司，可见清晨咳嗽频作，口苦，咽干，痰稠，痰色或黄或绿等见症，随证参用桑叶、杏仁、青果等，其效甚著。

花粉症所见的目痒、目赤、鼻塞、喷嚏、咳逆等症均为木贼所主，宜以其为治疗该症的常用药。花粉症隶属于温病的范畴，每逢春暖花开，天气晴和，花粉弥漫，随风气以伤人；若内有伏热，亦随少阳之气外发，其状颇类新感引动伏邪，出现周身违和、发热、头痛、目痒、鼻塞、咽痒、咳嗽、口苦、尿黄等症状，亟当清解少阳，疏利三焦。可用木贼伍黄芩，配合豆豉、薄荷、赤芍、白蒺藜、桔梗、枳壳、甘草等，一方面达邪于外，一方面清彻里热，宣通上下，开邪热以出路，则花粉之毒自解矣！

木贼有明目退翳之功。风热夹肝火上攻，目痒目赤，可用木贼伍黄芩、赤芍、山栀、防风、地骨皮、车前草、甘草以治之。目疾屡发，致生云翳。有一则民间验方可供采用：取木贼草、新鲜荸荠不拘多少，同煮，以荸荠煮熟为度，酌量食之。荸荠甘寒，能清热消食，消坚消积。《随息居饮食谱》称其“澄粉点目，去翳如神”。木贼除长于退翳外，还有引经作用，引领其直达目系，共奏清热利窍、消退翳膜之功，故此方法简而效宏。《圣惠方》治目昏多泪，用木贼（去节）、苍术（泔浸）各一两，为末，每服二钱，茶调下，或蜜丸亦可。大抵为肝旺脾虚之证，用木贼平肝，苍术敛脾精以养目，用意甚佳。

用木贼作收敛止血之用，一般宜炒用或炒黑用。《圣惠方》治妇人月水不断，用炒木贼一味，每用三钱，煎服。《本草图经》治肠痔下血，用木贼、枳壳各二两，干姜一两，大黄二钱半，并于铫内炒黑存性，为末，每粟米饮服二钱，称其“甚效也”。观此方在收敛止血中寓化瘀散结之意，故与痔疮出血恰合。《三因方》治脱肛历年不愈，用木贼不拘多少，烧存性，为细末，“掺肛上，按之”，是全赖其收涩固脱也。

用木贼截疟，张景岳有木贼煎一方，“治疟疾形实气强，多湿多痰者”。药用：木贼、厚朴各三钱，半夏、青皮各五钱，苍术、槟榔各一钱，用陈酒两盅，煎八分，露一宿，于未发之先二时，温服。此方燥湿化痰，清透邪热，苟有斯证，用之必验。

# 四九 生地黄

◎生地黄味甘、苦，性寒，入脾、肾、心经，具养血凉血、生津润燥、滋填真阴之功，为濡脾益肾、清心凉肺之要药。生地饶有流通之性，补中兼行，善疗热病津伤烦渴之身热不退，热入营血之高热神昏、身发斑疹，以及血热妄行所致的吐血、衄血、尿血、崩漏等证；亦为内伤不足，惊悸、失眠、劳损、消渴之需；还可疗湿疹、跌仆损伤、痈疽等。

◎《本经》地黄一名地髓，以其入土甚深，得土气至厚，内多浆汁若骨之有髓。地黄能清能滋，清者，清血中之热；滋者，滋不足之真阴。然而地黄的功用还有『通』的一面，所以《本经》除了说生地主『伤中……填骨髓，长肌肉』外，还说它『逐血痹』。《别录》除说它『主男子五劳七伤，女子伤中胞漏下血……补五脏内伤不足』外，还说它能『通血脉』。地黄『逐血痹』究作何解？痹者，闭而不通；血痹，血涩不利，着而不行；是故逐血痹乃是增进血液的运行，以行其痹着之意。地黄并非活血药，何以有此功效？一则因其质润多液，能养血，从而促进血液的流通。即清人邹润安所说的『地黄之用，不在能通而在能养』之意。二则因其兼有苦味。《本经》言地黄甘寒，《别录》补一『苦』字，苦主泄，发泄、发散之意，这就彰显了『通』的一面，所以《别录》说它『通血脉』，是补中兼行之品。唐代医家陈藏器称地黄『蒸干即温补，生干即平宣』，宣剂乃本草『十剂』（宣、通、补、泻、轻、重、滑、涩、燥、湿）之一，宣可去壅，生地平宣，即中和、缓和之宣剂。然余认为生地有流通之性，与其说它平宣，不若说其宣补更为贴切。

生地有“久服轻身不老”（《本经》）之说，晋代医家葛洪在《抱朴子》中将其与茯苓、麦冬等一并列为“仙药”，并说“楚文王服地黄八年，夜视有光，手上车弩”。车弩是古代用机械力发射的一种弓箭，以手上车弩力逾常人。晋唐以降，古人常将地黄作服食之用，例如《千金方》曾以生地汁配合蜂蜜、大枣熬膏，药取中和，平补阴阳，不仅益体，亦且美容。《千金》地髓煎，则以生地黄汁为主，配合鹿角胶、生姜汁、蜜、酒研紫苏子汁熬膏而成，为阴中求阳、补肾填精之良方。载于宋《洪氏集验方》之琼玉膏，系以生地黄汁为主，配合人参、茯苓、白砂糖，用桑柴火熬制而成，功善养阴润肺，扶元培本，对虚劳羸瘦，干咳咯血之证甚为适用。臞仙琼玉膏又在此方的基础上加沉香、琥珀，意在潜纳虚火，消瘀宁络，对上列证候兼见胸中隐痛者更为相宜。

生地于温热病，有伍豆豉、伍犀角、伍石膏、伍麦冬，乃至伍附子等不同的配伍方法，从清温解毒、清心泄热、气营两清、养阴生津到扶正强心，历代医家对其应用不断深化。《肘后》黑膏（生地、豆豉、雄黄、猪脂、麝香）主治温毒发斑，据云“服之毒从皮中出”，可见其清温托毒功用之神奇。方中生地伍豆豉，养阴而不滋腻，透邪而不伤阴。俾营中的邪热转从气分而解，配伍精妙。清代医家柳宝诒取其法，用于温病邪入营血，神昏谵妄，或伏温内发，营阴受灼，邪热不达者。若取鲜生地则清营泄热之力胜，用生地黄则养阴生津之功优，均与豆豉同打，随证用之。生地伍犀角，清心泄热，解毒化斑。生地用鲜品尤妙，以其更具流通之性，能清泄心包络之邪热。观《通俗伤寒论》犀地清络饮（犀角汁、鲜生地、丹皮、赤芍、连翘、桃仁、竹沥、姜汁、鲜石菖蒲汁、灯心），以鲜生地伍犀角为主药，配合轻清灵通之品，清营泄热，涤痰宣窍，治疗温热病热陷包络而神昏者。犀角今已禁用，不妨以水牛角代之。生地伍石膏，如白虎加地黄汤，气营两清。生地伍麦冬，或滋水制热，或滋阴润燥，或濡养胃阴，因证立方。《温病条辨》增液汤（玄参、麦冬、鲜生地），适用于“阳明温病，无上焦证，数日不大便，当下之”者，此证热结液干，津液亏乏，不任攻下。用大剂滋阴润燥如增水行舟，俾塞者复通。《温病条辨》益胃汤（沙参、麦冬、细生地、玉竹、冰糖），适用于温病运用下法后胃阴未复者，方中用生地旨在濡养胃阴。若胃气呆钝，纳谷不思，运用此方可酌加陈皮、佛手花、玫瑰花等芳香醒胃之品更妙。近贤章次公先生对温热病用生地等甘寒药深具卓见，章氏认为：“滋水制热之法，用于热病，意与现代所谓营养法同，其义发于王冰，其风起于明季，至叶氏而益臻完备。”治疗湿温，历代医家注重化湿与泄热，而章氏则将“育阴”列为“治湿温三原则”（扶正、解毒、育阴）之一，认为此能增进营养并预防并发症。举出生地、石斛、麦冬为育阴之要药。当然，此法主要用于湿温化燥之时。而鲜生地“维持水分，养阴解热”，尤为章氏所赏用。章氏还认为湿温易致心脏衰弱，当注意保护心力。强健心脏以附子为要药，但在津液干涸之时，用附子则不相宜，若专滋阴液，则于心脏衰弱无效。“于此可采用两全之法，即以附子与生地同用，则强心滋液，双管齐下，心脏既得维持，津液亦不致于涸矣”。可谓推陈出新。

生地功善凉血止血。血热妄行，衄血色鲜，口干咽燥，可用生地伍生侧柏叶、生荷叶、生艾叶治之；血淋尿血且痛，既频且急，可用生地伍炒山栀、炒黄芩、大蓟、小蓟、滑石、甘草治之；气火升腾，血从上溢，或吐血，或咯血，可用生地伍大黄为主，随证加味。治疗妇人崩漏，《千金》有生地黄汤一方，径取生地、细辛二味，“治崩中漏下，日去数升”者。方用生地黄为主药，清血室之热，养阴制亢，以细辛反佐，行地黄之滞，止中兼行，深得开阖兼济之意。《张氏医通》生地黄黄连汤，治妇人崩漏，燥热瘛疭，脉数盛者。药用：生地黄、当归、芍药、川芎、黄连、黄芩、山栀、防风。在大队凉血止血药中加一味升散之防风作反佐，用意甚佳。须知生地之性，既能养胃以助化物，又可能泥膈，是以古人有用酒浸者；用生地止血，有佐艾叶、佐细辛、佐防风、佐干姜等不同的配伍方法，或止中兼行，或清中兼散，或塞中寓通，或燮理阴阳，以收止血而不留瘀，促进生化之功。细心观摩，可得用生地止血之微旨。

地黄得土气至厚，又能养血。脾统血，宜其为濡养脾阴之要药。糖尿病的三多（多饮、多食、多尿）状类消渴，而尿有甜味，乃脾不敛精、精微外泄之征，因而治脾乃治疗此证之重要环节。脾主运化，前人有“脾宜升则健”之说，故治脾常注重生发脾阳，但糖尿病患者精微外泄，脾阴必伤，故亦当注重濡养脾阴。若阴伤液乏，燥热化火，咽干口渴，心烦口苦，宜生地伍黄连。如《千金》地黄丸（生地黄汁、生瓜蒌汁、黄连、牛羊脂、白蜜），其方专治心脾积热，苦以泄之，寒以清之，甘以养之。倘作汤剂，径取生地、黄连、天花粉为主药，随证立方。若糖尿病日久阴阳两虚，面色少华，口干舌燥，欲饮不多，尿频，大便或干或溏，血糖持续不降者，乃脾伤及肾，可用生地黄 30 ~ 45g，苍术 10 ~ 15g，五味子 5g，浓煎取汁饮之。意在刚柔兼济，益气养血，培脾固肾，以滋化源。

生地为妇人病之常用药，除前述崩漏外，广泛应用于调经、种子、安胎及产后诸病中，伍以他药，或增其力，或济其短，或相得益彰，值得探究。例如《圣惠方》治“妊娠胎动”，用生地黄捣汁，煎沸，入鸡子白一枚，搅服。胎动不安常是胎漏的先兆，生地凉血清热，鸡子白亦有养阴清热之功，且其质黏，有固摄之意，二味同用，允为治疗阴虚夹热、胎动不安的简便良方。《张氏医通》治疗胎漏，有干姜地黄散一方，药用：炮干姜一两，干地黄（切，焙）六两，二味为散，酒服方寸匕，日三服。地黄伍炮姜，旨在养血安胎、温摄冲任。再如治疗妇人营卫不通、月经不调、瘕聚、产后中风等多种疾病之交加散，系以生地黄、生姜各等分，分别取汁，交互用汁浸一夕，各炒黄渍，汁尽为度，末之，每服三钱，酒调下。这一精妙的制法冶苦辛、甘缓、凉润、温通于一炉，收交通阴阳、补中兼通、养营和卫之效，往往不散结而结自散，不通经而经自行，不散风而风自除，是以沿用不衰。

生地凉血消瘀，另据《淮南子》记载，地黄质黏，有续骨之用，宜其为跌仆损伤、伤筋断骨之良药。若损伤打仆瘀血在腹者，可用《肘后》法，独取生地黄汁一味，加酒（米酒）煎服，此法对虚人尤宜。若体质壮实者，用生地伍大黄、桃仁，童便下之。瘀血在上肢，用生地以桂枝为引经药；瘀血在下肢，用生地以牛膝为引经药。欲消瘀肿，加苏木、泽兰；欲散瘀热，加黄芩、天花粉；欲续骨伤，加地鳖虫、煅自然铜；欲止伤痛，加乳香、没药；如此等等，随证取用。若论外治，打仆损伤及痈疽初起，用生地黄熬膏敷于局部，均可收消肿定痛之效。可见内服、外治，理无二致。

# 五〇 熟地黄

◎ 熟地黄味甘如饴、微苦，性温，入脾、肾经，具滋阴补血、益精填髓、补肾中元气之功。为虚劳、贫血、腰膝酸软、遗精阳痿、消渴、肾虚喘促、崩漏、不育不孕等证之要药。其味厚气薄，阴中涵阳，在滋填中有通利血脉之功。

◎ 熟地黄由生地黄九蒸九晒而成，补血填精无出其右。王好古言其还能『补肾中元气』，堪称卓见。盖阴阳互根互藏，精气相抟，密不可分。阳生阴长，气能生血；阴能生阳，精化为气，乃理所必致，王氏此说很有临床指导意义。嗣后擅用熟地的张景岳在《本草正》中称熟地『专补肾中元气，兼疗藏血之经』，附和王氏之说，并加以引申发挥。殆至清代，许豫和《怡堂散记》对熟地的药用价值详加阐释：『地黄，纯阴之品。火与日，阳也，蒸晒九次，阳之极也。从阳引阴，从阴引阳，成交泰之象，其色绝黑，其液尽透，大有阳生阴长之义。仲景八味丸用作阴中补阳之药，盖阴之体，阳之用也。桂附之力依熟地之力以为助，故无灭裂之患，是用药相制之法也。』所见甚是。惟地黄『纯阴』，当作阴中涵阳理解则义更完备，经蒸晒九次，益增阳之用也。

熟地黄补肾中元气，是以可用于气脱证。张景岳所制之贞元饮，即为此证而设。适用于“气短似喘，呼吸促急，提不能升，咽不能降，气道噎塞，势剧垂危者”。药用：“熟地黄七、八钱，甚至一、二两，炙甘草一、二、三钱，当归二、三钱，水二盅，煎八分，温服。如兼呕恶或恶寒者，加煨姜三、五片，如气虚脉微至极者，急加人参随宜，如肝肾阴虚，手足厥冷，加肉桂一钱。”张氏认为“妇人血海常亏者最多此证”，可见有形之精血亏损致气无所依也。盖呼出于心肺，吸入于肝肾，精气互藏，精血衰则气衰，衰之极则气将欲脱，故用熟地大力以挽之。气虚补气，气脱则参用镇摄，是为常法。此则从精与气的互化互生着眼，以熟地益肾扶元为主，开后人治气脱另一法门，影响深远。当归善养血亦能温经，助熟地以益精气。《活法机要》曾谓“熟地、当归合用名补髓剂”，其说可供参考。

咳喘为肺系疾患，若动则尤甚，气短不足以息，心悸不安，喘逆不平，古人责诸肾不纳气。肾不纳气的概念包含心气不足在内，以心肾同属少阴，功能相互影响，若细加辨析，治心、治肾依然各有侧重点。肾不纳气的喘逆常伴见痰涎上涌，瞬间痰量甚多，肾虚则水泛为痰。以张景岳所制金水六君煎为例，此方“治肺肾虚寒，水泛为痰，或年迈阴虚，血气不足，外受风寒，咳嗽呕恶，多痰喘急等症”。药用：“当归二钱，熟地三、五钱，陈皮一钱半，半夏二钱，茯苓二钱，炙甘草一钱，水二钟，生姜三、五片，煎七、八分，食远温服。”意在标本兼顾，盖非归、地不能填精血、益肾气，非二陈不能导痰饮下趋。清人王孟英对熟地治咳喘的适应证辨析入微，“脉细痰咸，阴虚水泛，非此不为功”，若泛泛用之即难奏功。《王氏医案》载一妇人，“久患痰嗽碍卧，素不投补药”，具上述脉证，故“非补不可，与大剂熟地药，一饮而睡”。脉细表示血虚，痰咸乃肾虚水泛之征，二者兼见，为用熟地之的证。当然，“痰咸”亦不可过泥，审系肾虚痰涌，阴虚血少，熟地亦可放胆用之，伍入海蛤壳、牛膝、沉香、五味子、泽泻等，镇摄与导饮兼施，疗效可稽，识者鉴之。李时珍称熟地“补五脏内伤不足”，肾、脾二脏为先、后天之本，用其滋补的机会尤多。例如肾阳虚以其与附子、肉桂并用，刚柔相济，阴中求阳；肾阴虚以其与山萸肉、枸杞子并用，滋阴和阳，温润柔养。用熟地补脾，主要是濡养脾阴，伍入少量干姜以助运化，动静结合，燥湿互济，尤为温理脾阴之良法。张景岳理阴煎（熟地、当归、干姜、炙甘草），立法精到。盖脾阳虚衰宜用理中，若劳倦内伤，真阴耗损，岂是所宜？故非温理脾阴不可。此方适用于面黄少华，形瘦神疲，食后胀满，腹中作痛，妇人经迟血滞等证。至于脾肾双补，黑地黄丸（苍术、熟地、干姜、五味子）堪作范例。脾恶湿，用苍术、干姜振脾阳、化湿邪；肾恶燥，用熟地、五味子益精血、敛阴液；刚柔相济，脾肾均可受益。适用于形瘦无力，房室虚损，舌质淡胖，脉虚弱之候，还可用于血虚久痔。笔者经验，老年人脏腑功能衰减，若贫血、肢寒欠温、心律失常者，用红参、黄芪、桂、附之属温阳强心或可收暂效，久则生弊端。不妨用炒苍术 10g、大熟地 30 ~ 45g，煎汤代茶频服，能增进食欲，益气生血，进而纠正心律失常。王道无近功，多服自有益，当持之以恒。

熟地黄常用于治疗崩漏、消渴等证。治疗崩漏，暴崩宜补，久漏宜清宜通，所以暴崩多用之，治漏下非其所长，相机而行。治暴崩缓不济急，审系气不摄血，余常以理中汤（干姜用炮姜）加大剂熟地而获验。消渴用熟地，主要是肾精亏虚之候，或口渴、尿频，上有淫热，下焦虚寒，水火不交之证。《圣惠方》治小便数而多，以龙骨、桑螵蛸、熟干地黄、天花粉、黄连各等分，捣细罗为散，每于食前，以粥饮调下二钱。此方以熟地、龙骨、桑螵蛸温滋、温固下元，黄连、天花粉清泄、清润心肺，收水火既济之功，对今之糖尿病治疗很有启发。

熟地有泥膈之弊，得砂仁则不泥；熟地有满中之嫌，得茯苓则补中兼行；相制相须，避其短而用其长。然而用大剂熟地补下启中，竟能治疗臌胀危症，乃当代已故名医陈继明之创获。先生治一例肝硬化腹水，腹胀如鼓，形瘦骨立，二便艰涩，脉沉弦而数，用生黄芪、天冬、麦冬、楮实子、泽兰、益母草、白术、石见穿、糯稻根、郁李仁等补益气阴、化瘀利水之品不应，转用熟地 120g，配合肉苁蓉、黄芪、珠儿参、北沙参、楮实子、阿胶、鸡内金、白茅根为方，连进六剂，二便通利，腹水竟消十之六七，且舌润津回，纳谷转增。继予原方加减调理，腹水消退，诸症改善。王冰曾谓："塞因塞用者，乃下焦气乏，中焦气壅，欲散满更虚其下，欲补下则满甚于中，治不知本而先攻其满，药入或减，药过依然，气必更虚，病必更甚，乃不知少服则资壅，多服则宣通，峻补其下以疏启其中，则下虚自实，中满自除。"此证用大剂熟地以补为通，是以获验。联想到熟地能补肾中元气以启生机，滋养五脏振奋其功能，又多一层悟境。当然，此是肝肾精血亏损之候，若下焦阳虚，当温阳启中，又在不言之中。

# 五一 牛膝

◎牛膝味甘、苦、微酸，性平，入肝、肾经。具滋肾养肝、强筋健骨、活血通络、利窍通淋之功。为腰膝酸痛、下肢痿软、筋脉拘挛、妇人经闭、沙石淋、血淋等证常用之药，还能消肿解毒，治痈疽恶疮。

牛膝的功用，《本经》《别录》既言其“补”，又言其“通”。言其补则曰“久服轻身耐老”“补中续绝，填骨髓……益精利阴气”。言其通则曰主“寒湿痿痹，四肢拘挛，膝痛不可屈伸，逐血气……堕胎”，主“妇人月水不通，血结”。既益精续绝，又活血散结，其故何也？李时珍释之曰：“大抵得酒则能补肝肾，生用则能去恶血。”生则性锐能通，熟则性缓能补，其说有一定道理，但终难令人服膺。笔者以为欲明牛膝之性能，首当厘清其性味。观诸家本草著作，多言其味苦、酸，性平；而神农言其“甘”（《纲目》引吴普说）。当代老药工经验指出，怀牛膝“无臭，味淡微甜”“以身干、皮细、肉肥、身长、色灰黄、味甘者为佳”，川牛膝“无臭，味甘微苦”（见《中药材手册》）。明言牛膝之佳者，肉肥味甘，与古说相呼应，殊觉信而有征。牛膝根直下生，入土甚深，得土气至厚，质润多液，以其一味为方，古有地髓汤之称，则其能滋养脏腑经络，夫复何疑！牛膝功在润养，性则通利下行，故能滋液起痿、解痉舒挛。因其增液能助血液之流通，干血得之能润，污血得之能去，故又能逐血结、通经闭。明乎此，牛膝之功用可扼其要。

金元诸家常用牛膝治疗痿证。刘河间《保命集》牛膝丸，“治肾肝损，骨痿不能起于床，筋缓不能收持，宜益精缓中”。药用：牛膝（酒浸）、萆薢、杜仲（炒、去丝）、苁蓉（酒浸）、防风、菟丝子（酒浸）、白蒺藜各等分，桂枝减半，上细末，酒煮猪腰子捣丸，桐子大，空心酒下五七十丸。“益精补中”乃《本经》所述牛膝之功用，凡气血化源不足，肝肾亏损，骨失所养，筋失所荣之痿证，牛膝为必用之品；肉苁蓉、菟丝子益肾填精；萆薢健骨，兼祛着骨之湿热；防风运行卫气，俾药力达于周身；蒺藜、桂枝辛开络痹，促进痿废的络脉功能的恢复。猪肾血肉有情，益增全方补肾之力。此方药无虚设，用意颇深。朱丹溪《丹溪心法》补肾丸，“治痿厥之重者”，药用：干姜二钱，黄柏（炒）、龟板（酒炙）各一两半，牛膝一两，陈皮半两，共为末，姜汁（或酒）和丸，桐子大，每服七十丸，白汤下。方用黄柏强阴坚骨，龟板滋填肾精，辅以牛膝强筋健骨，以利腰膝。至于干姜辛辣，开通经络，与牛膝丸用蒺藜、桂枝意颇仿佛。二方一着眼温养，一着眼苦坚，可为证之偏阳虚、偏阴虚者立法，当知择用。

妇人经闭不行，关乎冲任二脉，冲为血海，任主胞胎，冲脉不盈，任脉不通，经汛不行必然络脉干涩。牛膝能润能通，正可随证佐用。《产宝》疗“月经不通，腹中痛”，药用：牛膝六钱，大黄、桃仁（去皮尖、双仁，炒）、细辛各五钱，川芎、当归各四钱，水蛭三钱（糯米炒黄），共为细末，炼蜜丸如梧桐子大，每服二十丸，空心温酒下。此证显系风冷客于胞内，以致瘀血内结者。用牛膝引领桃仁、大黄、当归等，意在润下；水蛭咸苦，潜消宿瘀；川芎下行血海，理血中气滞；细辛辛香透络，散寒止痛，适用于瘀结成癥之候。《妇人大全良方》牛膝散，“治妇人月水不利，脐腹疠痛”。药用：牛膝一两，桂心、赤芍药、桃仁、延胡索、当归、牡丹皮、川芎、木香各三分，共为细末，每服方寸匕，温酒调下，食前服。此证缘“风冷客于经络，搏于血气，血得冷则壅滞，故令月水来不宣利也”，亦即气血逆乱、经行不畅致腹中疼痛之候。用牛膝润养达下，以利经行，伍入当归、赤芍、川芎、桃仁、丹皮和血散瘀；肉桂、木香、延胡索散寒、行气、镇痛，气行则血行，血行则气不滞，是以气血兼调。此证内无宿瘀，无须大黄、水蛭之攻逐。《妇人大全良方》还用牛膝治室女经闭，如柏子仁丸（柏子仁、牛膝、卷柏、泽兰、续断、熟地），适用于室女“经候微少，渐渐不通，手足骨肉烦疼，日渐羸瘦，渐生潮热，其脉微数”者。究其病机，乃“阴虚血弱，阳往乘之”，其血脉之干涩，固不待言，亟当益肾阴、滋化源、润血脉，以浚源头。牛膝既能配合柏子仁、熟地润养，又能配合卷柏、泽兰利血脉以通经闭，正是所宜。此外，《妇人大全良方》治寒客胞宫，血凝不行，绕脐腹痛之温经汤（当归、川芎、芍药、桂心、牡丹皮、莪术、人参、牛膝、甘草）亦用牛膝，推其用意，取其通利下达，引领诸药以奏温经散寒、化瘀止痛之功。

牛膝滑能养窍，通可利窍，又善于下行，故为治淋之妙品。《肘后方》“治小便不利，茎中痛欲死”，用“牛膝一大把并叶，不以多少，酒煮饮之”，并云此方“兼治妇人血结腹坚痛”。明言牛膝生用，能散血结、通淋止痛。嗣后，牛膝治淋证沿用不衰。牛膝有怀产、川产以及土牛膝之分，当明其中之差异。杨士瀛《直指方》云：“小便淋痛，或尿血，或沙石胀痛，用川牛膝一两，水二盏，煎一盏，温服。一妇患此十年，服之得效。杜牛膝亦可，或入麝香、乳香尤良。”（引自《纲目》）李士材《本草通玄》谓：“按五淋诸症，极难见效，惟牛膝一两，入乳香少许煎服，连服数剂即安。”川、怀牛膝均可通利血脉，功用相近，惟怀牛膝以润养为胜，川牛膝偏重化瘀利水。杜牛膝即土牛膝，善疗喉痹，功在破血解毒，能疗败精淋浊，清代叶天士赏用之，观《临证指南医案·淋浊》门，叶氏治败精浊瘀阻窍，小溲淋痛，认为徒清湿热、利小便，无效，可用“鲜杜牛膝根，水洗净，捣烂绞汁大半茶杯，调入真麝香一分许，隔汤炖温，空心服”。“以麝香入络通血，杜牛膝开通血中败浊也”。于此可知土牛膝具通瘀化腐、解毒通淋之功。余曾制牛香汤，取川、怀牛膝（各）15～20g，生明乳香 5～10g，车前子（炒，包）15g，用于血淋尿色发红，夹有紫暗血块，溲时不爽，疼痛，或伴见少腹硬满之候，亦治沙淋、石淋，颇为应手。对于前列腺肥大、发炎，在辨证论治方药中参用牛膝亦验。

张景岳《本草正》谓牛膝“走十二经络，助一身元气”，不仅“通膀胱秘涩”，还能治“大肠干结”，亦彰其用。张氏所制济川煎（当归、牛膝、肉苁蓉、泽泻、升麻、枳壳），治“病涉虚损，而大便闭结不通”，用牛膝治虚秘，所见甚是。牛膝不仅养肝、通肝脏血脉，还能镇肝，治风阳上旋之候。近贤张锡纯认为，《别录》谓牛膝除脑中痛，李时珍谓其治口疮齿痛，“盖此等证，皆因其气血随火热上升所致，重用牛膝引其气血下行，并能引其浮越之火下行，是以能愈也。愚因悟得此理，用以治脑充血证，伍以赭石、龙骨、牡蛎诸重坠收敛之品，莫不随手奏效”。其治中风，所制镇肝熄风汤，怀牛膝竟用至一两（30g）之多，为独到之经验，可供参酌。一般而言，肝阴不足，肝逆犯胃，风阳上扰，头晕目眩，耳鸣，肢麻，呕恶，用牛膝伍代赭石、白芍、豨莶草、桑寄生等，配合二陈汤降逆和中可以收效。

## 五二 紫菀

◎紫菀味辛、甘而苦，性温，入肺、胃经，功善宣肺润肺，化痰止咳，下气降逆，制酸和中，为咳嗽、喘逆、痰血、脘痛泛酸、虚热喉痹等证常用之药，还能通利小便，开肠痹以疗便秘。

◎紫菀质地柔软，微有香气，色紫入血分，为肺经血分之药。究其功用不出苦辛散结、甘缓润降两端。《本经》称其主『咳逆上气，胸中寒热结气』，说它能散能降；《别录》言其主『五劳体虚，补不足』，说它能润能补；随证参用，不可偏废。《斗门方》有用紫菀一茎，洗净纳入喉中以取恶涎疗『缠喉风喉闭』的记载，缪仲淳《本草经疏》便说它『辛散之功烈矣』，有失公允，终不若李士材《本草通玄》说紫菀『辛而不燥，润而不寒，补而不滞』为切当。

◎肺司开阖，用紫菀治咳嗽，咳逆上气，其意在『开』，取其宣通肺气以开肺痹，温润肺脏以利排痰，改善肺循环，消散肺郁血。姑以其伍射干、伍白前、伍百部之法略作阐述。

紫菀伍射干，寒温并施，辛开苦泄，适用于咳逆上气，咽间痰鸣之候，常配合麻黄、杏仁、橘红、银杏肉、甘草之属。夹寒或痰如稀水，加细辛；夹热而喘逆不平，加桑白皮、黄芩。小儿哮喘，咽间鸣声不断，冬令经常发作，用此法甚验，痰多者加莱菔子化痰消食尤妙。紫菀伍白前，采自《千金》白前汤（白前、紫菀、半夏、大戟），此方原为"咳逆上气，身体肿，短气胀满，昼夜倚壁不得卧，咽中作水鸡鸣"而设，乃肺气壅遏，气化不行，饮邪停聚之重症，故用其宣通肺气，泄化水饮。一般咳嗽痰多，胸闷气急，大戟无须用之，仅取紫菀伍白前下气化痰即可。风寒外感咳嗽频仍，余常在杏苏散中加用紫菀、白前，收效颇佳。紫菀伍百部，一开一阖，止咳化痰，久咳不已宜之。《本草图经》载一方治"久咳不瘥"，用"紫菀、款冬花各一两，百部半两，捣罗为末，每服三钱，姜三片，乌梅一个，煎汤调下，日二，甚佳"。久咳肺气失肃，但痰浊未清，开阖兼施最宜。方中紫菀伍百部，以及生姜之辛散，配合乌梅之酸收，均是开阖兼济之意。至于款冬花一味，《千金》曾用其与紫菀相伍，治疗"三十年咳嗽"，以久咳则肺燥，取其润肺消痰，此方参用此意，止咳之功更胜。

《别录》称紫菀"治咳唾脓血"，可知其有解毒行瘀之力。《本草从新》谓其"专治血痰，为血劳圣药"，示其有宁络止血之效。以余观之，紫菀所主之咳嗽痰血，以咳剧者最宜，是以镇咳为首务，止血之功次之；换言之，若咯血而咳不甚，未必要用紫菀，盖镇咳则减少肺络之震动而血自宁。古人治肺痨，咳嗽痰血，骨蒸潮热，在清金保肺方中常用紫菀，主要取其润肺止咳，兼能宁络止血。若咯血量多，不妨以紫菀与茜草相伍，茜草不仅消瘀止血，亦有镇咳作用。王海藏《医垒元戎》紫菀汤（紫菀、人参、知母、桔梗、贝母、甘草，或加五味子，或加茯苓，或加阿胶），适用于虚劳肺痿，咳嗽痰血者，此方旨在养阴润燥、清肺宁络，肺痨咳剧者可以用之。

紫菀能通小便，亦能通大便。《千金方》"治妇人卒不得小便"，用"紫菀末，井华水服三指撮，立通，血出，四五度服之"。明人李士材《本草通玄》谓，紫菀"非独用、多用不能速效，小便不通及溺血者，服一两，立效"。可证其有行膀胱气化及消瘀双重作用，惟多用有效乃是实践有得之言。用紫菀通大便出自宋人史载之，其用紫菀研末服，治愈一例迭治不愈的便秘症，一时传为佳话。盖肺与大肠相表里，紫菀能润肺燥即能润肠燥，肺气开则大便自行。清人叶天士用紫菀通大便引入了“肠痹”这一概念，其能开肺痹即能开肠痹，所谓病在下，取之上。肠痹是指食下䐜胀，大便气塞不爽，小便短少，腹中作痛的一类病证。《临证指南医案·肠痹》董某一案，高年疟后，内伤食物，腑气阻痹，浊攻腹痛，二便不通，渴思冷饮，诊脉右部弦搏，系大小肠气闭于下，当开提肺气，“肺主一身气化，天气降，斯云雾清，而诸窍皆为通利”。药用：紫菀、杏仁、瓜蒌皮、郁金、山栀、香豉。观此方全从上焦取法，着意宣展气化。紫菀能通利二便，伍入杏仁、郁金，开肺痹之力胜；山栀解心肺郁结之热，兼通小肠热结；瓜蒌皮涤上焦垢浊，兼通大肠秘结，襄助成功。另有沈某一案：“湿结在气，二阳之痹，丹溪每治在肺，肺气化，则便自通。”药用：紫菀、杏仁、枇杷叶、土瓜蒌皮、郁金、山栀皮、枳壳汁、桔梗汁。二阳，指阳明胃与肠。此案用药与上案近似，惟肠痹系因湿阻气分，故参入枳壳汁、桔梗汁以流气化湿，可见肠痹因湿阻者，仅用紫菀、杏仁之属力有未逮。

脾宜升则健，胃宜降则和，从宣畅肺气入手，调理升降，和降胃气以疗胃病。江苏已故名医黄一峰常以紫菀伍桔梗组方，别具巧思，如其治童某，男，46岁，“胃病多年，经常胃痛，甚则牵引胸胁之间，咳嗽气逆，喜太息，嘈杂，大便干结，舌苔薄腻，脉濡软……辨证为肝气不和，肺气不宣，胃失和降，浊滞内阻。拟予宣肺理气，消胀泄浊。”药用：生紫菀6g，桔梗5g，紫苏梗9g，川楝子9g，吴茱萸1.5g，炙刺猬皮9g，鸡内金9g，瓜蒌仁15g，山楂12g，神曲12g，良附丸12g（布包）。药后获验（见《黄一峰医案医话集》）。临床常见的食管炎，或因过食辛辣炙煿或过烫的饮食，或因情怀不适，郁结化火而胆胃逆行等因素所致，余在临证中运用生紫菀治疗此证有效，以其不仅能解郁镇痛，还能制酸和中；且其质柔，有护膜之功。对于胸骨或剑突下有烧灼感或烧灼样疼痛，嗳气泛酸者，可伍入紫苏梗、郁金、丹参、菝葜、蒲公英、枇杷叶等治之。亦有因酸苦之水反流，患者有烧心疼痛感，甚而引发心律失常者，便当心胃同治。细思此类证候的机理，与高世栻《医学真传》“胃络与心包络不相通贯”之说近似。盖郁热、酸涎上犯则络脉不通，络脉不通则气化不行，热郁心包则心脉不畅，遂可导致心律失常，亟当制酸、泄热、解郁、通络。取紫菀辛润通络，制酸和中，配合川楝子清心包之热、和络止痛，丹参、郁金和血解郁，此为笔者常用之法。若热郁殊甚，口苦，酸涎量多，宜加入豆豉、炒山栀，并以炮干姜作反佐，收效尤著。

# 五三 车前子

## （附：车前草）

◎ 车前子味甘淡、性寒，入肺、脾、肝、肾经，功善清热利尿、渗湿止泻、养阴润燥、化痰镇咳，为小便淋涩、水肿胀满、泄泻、目赤、目生障翳、痰热咳嗽等证常用之品。车前子利水而不伤阴，化气启窍而不伤气，功用优异。

◎ 早在《诗经》就有《芣苢》一篇，诗中写道：『采采芣苢，薄言采之；采采芣苢，薄言有之。』芣苢，即车前，古人相信它的种子可以治妇女不孕，可见远古的风气。《本经》载其『久服轻身耐老』，《别录》称其『强阴益精，令人有子』，均是实践经验的总结。然而车前子又是利水之品，《本经》言其主『气癃止痛，利水道小便』，提示其能入气分而行气化，有通淋止痛作用。车前子既补又通，其质滑而黏稠，能养阴益精，益精即能强肾，肾主藏精乃先天之本，人之生育功能系之。冲为血海，任主胞胎，妇人调经种子注重调理冲任二脉，冲任隶属肝肾，与肾气的盛衰息息相关。车前子益肾化气以调冲任，若冲任虚衰，车前子之补，助胞宫摄精成孕；若胞宫不洁，车前子之通，能清泄瘀浊，启宫以助孕，其妙用如此。

《别录》称车前子“养肺”，可证其能上行。《医林纂要》还说它“润心肾”，突出了它的濡润之功。车前子不仅润肺，且可祛痰止咳，显示其既补又通的特性。车前子的清肺作用不见于《本经》《别录》，乃是后世医家的发现。清人汪昂《本草备要》载其“清肺肝风热，渗膀胱湿热”。说它清风热，而不是散风热，一个“清”字极有斟酌，以其无发散之力故也。究之车前子祛痰，亦因其质滑，滑可去着，使痰涎易于咯出、排泄之意。滋阴伤之肺燥，祛留着之痰热，车前子镇咳之用在此。吾师朱良春曾拟五子镇咳汤治百日咳，药用：天竺子、白苏子、车前子各6g，甜葶苈子4g，六轴子1g，百部8g，甘草3g，煎服。百日咳又名顿咳，较为顽缠，此方融下气、涤痰、镇咳之品为一方，开阖兼施，肃降肺气，故能建功。方中用车前子者，取其能解痉、滑痰、宁嗽也。

车前子善治淋证，无论石淋、血淋、气淋，咸可相机用之。治疗“石淋作痛”，《肘后方》用“车前子二升，以绢袋盛，水八升，煮取三升，服之，须臾石下”。治疗石淋，当注重“开郁行气，破血滋阴”（《金匮翼》），开郁行气有助于散结，推动结石下行，结石内阻则致瘀，故当破血；热结则伤阴，水道干涩，故当滋阴。《肘后方》用一味车前子赖其行气化、滋阴液、利水道，滑可去着，以利排石，亦可随证参用金钱草、海金沙、郁金、牛膝、冬葵子等以治之。治疗血淋，《普济方》用“车前子晒干为末，每服二钱，车前叶煎汤送下”。血淋多系膀胱积热，热迫血溢，车前子虽能泄热通淋，而乏凉血之功，车前叶凉血止血，正可济其不足，倘用新鲜的车前草捣汁，送服车前子末尤妙。气淋以小腹痛、尿涩不爽、常有余沥为特征，乃气闭不能化水之故。若系气壅闭塞不行的实证，当以沉香、青皮、陈皮、牛膝、王不留行等宣通气血的瘀滞，配合车前子、冬葵子通淋利尿以治之。若系气虚气馁小便不利之虚证，不妨用《证因脉治》之人参车前子汤，径取人参、车前子二味，酌量煎服。总之，气淋无论属虚属实，车前子均可酌用。此外，《古今医统》有车前滑石散“治诸淋闭涩不通”，药用“车前子、滑石各一两为末，服一钱，食前，米饮调，日三服”，可作治诸淋之通治方视之。

古人用车前子明目，或取其清肝，或取其滋肾，或取其泄热，因配伍之异而展现不同的变化。《圣惠方》治风热两目涩痛，取“车前子、宣州黄连各一两，为末，食前温酒下一钱，日二服”。车前子能清肝经风热，配合黄连之苦泄，清热之力倍增。肝开窍于目，肝热清则目赤、目涩作痛自除。而“久患内障”，《圣惠方》则用“车前子、干地黄、麦门冬等分，为末，蜜丸如梧子大服之，屡试有验”。此种内障，当系肾阴亏虚，肝血不足所致。方中地黄、麦冬为养血滋阴之品，但常有泥膈之弊，车前子补中兼行，既可行养阴药之滞，亦可增其养阴之力，还能导邪热从小便而出，邪去正安，补药更为得力。动静结合，突显配伍之妙。《和剂局方》驻景丸，为补虚明目之名方，治肝肾俱虚，视力减退，眼常昏暗，视物昏花，或生障翳，迎风有泪。药用：车前子、熟地黄（酒蒸，焙）各三两，菟丝子（酒浸）五两，为末，炼蜜丸梧子大，每温酒下三十丸，日二服。自《千金》倡用车前子、菟丝子等种子类药物益精明目以来，蔚成风气。苏颂云：“车前子入药最多，驻景丸用车前、菟丝二物蜜丸食下服，古今以为奇方也。”盖二味同用能平补阴阳，利水道，固精气，药性中和，久服无弊；且二味补中寓通，能引精气上注以养目，故功用神奇，再配合熟地滋填肾精，其效更宏。

李时珍称车前子“止暑湿泻痢”，凡湿胜而致泄泻，利小便即可实大便，车前子可以用之。书载“欧阳公常得暴下病，国医不能治，夫人买市人药一帖，进之而愈。力叩其方，则车前子一味为末，米饮服二钱匕，云此药利水道而不动气，水道利则清浊分，而谷藏自止矣”。单方出奇制胜有如此者。近人张锡纯制薯蓣芣苢汤，“治阴虚肾燥，小便不利，大便滑泻，兼治虚劳有痰作嗽”。取“生山药（轧细）一两，生车前子四钱，上二味，同煮作稠粥服之，一日连服三次，小便自利，大便自固”。张氏认为：“山药能固大便，而阴虚小便不利者服之，又能利小便。车前子能利小便，而性兼滋阴，可为补肾药之佐使，又能助山药以止大便。况二药皆汁浆稠黏，同作粥服之，大能留恋肠胃，是以效也。”此方寓药疗于食疗，构思精妙。以车前子伍山药，对气阴不足者，既能止泻，又能镇咳，可谓深明其性矣。惟伤食腹泻，当以化滞清肠为主，不宜急于止泻，车前子非所宜也。

张氏称车前子“可为补肾药之佐使”，在济生肾气丸、五子衍宗丸中可得到验证。济生肾气丸由肾气丸加牛膝、车前子而成，主治肾虚腰重脚肿，小便不利。其证肾阳衰惫，气化不行，水湿下趋，是以腰际重着，下肢浮肿。用肾气丸温阳化气固是，惜乎导引利水之力不足，故加入牛膝、车前子达下，助肾气丸以行气化，导水湿从前阴而出，而收消肿轻身之效。况车前子本可益肾，用其作肾气丸之佐使，诚为不可轻易之良药。五子衍宗丸载于明·张时彻《摄生众妙方》，为填精种子之良方。药用：甘州枸杞子八两，菟丝子八两（酒蒸捣饼），辽五味子二两（研碎），覆盆子四两（酒洗，去目），车前子二两（扬净），上药焙晒干，共为细末，炼蜜丸梧子大，每服空心下九十丸。并称“男服此药，添精补髓，疏利肾气，不问下焦虚实寒热，服之自能平秘，旧称古今第一种子方”。诸子甘润酸收、养之、敛之，钟聚精气，以益下元。车前子尤具流动之性，作佐使之用，既可行诸补药之泥滞，又能祛邪热、清水道，复肾之封藏之职，通以济涩，此之谓也。

## 附：车前草

车前草味甘、性寒，入肝、脾、膀胱经，多采其全草晒干后用之，若用鲜者尤妙。其汤汁稠黏而滑利，能补能通。《别录》称其主“金疮，止血衄鼻，瘀血血瘕，下血，小便赤，止烦下气，除小虫”。甄权又言其“能补五脏，明目，利小便，通五淋”。通淋利尿之功与车前子相近，但凉血止血、消瘀散肿之功独胜。

《外台》引张文仲治石淋方，以车前草一味浓煎饮之；《全幼心鉴》治小儿初生，尿涩不通，用车前草捣汁，入蜜少许灌之，均是寒以胜热、滑可去着之义。《千金》治金疮出血不止，捣车前草汁敷之，出血即止。是其能凉血散血之明验也，故亦可用于鼻衄、血淋等证。车前草之消瘀血，是因其滑利流通，增血中之液以利血行，与生地“逐血痹”义近。车前草治肝热目赤有效，若肝阳上亢，心烦易怒，眼压偏高，不妨以车前草代茶饮，持之以恒，可见效机。车前草消痈解毒，可用于急性扁桃体炎的治疗。吾邑某喉科专家，治此证喜用鲜车前草为引，盖以其能滑痰、清热、凉血消肿也。笔者治小儿尿道口发炎，用鲜车前草煎服，另以其汁外搽，甚验，勿以平淡忽之。

五四

# 连翘

◎连翘味苦、性平，入肺、心、胆经。其气清芬，其性轻扬，凉而能散是其所长。其能散在表之风热，透发胸膈之郁火，清心除烦，清胆疏肝。连翘功善散结，李东垣称其『散诸经血结气聚』，可用于风毒、热毒、痰毒结而不散之候，结散则热自解、毒自化、肿自消，故风热感冒、喉痹、风疹、痈疽肿毒、瘰疬、瘿瘤诸证，悉可用之。又能疗热淋尿闭，亦是清热散结之功。

《本经》称连翘主“寒热鼠瘘瘰疬，痈肿恶疮瘿瘤，结热蛊毒”。在古代连翘主要用于瘰疬结核、瘿瘤与外疡。上溯汉唐，下及宋、金元、明诸代，历代医家运用连翘治疗上列疾病，配伍极尽变化，可以从中获得很多有益的启示。《千金方》载有两则五香连翘汤，一则“治一切恶核瘰疬，痈疽，恶肿患”。药用：青木香、沉香、丁香、薰陆香、麝香、连翘、射干、升麻、独活、寄生、通草、大黄。另一则主治小儿风热毒肿，肿色白，或有恶核瘰疬、附骨痈疽。其组成乃上方裁去独活、寄生、通草，增入麻黄、黄芩、海藻、枳实、竹沥。观其主治，恶核、恶肿，连用两个“恶”字，则其病因乃非常之毒，可以想见。方中除了芳香利窍、辟秽解毒外，还要通过开表、通里诸法来排泄毒素。其毒未必尽是阳毒，毒肿色白，当在半阴半阳之间。诸香属阳，可化阴毒；连翘苦平，能解阳毒；连翘与诸香相伍，正可化半阴半阳之毒。再观方中配伍之妙，连翘得独活消风散肿，得射干化顽痰结毒，得海藻散结软坚，还可用于瘿瘤的治疗。凡此均具巧思，为后人垂范。迨至宋代，《杨氏家藏方》载有连翘散“治瘰疬结核不消”，连翘之配伍令人耳目一新。其方取连翘、鬼箭羽、瞿麦、炙甘草各等分，共为细末，每服二钱，临卧米泔水调下。瘰疬结核多与少阳郁火有关，连翘既能清胆火，又能散结，故为当选之要药。鬼箭羽活血消癥，瞿麦破血消肿，连翘与二味并用，消瘀化坚之功胜，更以甘草和之缓之，是以能消瘰疬结核于无形。此为化瘀散结法，较之《千金》又有了发展。迨至明代，《证治准绳》载有保命连翘汤专治瘰疬，药用：连翘、瞿麦各一斤，大黄三两，甘草二两，作散剂，每用一两，煎分两次服。此方沿用了连翘与瞿麦配伍之法，更加大黄通泻，为瘰疬坚肿不消，热毒偏盛之证而设。嗣后，金元医家李东垣在《兰室秘藏》中云，连翘散诸经血结气聚，乃“十二经疮中之药，不可无也”。其所制之连翘散坚汤（连翘、柴胡、龙胆草、土瓜根、黄芩、当归尾、芍药、三棱、莪术、黄连、苍术、炙甘草），专治瘰疬、马刀，无论已溃未溃皆宜。此方以连翘伍柴胡、龙胆草，益增清泻少阳郁火之力，而连翘伍三棱、莪术，意在消癥化坚。方药力宏，可资参考。

药物的功用，方剂的适应证，都是在不断的实践中有新的发现。《类证活人书》连翘散（连翘、防风、山栀、炙甘草），本为小儿外感热病而设，其证表热未解，里热已起，小溲色黄。连翘伍防风，可以透达表邪，解肌清热；连翘伍山栀，表中兼清，并能导邪热从小便而出；既无过汗之弊，又无凉遏之嫌，方药简洁，用意甚佳。迨至元·齐德之《外科精义》，此方移用治“疮疡疖肿，一切恶疮，疼痛烦渴，大便溏泄，虚热不宁”者。盖连翘原可解毒疗疮，此方具清透、清泄解热之功。热清毒化，外疡遂已。然必是疮疡阳证方宜，阴疽切勿轻尝。连翘为十二经疮家圣药，历代用其治疗外症的方剂不胜枚举，仅就《证治准绳》收载者略示其例。治疗乳痈，连翘饮子是为良方，此方取连翘、川芎、全瓜蒌、皂角刺、橘叶、青皮、桃仁、甘草各二钱，煎服。若乳痈已破溃，加人参、黄芪、当归；未破溃加柴胡、升麻。乳痈多属肝胃二经之病变，连翘清肝胆之热，解肝经之郁，化胃中湿热，故为常用之药，配合理气通络、化瘀散结之品，可促乳痈尽快消散。至于破溃后加参、芪、当归，又示人连翘与其同用可托里排脓。治疗疔疮初起，身发寒热，予内托连翘散以治之。药用：连翘、白芷、生地、赤芍各一两，大黄、山栀、薄荷叶各七钱，朴硝二两，黄芩半两，甘草一两半，共为粗末，每用一两，酌加灯心草、竹叶煎服。其人喘者加人参少许。疔疮早期，热毒正盛，观此方气血两清，化解血中热毒，是为消疔之良策。发颐，亦即痄腮，发于少阳、阳明两经，多因感受不正之气而成，连翘败毒饮（连翘、羌活、独活、荆芥、防风、柴胡、升麻、桔梗、川芎、牛蒡子、当归尾、红花、苏木、天花粉、甘草）适用于此证初起，一侧或两侧腮腺肿胀者。此方着眼于逐邪外出，故摒弃苦寒之品，恐其有阻遏邪毒外出之嫌。

连翘解毒之力不及金银花，清心除烦之力不及山栀，然而清凉透表之力胜过二味，通常透发风疹、小儿麻疹，病在早期用连翘而不用金银花，以连翘专入气分，金银花能入血分，用金银花反不利风疹、麻疹外发。至于风邪夹湿，瘾疹痒痛交加，搔破流脂水者，以连翘伍地肤子、竹叶，清心除烦，消风止痒即可。若下肢湿疹、湿毒，肤色焮红、脂水淋漓者，以连翘伍赤小豆为宜，甚者加龙胆草、苦参泄化之。

热病用连翘，有主有从，端在其证候如何。近人张锡纯云：“连翘诸家皆未言其发汗，而以治外感风热，用至一两必能出汗，且其发汗之力柔和，又甚绵长。”张氏曾治一少年风温初起，径用连翘一两煎汤服，彻夜微汗，翌晨病若失。

此证连翘用量独重，其力甚专，其应如响。然而张氏所制之寒解汤，连翘却用小量，其方由生石膏一两，知母八钱，连翘、蝉蜕各一钱五分组成，“治周身壮热，心中热而且渴，舌上苔白欲黄，其脉洪滑，或头犹觉疼，周身犹有拘束之意者”。实即阳明里热已炽、表证未罢之候，故重用石膏、知母直清阳明，少量连翘、蝉蜕达热外出。银翘散（连翘、金银花、荆芥、薄荷、牛蒡子、豆豉、桔梗、竹叶、甘草）适用于温病初起，邪犯肺卫，发热不恶寒而渴者。斯时温邪化热而未盛，正欲其由表而解，用连翘惟恐透表之力不及，故配合荆芥、豆豉、薄荷、牛蒡子微温微寒、辛散透表之品，又与金银花相伍以化热毒，方收辛凉平解之效，组方用药可谓恰到好处。清营汤（犀角、生地、玄参、竹叶心、麦冬、丹参、黄连、金银花、连翘）适用于温病寸脉大，舌绛而干，烦躁、谵语，热入营分之候，斯时清营凉血是矣。所以用连翘者，叶天士所谓“入营犹可透热转气”之意也。

# 五五 白蒺藜

◎白蒺藜味苦、辛，性平，入肝经，性善宣通，功专散风，为疏肝泻肺之要药。持此以观，其功用可获悟解。因其能疏肝，故肝气郁结引发之胸胀、胁痛，常多选用。肝郁则阳升风动，可致头晕、头痛、肢麻，蒺藜亦在选用之列。乳房乃肝之所属，是以善疗妇人经前期乳胀、乳癖以及产后乳汁不通。肝开窍于目，肝热风扰引发之目赤多泪、目生云翳亦可治之。蒺藜之泻肺，是用于风邪或其他因素（例如花粉）的刺激，引起肺气郁而不畅，以致咽痒呛咳或喘逆，意在疏解肺郁。其与麻黄之开肺闭，桔梗、杏仁之宣肺用意有别。肺主皮毛，蒺藜泻肺散风，故为周身风痒、湿疹、白癜风之常用药。《本经》还称其主『癥结积聚』，盖以其苦泄辛散，解肝之郁，疏肝之气，即能行肝之瘀。故主要用于肝经之积聚，其他的气滞血瘀证，相机辅佐而用之。

中药的性、味往往相兼，蒺藜味苦、辛，是二味，而五味子竟有五味之多。就其性而言，有一物一气者，有一物二气乃至四气者，不可不知。《本经》言蒺藜性温，是彰显其宣通之性，以气温则行速，特别是炒后，更善于通利，通大便、通小便、通经、通乳、消结石，都离不开一个“通”字。《别录》又言其性微寒，是说其还能平降，因气寒则清则降，特别是生用，更具疏风清降之功，堪补《本经》之未备。

肝喜条达，前人喻之为木喜风摇，蒺藜平肝散风正应肝脏疏泄之机；又善搜剔，兼具通络之功。肝经有积气，胸胁撑胀，噫气不疏，疼痛，蒺藜与郁金、青皮并用，疏通气滞、解郁定痛有殊功。此乃清代孟河医家费伯雄之法，遵而用之，屡屡应手。费氏所制之抑木和中汤（蒺藜四钱，郁金、当归、茯苓各二钱，青皮、广皮、炒茅术、厚朴、白术、砂仁各一钱，木香、佛手、白檀香各五分），为肝气太强，脾胃受制，中脘不舒，饮食减少之证而设，用药轻灵，细腻周到，醇正可法。若肝郁已久，胸胁疼痛，用疏肝行气药收效不著者，乃久病入络之候，宜用蒺藜伍入当归须、柏子仁、郁金、丝瓜络（红花水炒）、玫瑰花之属以治之。

蒺藜有止泻与通便的双重作用，值得参究。先说止泻，《千金方》“治少小洞注下痢”，用“蒺藜子二升，捣汁温服”，取其既能疏风升清，又能消肠间积滞，俾清升浊降，自可缓其洞泄之势，而复其胃肠功能。寻常慢性泄泻，蒺藜常用于肝脾失调之证，如肝用偏亢，肝火下迫，泄泻如注，则疏风平肝必参清泻肝火之品，方克有济。可用蒺藜伍黄连，酌加白芍、木瓜、甘草以缓其急；青皮、陈皮、砂仁、藿香芳化和中。肝主疏泄，体阴用阳，肝体愈虚，肝用愈强，治肝之要，疏养结合，敛散兼备，不可偏废。临证之际，孰主孰从，又当灵活变通。若肝气抑郁，脾阳失运，泄泻胀甚于痛，当以疏肝运脾为主，略参柔肝敛阴之品，可用蒺藜伍青皮、白术、厚朴、防风、木瓜、甘草等以治之。若泄泻痛甚于胀，舌红、苔少，脉虚弦，表示肝阴已伤，气郁不舒，当以白芍、木瓜柔养为主，佐以蒺藜、川楝子以疏肝，加用山药、莲子以和脾，陈皮、生大麦芽以醒胃，庶几合拍。再说通便，用蒺藜治便秘，一则取其疏风宽肠，有增进肠蠕动之意，以疗“风秘”；一则取其味辛，能流动津液，达到润燥通便的目的。“风秘”乃风气壅遏，气塞不行，腹胀，大便秘结之候，《济生方》立一方颇具巧思，药用：蒺藜（炒）一两，猪牙皂荚（去皮，酥炙）五分，共研细末，每取一钱，盐茶汤下。牙皂功擅利气、开窍，蒺藜与之相伍，疏风开闭之功倍增，推荡肠道积滞，大便自行。方药简练，值得引用。蒺藜若取其辛润通便，不炒亦可，临床所见习惯性便秘，有的大便并不干，但腹中作胀，矢气频多，即风秘之证，在辨证论治的方药中加用蒺藜，确有助于通便。若研作细末，每用4.5g，一日两次，开水冲服，尤妙。白蒺藜在研成细末的过程中，我们发现它含有植物油，可见不仅辛润，抑且油润矣，这将进一步解开它通便的奥秘。

古人以为"痒者阳也"，又常谓"无风不痒"。蒺藜不热不燥，为祛风止痒之妙品。治疗风疹，祛风兼可泄热；治疗湿疹，又具风能胜湿之义。《疡医大全》芍药蒺藜煎，善疗周身湿热疮疹及下部红肿热痛诸疮，移用于湿疹遍体，脂水淋漓，色红痒痛，尤以下肢为甚者，甚为合拍。方用：龙胆草、山栀、黄芩、木通、泽泻各一钱半，芍药、生地各二钱，白蒺藜（连刺捣碎）五钱（甚者用一两）。在大队泄化湿热、凉血解毒方中重用蒺藜，疏风气、透络邪、散瘀结，引领诸药直达病所而奏奇功。木通有关木通、川木通之别，关木通属马兜铃科植物，据现代研究，其所含的马兜铃酸是一种导致肾毒性和致癌的物质，从安全用药起见，木通在海外已禁用，其中的是非曲直有待进一步讨论。若缺木通，不妨以地肤子、车前子代之。

白蒺藜所主的咳逆，往往有肺郁的特征。肺郁不已，渐成肺闭，肺郁证轻，肺闭证重。其成因有的是风邪外袭引起肺气不利，胸闷，咽痒有刺激感，乃至咽际气道痉挛，呛咳连连，因气郁而生痰，但痰量不多。有的则兼夹肝郁，肝气夹痰火冲逆，咽际不适，咳嗽阵作。笔者广泛应用白蒺藜于过敏性哮喘，致敏原很多，花粉引发者则系风邪夹花粉以伤人。不正之气上犯清道，壅遏肺气，以致肺失肃降，转而上逆，咳喘遂作。凡急性发作，喘憋甚者，当急开肺闭，蒺藜力有未逮。倘无明显肺闭之象，惟咳逆气喘，咽痒、咽干、咽红，鼻塞不通，喷嚏连连，鼻流清涕，当疏风匀气，解痉镇咳。可用白蒺藜伍威灵仙疏利肺气，配合杏仁之宣、五味子之敛，以利开阖；随证参用薄荷、前胡、紫菀、苏梗、郁金、黄芩、赤芍、青果、甘草等，加减出入即可。

白蒺藜有平肝明目之功。肝郁气逆，风阳上扰，头痛、头晕，耳鸣，蒺藜常与钩藤、天麻相伍以平肝息风。肝阴不足加石斛、白芍、女贞子以濡养；阳亢失潜加牡蛎、珍珠母以潜镇；风阳扰胃，泛泛欲吐配合二陈汤以和中，诸如此类，临证相机而施。蒺藜之明目，主要用于肝热风扰，以致目赤多泪、目生云翳等证，其他因虚中夹瘀，玄府不通，精气无以养目影响视力者，蒺藜疏风散瘀，引领精气上奉以养目，也可收以通为补之效。《张氏医通》白蒺藜散，治肝肾虚热生风，目涩多泪者。药用：白蒺藜（炒，去刺）、菊花、蔓荆子、决明子、连翘、炙甘草各等分，青葙子减半，为散，每取三至四钱，水煎，去滓温服。可供参用。

古人所称之癥瘕积聚是一个很宽泛的概念，大多有形可征。蒺藜所主者，譬如乳癖、疝气，又常与肝经攸关。刘河间《宣明论方》蒺藜汤，主治"阴疝，牵引小腹痛"，实即睾丸之疝，乃睾丸肿大疼痛，牵引少腹作痛之候。药用：蒺藜（去角，炒）、附子（炮，去皮脐）、栀子各一两，共为末，每取三钱，水煎，去渣，温服。足厥阴之脉，环阴器，抵少腹，故治疗疝气当参用疏肝之品。方中附子伍山栀乃仓卒散配伍之法，显示热伏于内，寒束于外，故用二味分解寒热之邪，消积定痛。蒺藜既可作肝经引经药，又能行气消瘀，与诸药共奏散结、消肿、定痛之功。是以用其名方，其义可见。

五六

# 大黄

◎大黄其气清香，其味苦、性寒，入脾、胃、大肠、肝、心包经。以苦寒沉降之性，夹清香之气，性善通利，为泻下通便、辟秽解毒之良药。大黄通闭塞，下热结，不仅下肠间燥屎，祛胃肠有形积滞，还能下无形之毒火。善疗热病热结阳明，大便燥结，高热，谵语之候。其攻逐之性，能破癥瘕积聚，利气化饮，降火消痰。因能消积，故可治痢下赤白。大黄泻血分实热，化瘀止血，为吐血、衄血、妇人经水不通常用之品；还能利胆退黄，清血宁神，潜消宿瘀，推陈致新。种种妙用难以尽述。

◎大黄是血分药，清香解气郁，亦能治气分病，还能行水，并可涤痰。《本经》称为黄良，李当之号为将军。黄良以其能祛汹汹之邪热，从而安和五脏；将军喻其祛邪力胜，戡定祸乱，以致和平。据苏颂云：大黄『正月内生青叶，似蓖麻，大者如扇。根如芋，大者如碗，长一二尺，旁生细根如牛蒡，小者亦如芋，四月开黄花，亦有青红似荞麦花者。茎青紫色，形如竹』，并云『以蜀川锦文者佳』。即锦文大黄，其内部花纹似缎面的织锦，故有『锦文』之称。青海、甘肃、四川所产者，不仅色泽佳美，且清香扑鼻。大黄的香气值得注意，其所以能治气分病，所以能散结，能辟秽，能利窍，无不与之有关。观前人用大黄，或生或熟或炒炭，有作末、泡服、后下种种的不同，盖或取其气，或取其味，或气味兼取，从而适应不同的病证，展现无穷的变化。

笔者曾在青海见过野生大黄，其叶小于扇，来英国后见到欧洲大黄甚多，有的就长在庭院里，其叶足有两个扇面大，其根色黄，断面无锦纹可见，亦无甚清香之气，其茎粗壮，亦是青紫色，每年五六月间，在超市作蔬菜出售，味酸，有清热通便之功。2003 年夏，余与友人同游瑞士，一日翻越高山去意大利，行至山巅，见一湖泊，忽见湖边有大黄，叶不甚大，其形宛如青海大黄，此地有一路标，上书海拔 2 870 米，海拔高度与青海相近，故形态酷似，乃挖其根，回家切片晒干，外观颇类国产大黄，唯色泽稍暗，锦纹也不明显，清香之气甚微。2013 年冬去南美旅行，在智利见到的大黄，其叶竟大如伞。殆水土、地理环境之异耶！

张仲景《伤寒论》立大承气汤（大黄、厚朴、枳实、芒硝）、小承气汤（大黄、厚朴、枳实）、调胃承气汤（大黄、芒硝、炙甘草）以治阳明腑实之证，因证情各异，组方有别，然以大黄为主药则一。以大承气汤为例，此方主治伤寒邪热入里，胃实不大便，潮热谵语，自汗出，不恶寒，反恶热，痞满燥实坚全具之证；还能疗少阴病自利清水、色纯青，心下结痛，口干舌燥者；亦治阳明刚痉，胸满口噤，卧不着席，脚挛急，必龂齿之候。此类总缘阳明邪热内盛，燥屎内结，若不急祛其邪，阴气将亡。此方先煎枳、朴，次纳大黄，再入芒硝。芒硝咸寒，先软燥屎；大黄直通地道，推荡下行；枳、朴增进肠蠕动，消痞散满；共奏通闭解结、泻热救阴之功。方中次纳大黄，注家多从“生则气锐而先行”作解，甚是。其所以气锐，与清香之气散失无多有关。对证实体虚者，古人有大黄与人参并用之法，如陶节庵之黄龙汤（大承气汤加人参、当归、甘草、桔梗、姜、枣）即是其例。至于《椿田医话》人参大黄汤（生大黄、人参）则径取二味为方，“主治伏邪瘟疫，日久失下，阴液枯涸，神志沉迷，溲赤而浑，大便不解，不思米饮，手足掉摇，形消脉夺”之候。蒋氏认为，此类证候“攻之元气不继，补之邪结不开，攻之不可，补之不及，两无生理，与其坐待，莫如一决”。故立此扶正达邪之法。此方用药简练，可以取法。

大黄是苦寒药，用其下热结是常法，下寒结是变法。沉寒久积，非阳不化；结而不散，非下不通；故有此温下之法。在仲景时代，用温下法尽管见症各异，但一般都有大便不通可征。在药物的配伍上，主要有大黄伍桂枝、大黄伍附子之异。前者如桂枝加大黄汤（桂枝汤加大黄），适用于太阳病，医反下之，腹中大实痛者。今凡见脾寒失运，积滞内停，气闭不通，腹胀、腹痛殊甚者可以用之。后者如大黄附子汤（大黄、附子、细辛），其见症为胁下偏痛，发热，其脉紧弦，大便难等。仲景之后，温下法不仅用于通便，还用于治疗泄痢，以通为涩，这就进一步扩大了大黄的应用范围。例如《千金》治“积久冷热赤白痢”之温脾汤（大黄、桂心、附子、干姜、人参），许叔微《普济本事方》“治痼冷在肠胃间，连年腹痛泄泻，休作无时”之温脾汤（大黄、厚朴、炮干姜、桂心、附子、甘草）。前者系痢久成积，盘踞肠中，以致下痢赤白；后者系休息痢之类，以冷积不去，故腹痛泄泻，连年反复发作。欲拔除病根均非温下不可。《千金》此方，温下兼以益气；许氏此方，温下兼以行气散满，各具特色。

仲景用大黄注意全其气者，有《伤寒论》之大黄黄连泻心汤，此方治“心下痞，按之濡，其脉关上浮者”，其方取大黄、黄连二味，用麻沸汤渍之，须臾绞去渣，分温再服。痞者，天地不交之谓。今邪热壅聚心下，清气不升，浊气不降，聚而成痞，按之濡，虚痞可知，治当清热泄痞。大黄力峻，黄连清热力胜，诚恐药过病所，是以取麻沸汤渍之。麻沸汤即沸水，仅渍之须臾，其义何在？王晋三曰：“取其气不取味，治虚痞，不伤正气也。”而大黄则全其清香之气开其气郁，流通气机，伍黄连苦泄下行，以祛邪热，清升浊降，痞自消矣。遣中药能知用气，于义更神。

大黄入血分，是化瘀止血之良药。一味大黄作粉剂，外用固可止创伤出血，内服亦可疗血热妄行的多种出血。大黄以酒（陈酒）洗之，载之上行可疗衄血如注；熟大黄可导湿热从前阴而出，治血淋血热夹瘀之候。至于大黄与苦寒、甘寒乃至辛温药相伍，更可适用于多种出血之证。大黄伍苦寒药，如《金匮要略》泻心汤（大黄、黄连、黄芩），治“心气不足，吐血、衄血”之证。盖阳升气逆，血热妄行，血去则气无所依，有散失之虞，是以取大黄折逆下行，配合芩、连，苦泄心经蕴热，寒以益阴和阳，平亢戾以止血，血止则心气不致散失矣！大黄伍甘寒药，如《千金》治虚劳吐血，仅取地黄汁、川大黄二味，在养血滋液中寓消瘀止血之意。近贤冉雪峰对此方推崇备至（冉氏用法：鲜生地汁二两，大黄二钱泡汁，上二味，和匀，烫微温，顿服，重者二三服），不仅用于血热妄行之吐血、衄血，还用于肠伤寒重症，以此方能“防止肠炎扩大，组织破坏下血”。即在肠伤寒极期，用滋液泄热、凉血、止血之法防止肠出血，真可谓成方活用。大黄伍辛温药，如近贤张锡纯所制之秘红丹，药用：川大黄（细末）一钱，油肉桂（细末）一钱，代赭石（细末）六钱，上药三味，将大黄、肉桂末和匀，用赭石末煎汤送下。“治肝郁多怒，胃郁气逆，致吐血、衄血及吐衄之证屡服他药不效者”。其方取大黄降胃止血，肉桂平肝，二味并用，寒热相济，性归平和，更以赭石力专下行，气降则血降，是以吐衄之证，“无论因寒因热，服之皆有捷效”。

大黄善清热化瘀，血结下焦，其人如狂者，用之还能清脑宁神。《伤寒论》桃核承气汤（桃仁、大黄、桂枝、芒硝、炙甘草），用治太阳病不解，热结膀胱，其人如狂之蓄血证，说明瘀热上干，引发神志错乱，令人狂躁不安，下其瘀血，神志自宁。《千金》犀角地黄汤（犀角、生地、芍药、丹皮）治热病应发汗而未汗之，内有蓄血，鼻衄，吐血，大便黑者。方后注曰，“喜妄如狂者加大黄二两、黄芩三两”，亦是瘀热内蓄、令人如狂之明证。今之小儿自闭症，有的多动不宁，狂躁不安，其力逾于常人，不仅气分有热，血分亦有热，血热易于致瘀，扰乱神志。不妨以大黄伍桃仁、丹皮、生地、琥珀、桂枝、甘草等以治之。其中大黄用 6g 左右，桂枝用 3 ~ 5g 即可，服用 1 ~ 2 个月后，可望缓解如狂之症。

大黄用于防治瘟疫，殆取辟秽、解毒二义。《小品方》所载之屠苏酒（大黄、川椒、术、桂、桔梗、乌头、菝葜），方中即用之，称饮后“令人不病瘟疫”。据《元史·耶律楚材传》云：“丙戌冬，从下灵武，诸将争取子女金帛，楚材独收遗书及大黄药材，既而士卒病疫，得大黄辄愈。”战乱之后往往多疫，《别传》所载乃是用大黄治疫之珍贵史料。蒋宝素《医略十三篇》载有《椿田医话》小金丹，引用大黄防治瘟疫，方义颇佳，录之如下：大块朱砂、明雄黄、黑沉香、草果仁各五钱，锦纹大黄、鸡心槟榔各一两半，川厚朴、白檀香、降真香各一两，为末，神曲糊丸，桐子大，金箔为衣，凡瘟疫盛行之际，空心开水服一钱，每食后仍服三丸。亦可将此丸投入井中或水缸中，不拘多少皆妙。并治山岚瘴气、痎疟、沙蜮、霍乱诸证。《医话》认为：“天时人事两失其宜，疫疠乃作。”此方以大黄配合芳香辟秽、解毒护心之品而成，于今对流行性热病的防治，有一定参考价值。

大黄用于黄疸，其利胆退黄的卓越疗效为临床实践所证实。用大黄或清下，或温下，或配合清气凉营之品以下毒火，各择其宜。张仲景之茵陈蒿汤（茵陈、山栀、大黄），原为“寒热不食，食即头眩，心胸不安，久久发黄”之“谷疸”而设。

后人广泛应用于湿热邪毒蕴结肝胆，胆汁不循常道而外溢，周身黄色鲜明如橘子色，目黄，尿黄，大便不通者。对于脾阳素衰之体，或过进苦寒解毒之品，戕伤中阳，但湿热邪毒蕴结，又不得不下者，可用大黄配合附子、白术、赤芍、丹皮、茵陈之属，一面温下邪毒，一面顾护中阳。对于感受疫疠之邪所致之“急黄”，起病突然，症情凶险，传染性很强，邪毒鸱张之际，当急下毒火，大黄犹为当选之要药。今之重症黄疸性肝炎，身黄如金，高热烦渴，躁扰不宁，可借用此法，以茵陈蒿汤配合虎杖、板蓝根、黄连、黄芩、山栀等，清气凉营，清肝解毒，急祛其邪，以冀转机。

《本经》称大黄“破癥瘕积聚”，此类证候有缓急之分，证候之急者，如仲景大黄牡丹汤（大黄、牡丹皮、桃仁、瓜子、芒硝）以治肠痈，下其壅聚，祛瘀排脓，刻不容缓。其证候之缓者，如《千金》之三台丸（大黄、前胡、葶苈、硝石、杏仁、厚朴、附子、细辛、半夏、茯苓），“治五脏寒热积聚”。盖积聚其势已成，欲速则不达，此方寒热交攻，消坚散结，作丸服之，徐图其效。用大黄逐饮邪，如《金匮要略》治饮邪积聚肠间，“腹满，口干舌燥”有己椒苈黄丸（防己、椒目、葶苈、大黄）一方，制为蜜丸，“如梧子大，先食饮服一丸，日三服”。可见用量甚轻。其用大黄，不在于急下通便，而取其与葶苈相伍，宣壅泄闭，配合防己、椒目导水气从小便而出。用大黄涤痰，如王隐君之礞石滚痰丸（酒蒸大黄、酒洗黄芩、礞石、沉香），专治实热老痰，或咳喘痰稠，或发为癫狂惊悸等。其用大黄，一则假其荡涤下行，开老痰之出路；二则取其降火，火降则痰涎易消，从而襄助礞石等药以建功。

大黄用于治疗虚劳，堪称法外之法。《金匮要略》治“五劳虚极羸瘦……内有干血，肌肤甲错，两目黯黑”之大黄䗪虫丸（大黄、黄芩、桃仁、杏仁、芍药、干地黄、干漆、虻虫、水蛭、蛴螬、䗪虫、甘草），仲景称之“缓中补虚”。盖干血不去，新血不生，不生不化，不化不生。虚劳用补谁人不知，能知用泻方见神奇。仲景此方，将大黄的应用推之极致，示人以虚中求实的法门，能知实中求虚，虚中求实，为医之道，思过半矣！

五七

# 附子

## （附：乌头）

◎附子味辛，微苦、甘，性热，入心、脾、肾经，具温阳强心、温脏散寒、破坚消积、祛风止痛之功，为热病心衰、阴寒厥逆、霍乱转筋、中寒腹痛、呕哕、赤白久痢、中风瘘躄、风寒湿痹、癥坚积聚、水肿、尿频、阳痿等证之要药，并可用于痈疽疮疡，如阳虚无以托毒、气虚疮口不敛之候。附子通行十二经，无微不至，发散生用，峻补制用，为拯颠扶危之大药，回阳救急之先锋，用之得当，挽危急重证，起沉疴痼疾，无与伦比，但其性有毒，虽经炮制，毒力锐减，如误用或超大剂量长期服用，则遗毒为患，不可不慎。

◎古人以附子峻补心肾阳气，散寒逐湿，回阳救逆；近世以来，医家用附子强心，疗热病心衰，其揆一也。凡阴寒厥逆，阳气将亡，用附子散阴寒，续阳气，人所易知，而在热病高热鸱张之际，用附子岂不抱薪救火？这就需要非凡的识见。盖热病不仅伤阴，亦且耗气，心力不健之躯，犹易心力不支，循环障碍，内陷致变；而要见微知著，当观其脉证，审察实中之虚，方不为假象所迷惑。须知辨证疑似之间，察脉观色尤为重要，审其为『阳证阴脉』，观其神气萧索，即当放手温补，或察其寒热之多寡，正邪之偏盛偏衰，温清并用。

运用附子治疗心衰危急重症，张仲景《伤寒论》示人以大法。其中以附子伍干姜、伍人参，以及加葱白、加猪胆汁诸法，或参以辛开，或参以益气培元，或参以辛润，或参以苦泄，层层递进，法度井然，旨在通脉、生脉，而收回阳救逆之效。后世更有附子伍生地之法，引申发展，另具一格。简而言之，不外气血阴阳，互生互化，以冀培植生机。是仗附子之功，亦赖配伍之妙，方能补偏救弊，以策安全。

试就其大端而言之，《伤寒论》四逆汤、通脉四逆汤、通脉四逆加猪胆汁汤，均冠以“四逆”之名，因其主证，均有四肢逆冷之故。总系心阳衰微，周身阳气不振，致使阴阳之气不相顺接所致。惟阳虚的程度有轻重，脉道的湮塞有微甚，加之病因与兼症各异，于是出现不同的证候，然而用附子温阳强心，唤起周身细胞的活力则一。四逆汤用“甘草二两（炙），干姜一两半，附子一枚（生用，去皮，破八片）”，“以水二升，煮取一升二合，去滓，分温再服”。治疗少阴病下利清谷，里寒外热，手足厥冷之候。冠以“少阴病”，则心肾俱衰，自不待言；下利清谷，阴寒内盛，脾阳不振，中气无依，水谷之气无以通贯脉道可以想见。此方除用附子振奋心肾阳气，还用干姜守护中阳，并假其辛辣之气通经脉、行经气。甘草能补能通，得干姜守护中阳，挽阳气以固阴液，且甘草可逗留附、姜温热之性，所谓甘以缓之也。用甘草的另一取义，是其能解附子之毒。此方药仅三味，温阳气，贯脉道，回阳复苏，正是所宜。但若兼见脉微欲绝，乃至脉不出者，四逆汤力有未逮，盖斯时不仅心阳衰沉，且脉亦不通，生机将息，于是用通脉四逆汤以救之。其方乃四逆汤制大其剂，干姜用量加倍，附子则取大者一枚，或再加葱白入煎。须知附子虽能温阳强心，而通脉之力干姜尤为得力，是以倍量用之。干姜之通脉偏重于气分，是行经气以助血行，而加用葱白，另具妙义。一则肺朝百脉，葱白宣肺通阳，辛滑利窍，能清除肺经之痰浊，改善肺的呼吸功能；再则葱白行气活血，入血脉推动血液之运行。故葱白堪称利肺通脉之要药，仲景选用此味，意蕴宏深。至于在此基础上加用猪胆汁，如通脉四逆加猪胆汁汤，《伤寒论》则用于“吐下已断，汗出而厥，四肢拘急不解，脉微欲绝者”，斯时不仅阳微，抑且阴竭，加用猪胆汁以益阴液，得附、姜交恋阴阳，且其味苦直入心经以通脉。猪胆汁乃血肉有情之品，既可泻降胆火，又能益胆汁，培植少阳生气以助复苏。回阳复苏固当强心，但当有助力，有的需益中阳，有的当宣肺气，有的则借少阳生气，其中微妙之处值得深思。

要之，通脉四逆加葱白、加猪胆汁，开后人活血通脉、苦泄通脉之法门，影响深远。试看王清任《医林改错》之急救回阳汤（党参、附子、干姜、白术、甘草、桃仁、红花），适用于吐泻转筋，身凉汗多，口渴欲冷饮，六脉微弱之证。近人范文虎用其治疫症霍乱获验，证明了活血通脉法的临床价值。今人还用黄连、苦参之属治疗心律失常，乃是苦泄通脉法的具体应用。桃仁、红花是直接行瘀，苦泄通脉法是祛心脉之瘀热。凡此，均有进一步研究的价值。

在回阳救逆方中用人参，仲景有其取义。观四逆加人参汤，主“利止亡血”之证，在通脉四逆汤，则以“利止脉不出”而用之。血与津液同类，乃脉之大源，气血津液大伤，脉道不充，纵然投大剂量附子以强心，脉何以生？故知参、附并用，旨在生脉固脱。当然，人参亦能通血脉，不过人参之“通”，乃是补中寓通罢了。至于生地与附子并用，则为阴伤液耗、心脏衰微之证而设，尤适用于温热病之极期，体力不支，气阴两伤之候。章次公先生曾云：“附子强心，其效力最速最大，倘见一面津液干涸，一面心脏衰弱时，若专用附子强心，则其津液愈益干涸，若专滋津液，则心脏衰弱无效。于是可采用两全之法，即以附子与生地同用，则强心滋液，双管齐下，则心脏既得维持，津液亦不致干涸矣。”特别是生地还能逐血痹，津伤则血涩，脉道痹闭不利，生地滋液润燥，流动血脉，附子则鼓动血液的运行，是以能行痹通脉，而生地与附子用量之比例，又当审察阴伤的程度，随证消息之。

附子气厚味薄，大辛大热，能升能降，温下元、导虚热，取其能降；开腠理、散风湿，取其能升。虞抟谓：“附子禀雄壮之质，有斩关夺将之气，能引补气药行十二经，以追复散失之元阳；引补血药入血分，以滋养不足之真阴；引发散药开腠理，以驱逐在表之风寒；引温暖药达下焦，以祛除在里之冷湿。”此外，附子还能助通里药攻下，以祛寒实之积；与黄连、山栀、石膏等寒凉药并用，或消痞散结，或调和阴阳以止痛，如此等等，不一而足。《本经》以附子主“风寒咳逆邪气”，是因其能温散之故。《千金》所载之神丹丸，“治伤寒敕涩，恶寒发热，体疼者”，药用：附子、乌头各四两，人参、茯苓、半夏各五两，朱砂一两，为细末，蜜丸，食前服如豆大二丸，生姜汤下，一日三次，药后须臾进热粥以助汗。此证表有寒束，内则阳虚阴凝不化，用附子配合乌头，温阳散寒，开发腠理，达邪外出。《千金》引华佗云：“发汗法，冬及始春大寒时，宜服神丹丸。”知当审证因时，不可妄用。

至于虽有表证，里阳已虚，仲景有麻黄伍熟附子之法，如《伤寒论》之麻黄附子细辛汤、麻黄附子甘草汤。前者适用于“少阴病始得之，反发热，脉沉者”，后者适用于少阴病，得之二三日，兼有表证者。二方相同者，均赖麻黄发散表邪，附子温阳固里，庶不致汗后有亡阳之变。只不过一方用细辛提出阴中寒邪，助麻黄解表散寒，发散之力略优而已。伤寒是大病，风寒感冒不过是轻浅小恙，但若老人、虚人、心气不足者患此，特别是将交大节，阴阳剥复，机体适应性减弱，要注意顾护心脏，以防变端。虽然顾护心脏不限于附子一味，然仲景所示之大法，足可昭示后人。

用附子引补气药行十二经，如四逆汤、通脉四逆汤以及参附汤、芪附汤之类是也；用附子引补血药入血分，以滋养不足之真阴，如张景岳附子理阴煎是也。《校注妇人良方》参附汤，径取人参一两，附子（炮，去皮脐）五钱，姜枣水煎，徐徐服下，以回阳固本、益气救脱。《删补名医方论》谓：“补后天之气无如人参，补先天之气无如附子，此参附汤所由立也……二药相须，用之得当，则能瞬息化气于乌有之乡，顷刻生阳于命门之内，方之最神捷者也。”故适用于元气大虚，阳气暴脱，手足厥逆，汗出黏冷，呼吸微弱，或上气喘急，脉沉微欲绝之候。至于黄芪与附子并用，主要适用于阳气虚衰，汗出不止，肢体倦怠者。如宋《魏氏家藏方》芪附汤，药用：黄芪（去芦，蜜炙）、大附子（炮，去皮脐）各等分，㕮咀，上药每服四钱，姜十片，水一盅，煎八分，食前温服。径予芪、附温阳固表以止汗，汗敛则阳气不至亡失矣。理阴煎（熟地三钱至二两，当归二钱至七钱，炙甘草一至二钱，干姜一至三钱，或再加肉桂一至二钱）为温理脾阴之良方。若再加制附子一至二钱，即名附子理阴煎，专疗真阴不足，忽感寒邪，不能托邪外出，或妇人经迟血少之证。方以少量附、姜配合大剂熟地，从阳引阴，庶几生化无穷，寓意良深。

用附子治心腹疼痛，有径取其温经止痛者，有以其与寒凉药并用，调和阴阳而止痛者。《金匮》附子粳米汤（炮附子、半夏、甘草、大枣、粳米），治“腹中寒气，雷鸣切痛，胸胁逆满，呕吐”之候，全仗附子温经散寒之力，配合半夏降逆和胃，甘草、大枣、粳米和中缓急，以收镇痛之效。审系寒凝气滞，水湿内停，肠鸣腹痛，吾师朱则如先生运用此方，常加入炒川楝子、白芍、干姜，收效甚著。以附、楝同用，能散寒凝气结；姜、半同用，能通阳泄浊；芍、草同用，能缓急解痉故也。附子与苦寒药同用，如《苏沈良方》仓卒散（方见山栀条下），以其与山栀同用，治疗心胃痛、腹痛、手足冰冷、汗出厥逆者。其证经脉中有郁热，忽为寒束，痹闭不通，陡然痛作，呈现汗出厥逆之象，用山栀清经中郁热，附子温阳散寒，共奏通脉镇痛之功。虞抟《医学正传》连附六一汤，以黄连六钱，伍入炮附子一钱，加生姜三片、大枣一枚为方，治疗胃脘剧痛，口苦心烦，手足欠温之证，借黄连之苦泄泻热散结，少量附子为反佐，以激发黄连镇痛之用，深得“寒因热用”之妙，可谓别具一格。

附子的镇痛作用，被历代医家用于头痛的治疗。其中以头痛顽疾用之为多，或取其温通温散以疏经气之壅遏，或配合温镇以摄虚阳，或配合清镇兼解经中郁热，或配合虫蚁搜剔以追风通络，因证而施，配伍不一。《十便良方》治风寒头痛，鼻流清涕，项强，胸中有寒痰，呕吐清水，用大附子或大乌头二枚，去皮蒸过，川芎、生姜各一两（或加防风一两），焙研，以茶汤调服一钱；或锉片，每用五钱，水煎服。《三因方》必效散，治风寒所致之偏正头痛，年久不愈者，用大附子一个，生切四片，以生姜汁一盏浸炙，再浸再炙，汁尽为止，高良姜等分，为末，每服一钱，腊茶汤调下。前者附子以川芎为引，直入颠顶，散寒邪，舒经气，解郁结，祛风止痛；后者则以附子伍良姜，辛温芳香，逐寒镇痛。《澹寮方》治气虚头痛，痛势剧烈之蝎附丸，以“大附子一枚剜心，入全蝎去毒三枚在内，以余附末同钟乳粉二钱半、白面少许，水和作剂，包附煨熟，去皮研末，葱涎和丸梧子大，每椒盐汤下五十丸”。其证乃清阳失旷、络脉痹阻之候。经验证明，此类头痛若仅温阳补虚，不参用追风搜剔之品，其效不彰。蝎附丸制作工艺烦琐，但其用附子伍全蝎追风通络，可为头痛顽疾取法，而配合钟乳石温摄虚阳，葱涎以通气闭，亦具巧思。《孙兆口诀》治头风头痛，“用附子（炮）、石膏（煅）等分，为末，入脑、麝少许，每服半钱。茶酒任下。”头痛甚剧，经久不愈，用附子搜风定痛；久病经中郁热，用石膏清上镇逆，相反相激，赞助成功，加入冰片、麝香开窍透络，共奏祛风止痛之功。寒温冶于一炉，此方用意精深。

痹证之用附子，大抵取其温经、宣痹、镇痛诸义，风寒湿痹用之固宜，热痹亦可斟酌用之。《伤寒论》桂枝附子汤（桂枝、炮附子、炙甘草、生姜、大枣），治“伤寒八九日，风湿相搏，身体疼烦，不能自转侧，不呕不渴，脉浮虚而涩者”。此良由风湿之邪逗留肌表，里阳已虚，故桂、附并用，温阳逐邪。甘草得桂枝则和表，得附子则和里，是谓调和表里，姜、枣调和营卫。此方随证加减，可广泛应用于风湿痹痛尚未化热者。然而风寒湿邪，久郁则化热，可见关节红肿作痛之热痹，白虎加桂枝汤为临床所常用。凡关节痛甚者可酌加附子，取其镇痛，并化未尽之湿邪，其用量之多寡，当视寒热兼夹的程度而定。

用附子治疗外疡，主要用于阳虚不能化毒，或“痈疡不敛，久漏冷疮”（李时珍语）。《金匮》治肠痈“其身甲错，腹皮急，按之濡，如肿状，腹无积聚，身无热，脉数”之薏苡附子败酱散，即用附子温阳化气，助薏苡仁、败酱草排脓逐秽，托毒外出。痈疡本属阳证，但病久体弱，邪毒稽留，非温阳无以化毒。引而申之，扩而充之，《金匮》此法又非为肠痈一症而设。《卫生宝鉴》托里温中汤（炮附子、炮干姜、羌活、小茴香、丁香、沉香、益智仁、陈皮、木香、炙甘草、生姜），适用于疮疡阴寒内陷，脓出清稀，肤冷，心下痞满，肠鸣切痛，大便微溏，食则呕逆，不得安卧，时发昏愦之证。简而言之，乃疮疡阳虚邪陷之变证，非用附子伍干姜振奋阳气、配合多味辛香之品不足以化寒毒，而收安正祛邪之效。

附子之功伟矣！以上仅略举其大端而言之，不及细说。然而超大剂量兼长期服用，常可遗祸，为智者所不取。明代冯元成《上池杂说》云：“制附子须大熟，不尔，则有痈疽之祸耳。”并举童某：“好长生术交与多方士，有进热药以助阳者，童信之，中有附子，全剂百丸，仅进四五十丸，疽发于脑竟卒……虽然童所进药当不止附子，应是群热药为剂，故其祸极烈耳。”惟望用附子者，知其补益亦当知其能结毒为患；知其温阳益火亦当知其伤阴劫液；知其摄血亦当知其能动血，如此等等，庶不致盲目妄用，以过亢为能事，惟辨证精当，制方有制有约，斯为善用附子者矣！

## 附：乌头

乌头，附子之母，其性味、归经与附子近似，功善祛风宣痹、温养脏腑、消积止痛，尤能通血脉，为治风之向导，引经之要药，适用于风寒湿痹、关节疼痛、肢体麻木、中风后半身不遂、心腹冷痛、寒疝、赤白久痢等证。

乌头与附子相较，回阳复苏之功逊之，疏风宣痹之力过之。用其治历节病关节疼痛，可仗为主药。凡此证因风寒湿为患者用之固宜，外有寒束，经中郁热，寒热错杂者亦可用之。《金匮》乌头汤（麻黄、芍药、黄芪、川乌、炙甘草）主治关节疼痛，不可屈伸之候，赖乌头宣痹镇痛，伍入麻黄，达关节，透毛窍，药力无微不至，复入黄芪益气固表，以利开阖，更以芍药和营，甘草缓之，庶几为有制之师。特别是方中之川乌，系先用蜂蜜合煎，煎后去川乌存蜜汁用之。蜂蜜可解川乌之毒，又能缓川乌之烈性，仲景之审慎，亦可知矣！今人用此方，取制川乌即可。《本事方》麝香丸亦以川乌为主药，"治白虎历节，诸风疼痛，游走无定，状如虫啮，昼静夜剧，及一切手足不测疼痛"。古人将关节剧痛责之于"风"，而疼痛游走无定，更是"风"象无疑，缘经中有郁热，故风不得息。此方药用："川乌（大八角者三个，生），全蝎（二十一个，生），黑豆（二十一粒，生），地龙（半两，生）"，"上为细末，入麝香半字，同研匀，糯米糊为圆，如绿豆大，每服七圆，甚者十圆，夜卧令膈空，温酒下，微出冷汗一身，便瘥"。以川乌开通痹闭，伍全蝎搜剔骨之伏风；伍地龙舒筋泄热，息风通络；黑大豆有解毒之功，可缓川乌之毒性，又能活血利水，除痹去肿；麝香芳开透络，则药力无所不至矣！总之，因病证之殊，乌头配伍各异，随着时间的推移，医家又有了新的发现。吾师朱良春先生擅疗痹证，其治热痹常以清热通络为主，佐以温通之品组合成方。如先生所制之乌桂知母汤，系以桂枝、制川草乌配合生地、知母、寒水石，临证用之，每收佳效。

乌头破阴凝、止腹痛，其功甚著。《金匮》治疗寒疝绕脐痛，发则自汗出，手足厥冷，脉沉弦者之大乌头煎，径用一味乌头（大者五枚，熬去皮，不㕮咀），"以水三升，煮取一升，去滓，内蜜二升，煎令水气尽，取二升，强人服七合，弱人服五合，不差，明日再服，不可一日再服"。此方绝无牵制，其力甚专。同样用蜂蜜解其毒，缓其性。迨至金元时期，朱丹溪变通其法，其治"心痛疝气""湿热因寒郁而发""用乌头、山栀子各一钱，为末，顺流水入姜汁一匙，调下"（《丹溪纂要》）。此方"用栀子降湿热，乌头破寒积，乌头为栀子所引，其性急速，不留胃中也"。虽然仲景所称的"寒疝"，与丹溪所说的"疝气"，概念不尽相同，然均借重乌头，惟一则配合甘味以缓痛势之急迫，一则参以苦寒以分解寒热错杂之邪，是所异也。

乌头疗赤白久痢，取温脏、消积二义。《经验后方》治"久痢赤白"之独圣丸，"川乌头一个好者，柴灰火烧烟欲尽取出，地上盏子合良久，细研，用酒，蜡丸如大麻子，每服三丸。赤痢，用黄连、甘草、黑豆煎汤，放冷吞下；如白，用甘草、黑豆煎汤，放冷吞下。如泻及肚疼，水吞下。每于空心服之，忌热物。”痢久成积，川乌长于消寒积，烧后存性，消积之功更胜。川乌有毒，用黑豆、甘草煎汤以解之。赤痢于黑豆甘草汤中再加黄连一味，取苦以坚肠，兼解肠中热毒之义。验方通痢散，适用于痢疾、泄泻初起，见症属热属实者；久泻、久痢亦可间用之。方用：生、熟大黄各 30g，苍术（米泔水浸）90g，杏仁（去皮尖与油）、羌活（炒）各 60g，川乌（去皮，面裹煨透）、甘草（炒）各 45g。上药共研极细末，凡赤白痢患者每服 3～4g，每日两次。患赤痢者宜用灯心草一尺煎汤调服；患白痢者宜用生姜 3 片煎汤调服；赤白兼见者并用灯心草、生姜煎汤调服；泄泻患者每服 2g，以米汤调服；小儿剂量酌减。立方之妙在于生熟大黄与川乌同用，一寒一温，温养脏腑，振奋功能，清肠消积，拔去病根，其中熟大黄还能导湿热从前阴而出，并饶有收敛止涩之功。杏仁消积利肠；苍术燥湿辟秽；羌活升发脾阳，温经止痛；甘草调和诸药，合为驱邪安正之良方。

刘河间曾谓：“俗方治麻痹多用乌附，其气暴能冲开道路。”其说十分传神。张璐更称“乌头得春升之气，故治风为向导”，并说它能“通血脉”。其说与张元素称乌头治“诸风，风痹血痹，半身不遂”可谓一脉相承。《普济方》仙桃丸，“治手足麻痹，或瘫痪疼痛，腰膝痹痛，或打扑伤损，闪肭痛不可忍”。取“生川乌不去皮、五灵脂各四两，威灵仙五两，洗焙为末，酒糊丸梧子大，每服七丸至十丸，盐汤下，忌茶”。并云：“此药常服，其效如神。”观其所主诸症，都系风痹血痹，络脉不通，瘀滞不行之候，假川乌之大力冲开道路，配合五灵脂、威灵仙追风宣痹，通脉化瘀而奏功。笔者用补阳还五汤治中风偏瘫，发现如加入小量制川乌作引药，可以提高疗效。倘不耐川乌温性者，不妨加入凉润之知母以济之，庶几归于平衡。又曾治一例下肢静脉栓塞之证，西医院力主手术治疗，并用西药稀释血液，而患者一心采用中药治疗，转而求助。余先用苦辛寒方宣通痹着，以解痛楚，药后应手，痛楚已罢。但经检查血栓如故，遂用养血化瘀之品，配合地龙、地鳖虫，并以制川乌 3g 为引药，连服两月余，血栓消无芥蒂，病证痊愈，至今七年未见异常。是知川乌通血脉、引经之功不虚矣！

# 五八 白附子

◎ 白附子味辛、苦、微甘，入胃、肝经，长于搜剔经络之风痰，祛风止痉；善开血脉之痹闭，起偏枯痿废；能消面上皯黯，润肤止痒；还可解毒消痈，治毒蛇咬伤。本品有禹白附与关白附之分，禹白附系天南星科植物独角莲的块茎，关白附系毛茛科植物黄花乌头的块茎（又名竹节白附），功用略异。

◎ 白附子首载于《别录》，称其主『心痛血痹，面上百病，行药势』。寥寥数言，殊甚玩味。首先，《别录》将『心痛』与『血痹』并举，示其长于治血分之病。白附子善开血痹，开血痹即能旺盛血行，宣通络脉，故主心痛。其次，白附子主『面上百病』，面部乃阳明所主，示其是阳明经药，能引诸药上行。由此可知其能由胃及心，开心脉之痹闭，上行头面，搜风通络，化瘀行滞，进而止惊定搐，祛风安脑。白附子开血痹之功后人罕识其旨，迨至清人陈士铎《本草新编》，说它『用于当归、川芎之中可通枯血之经脉』。这一非凡的识见与《别录》遥相呼应，足可启迪后人。今之诸多肌肉瘦削、萎缩，血管干瘪，运动失灵之病证，非『枯血之经脉』而何？白附子正可用之。陈氏谓白附子：『此物善行诸气之药，可恃之为舟楫者也。用于人参之中，可开中风之失音；用于茯苓、薏苡仁中，可去寒湿之痹症；用于当归、川芎之中，可通枯血之经脉；用于大黄中，可以去滞而逐瘀。』余为之再赘一言曰：『用于胆南星、竹沥之中，可祛风痰以定惊。』而陈氏『善行诸气』『恃之为舟楫』云云，正是其性善上行，行药势之意，先圣后贤，其揆一也。

白附子得南星、半夏祛风痰之力增，得僵蚕、全蝎祛风解痉之功优。在历代名方中，以其治中风痰壅、中风偏瘫、口僻、癫痫，生用屡见不鲜，其配伍与制法值得参究。例如《和剂局方》青州白丸子，药用：半夏（白好者，水浸洗过，生用）七两，川乌头（去皮脐、生用）半两，生南星三两，生白附子二两，捣罗为细末，以生绢袋盛，用井华水摆、揉，使药粉渗出，如有渣再研，再入绢袋摆尽为度，放瓷盆中日中晒，夜露至晓弃水，别用井华水搅又晒，至来日再换新水搅，如此春五日，夏三日，秋七日，冬十日，去水晒干，候如玉片，研碎，以糯米粉煎粥清为丸，如绿豆大，初服五丸，加至十五丸，生姜汤下，不计时候。主治风痰涌盛，呕吐涎沫，口眼㖞斜，手足瘫痪，小儿惊风及痰盛泄泻。古人以平旦第一汲之井水为井华水，虞抟称其性味同于雪水。方中诸药一并用生者，取其气味浑全，惟生用其性颇烈，但经反复用井华水浸洗，汰劣味，取净粉，化劣为良，化浊为清，不仅通经络、祛风痰，且能升清阳、泄浊气。其中白附子正可行药势，俾诸药无微不至，邪无遁形，适用于多种风痰为患之疾。用糯米粉煎粥清制丸，不仅黏合性好，且能顾护胃气，用意颇佳。

《杨氏家藏方》牵正散，为风邪入中、口眼㖞斜之证而设。方由白附子、白僵蚕、全蝎各等分组成，三味一并生用，共为细末，每服一钱，热酒调下，不拘时服。与上方相较，此方侧重于搜风解痉。盖口僻多责之足阳明、足太阳二经之病变，络脉空虚，风邪入中，缓急失调，㖞僻不遂。白附子入阳明经直去面部之风邪，引领僵蚕、全蝎疏通经络，搜风散邪。此方可作汤剂，倘随证伍入当归、赤白芍、川芎等，刚柔相济，尤为贴切。

白附子亦为治癫痫之良药。《证治准绳》载有五生丸，称其方乃“李仲南传，治痫有神”，谅非虚言。药用：南星、半夏、川乌、白附子各一两，大豆（去皮、秤）二钱半，上为细末，滴水为丸，桐子大，每服三丸至五丸，不得过七丸，姜汤下。方名五生，则诸味俱用生者，其组成颇类青州白丸子，加入大豆，有解诸毒之意；用姜汤下，以开豁痰涎，并解药毒。要之，此方意在搜风涤痰、止痉安脑。惟药偏温燥，癫痫苟非阴伤体弱，仍有参考价值。

《普济本事方》治中风后“手足亸曳”，有星附散一方，药用：天南星（大者）、半夏（二味薄切、姜汁浸透）、黑附子（炮裂、去皮脐）、白附子（炮微黄）、川乌

（灰火炮制、去皮尖用）、白僵蚕（去丝咀、炒）、没药（另研入药）、人参（去芦）、白茯苓（去皮），以上各等分，为粗末，每服二钱，水酒各一盏，同煎至八分去滓，热服，二三服汗出瘥。手足亸曳乃手足下垂，摇曳，不能自主之貌，缘中风后经脉不通，痰瘀阻滞，经气不行，血运失常，是以脉涩、液干、肌削、体废。立方用药以运行经气、敷布阳和为要务，旨在宣通经脉之痹闭，激活麻痹、痿废之经脉功能。白附子与乌、附联用，正是此意。人参一味，既可驾驭乌、附雄烈之性，又可充养经脉之气；天南星祛风痰、通经络；半、苓化湿痰，和胃气；僵蚕祛风通络；没药活血散瘀。全方寓补于通，对阳虚偏枯当有助益。若阴虚血燥者，又当变通其法。

当代上海伤科名家石幼山，用白附子治疗脑部外伤性癫痫，是白附子应用的一大创获。石氏治金姓农民（见《上海中医药杂志》1987 年第 8 期），1975 年 4 月 14 日诊治，被打倾跌，头部受重物压伤，以致昏厥 2 小时，于 3 个月前，头晕涨痛不止，有时昏厥并四肢痉挛，胸闷泛恶，纳呆形瘦，抑郁寡言。头脑震伤，瘀留清窍，浊阴失降，痰浊阻滞（现代医学诊断为外伤性癫痫），方拟活血化痰，安脑开窍。内服：白附子 3g，细辛 2g，白蒺藜 9g，龙齿 12g，钩藤 9g，郁金 9g，胆星 6g，石菖蒲 9g，橘红 5g，远志 5g，藁本 5g，蔻仁 3g，建曲 9g，鲜竹沥 1 支。五剂后头晕涨痛见减，精神较振，渐减化痰开窍之品，增入理气悦胃药物。四月底诊治按谓："治疗后昏厥痉挛已除。"予安脑宁神、益气行血之剂及指迷茯苓丸善后。此证痰瘀阻络，虚风上旋，清阳失旷，浊阴不降，用白附子祛风痰、通血脉、定惊痫，可谓恰到好处。且其与细辛、藁本相伍，直达颠顶，升清阳以化虚风。龙齿镇摄以安神志；蒺藜、钩藤平肝通络；胆星、郁金、菖蒲、竹沥涤痰开窍。全方温凉并用，升降兼行，允合病机，可资研索。方中似未用化瘀之品，不知白附子、胆星之属亦有散瘀之功，且经气行，痰浊去，瘀自化矣，正是立方高妙之处。余曾治一男性患者，六十余岁，平昔嗜好烟酒，打麻将娱乐时突然两眼发直，喉间有怪声，四肢抽搐，约 10 分钟苏醒，送医院急诊，俟后间断发作，每次 5 ~ 10 分钟之久，胸闷痰多，入夜有时呼吸困难，家有呼吸机备用。曾用抗癫痫药乏效，多方检查，脑电图提示轻度异常，核磁共振提示左额窦黏液囊肿。证系风痰阻痹，神明失用。余用白附子配合珍珠母、沉香、全蝎、僵蚕、海蛤壳、石菖蒲、牛膝、白芍等，病情迅速缓解，追访八年，未见复发。白附子定惊安脑之功，值得进一步研索。

白附子善祛面上皯黯。《千金》治此证，用白附子一味为末，酒和，外用，称“敷之即落”。《卫生易简方》治此证，用“白附子为末，卧时浆水洗面，以白蜜和涂纸上，贴之，久久自落”。此类单方可供参用。求之复方，如《千金》治面上皯黯，“令人面净悦泽方”，药用：白蔹、白芷、白附子、白术各二两，猪胰三具水渍去赤汁研烂，藁本三两，上六味为末，先以芜菁子半升，又酒水各半升相和，煎数沸，研如泥，合诸药纳酒水中，以瓷器贮封三日，每夜取敷面，旦以浆水洗之。诸药祛风气、化瘀滞、悦颜色，其中白附子不仅除鼾黑，且能化气生津，转有润肤之效。猪胰能涤垢，面部油脂多者尤宜。芜菁子一味，苏恭称其“为油入面膏，去黑鼾皱纹”。《圣惠方》治“面黡痣点”，取“蔓菁子（即芜菁子）研末，入面脂中，夜夜涂之，亦去面皱”，为容颜之佳品。

唐人李珣谓白附子能疗“疥癣风疮”，《博济方》四白散（炙白花蛇、白附子、白僵蚕、白蒺藜）、《和剂局方》四生散（黄芪、川羌活、沙苑蒺藜、白附子）均用此品，以疗风毒攻注，四肢、头面生疮，遍身瘙痒者。四白散侧重于祛风毒，风疮奇痒者可以用之；四生散则可用于风癣经久不愈者。银屑病以风湿热毒为患居多，四白散随证加味可以用之，四生散谅非所宜。

# 天南星

◎天南星味苦、辛，性温，有毒，入肺、肝、脾经，为祛风痰之要药，尤善于疏通经络，祛风解痉，散结消癥，适用于中风、半身不遂、口眼㖞斜、惊痫、破伤风、痹痛、积聚，以及痰涎阻滞胸膈、经络诸疾。外用能消瘿瘤瘰疬，治蛇虫咬伤。

《本经》称天南星主“心痛，寒热结气”。“结气”二字值得参究，以其味苦且辛，其性又温，长于疏解瘀滞，开达壅结，肝胆之结气散则风气去，胸膈之结气散则痰浊化，经络之结气散则痹闭开，此南星之妙用也。南星味苦兼可入心，散结气，祛痰浊，是以痰浊壅阻心下，脘腹疼痛之候，南星可以用之。《医学统旨》星半安中汤（南星、半夏各一钱半，俱姜汤泡；滑石、香附、麸炒枳壳、醋炒青皮、木香、制苍术、砂仁、炒山栀、茯苓、橘红各一钱；炙甘草五分）颇得其意，方取南星伍半夏涤痰散结、和胃降逆为主干，气郁殊甚，配合芳开，痰郁化热，参以苦泄，共奏止痛安中之功。王好古以南星“治痰功同半夏”，其实半夏长于化水气，祛湿痰，南星长于祛风痰，二者同中有异。李时珍说南星“得防风则不麻，得牛胆则不燥，得火炮则不毒”，其言精辟。麻，是指生南星有麻辣之味，而防风能解之，物性相制如此。南星得防风通行周身，祛风毒，行经络，解痉挛，还能解其麻味，古人以二者相伍确具深意。南星用牛胆制，即胆南星，其性由温转凉，长于清心利胆，涤痰泄热，为惊风、痰热神昏、癥瘕诸证所常用。陈久者功近牛黄，牛黄价昂，且不易得，退而求其次，胆南星不失为一种选择。火炮南星是祛其毒的一种方法，下文将会提及，此处不赘。南星除祛邪外，还有养正的一面。例如甄权就说其能“强阴”，何故？因其认为它还有甘味，苦而兼甘，故有强阴之功，其说可供参考。

古人常用南星治中风，证系卫外不固、风邪所中之候，与今日之脑卒中不可同日而语。因见证各异，配伍有别，扼其大要，有南星伍川乌、伍木香、伍防风等用法。《和剂局方》三生饮，取生南星一两，生川乌（去皮）、生附子（去皮）各半两，木香一分，㕮咀，每服半两，以水两大盏，姜十五片，煎至八分，去渣温服。此方疗中风昏聩、不省人事、痰涎壅盛、语言謇涩，或口眼㖞斜，或半身不遂者，专赖南星以祛风痰，配合川乌、附子开通经络，温阳逐风。三味俱生用，生则气雄，尤可兴奋冲动，恢复痿废的经络功能，惟生者有毒，故用生姜以解之。木香拨动气机，宣通痹闭，俾气行则风散，气化则痰消。立方用意颇佳，制方大法仍有借鉴意义。《和剂局方》大醒风汤，系以三生饮去川乌、木香，加防风、全蝎、独活、甘草而成。与上方相较，此方侧重于搜风通络、解痉镇痛，除可用于中风痰厥、涎潮昏晕，还可用于历节痛风、筋脉挛急疼痛者，并用于破伤风抽搐之候。方中防风不仅能解南星之麻辣，且通行周身，正可激发南星祛风痰、通经络之性能。以二味并用之，《三因方》防风散（防风、天南星各等分，上为细末，每服三钱，童子小便一大盏，煎至七分，热服），治“破伤风，项强，牙关紧，欲死”者，亦简洁可行。天南星伍木香，如《易简方》星香散，径取其二味，以生姜、清水蒸，温服，治中风痰气上壅，咽喉作声，昏不知人，半身不遂，气塞、痰壅、风动。星、香并用，切中病机。今之脑卒中，面赤气粗、痰涎上涌者，当平亢降逆，息风化痰，胆南星配合竹沥常不可缺。中风后遗症半身不遂，形盛痰多者，用胆南星伍地龙，配合养血通络之品；若病久肢末欠温，经络湮塞，酌加制川乌为引经药，徐图效机。

中风口噤急症，天南星外治、内服独擅胜场。《经验方》治中风口噤，目瞑，汤药无法灌入者，用天南星为末，入白龙脑（冰片），每用中指点末，揩齿三二十遍，揩大牙左右，其口自开，方名“开关散”，又名“破棺散”。盖南星祛风解痉之力胜，冰片芳香辛窜，启窍通络，二味同用，遂能奏解痉开噤之功。《直指方》云：“诸风口噤，宜用南星，更加人参、石菖蒲佐之。”亦仗南星为中风口噤之专药，佐以石菖蒲开窍豁痰，人参匡扶正气，护里托邪，配伍佳绝，不同凡响。此外，《直指方》还用“天南星（炮，剉），大人三钱，小儿三字，生姜五片，苏叶一钱，水煎减半，入雄猪胆汁少许，温服”，以疗“诸风口噤”。以南星配合苦泄芳开之品，适用于痰热致痉者，可因证择用。

癫痫病因复杂，内有积痰，其因一也。一旦脏气不平，厥气上攻，触动积痰，扰乱神明，便可发病。此类病证，体壮邪实者，以豁痰定惊为主；体虚气怯或久发不已，又当消补兼行，或扶元固本。《卫生宝鉴》坠痰丸治“风痫痰迷”，“用天南星九蒸九晒，为末，姜汁、面糊丸梧子大，每服二十丸，人参汤下，石菖蒲、麦门冬汤亦可”。天南星一味化积痰、搜肝风，因昏仆、抽搐体气必虚，偏于气虚者，用人参汤下；阴伤神糊者用菖蒲、麦冬汤下，随证参用。痫后失音，称之为痫喑，殆风痰阻络所致。《全幼心鉴》治“小儿痫喑”，“以天南星湿纸包煨，为末，雄猪胆汁调服二字”。方用南星配合清热润燥之猪胆汁，允合病机。在历代治疗癫痫的效方中，五痫神应丸、定痫丸均用南星。定痫丸（天麻、川贝母、胆南星、姜半夏、陈皮、茯苓、茯神、丹参、麦冬、石菖蒲、远志、全蝎、僵蚕、琥珀、辰砂，以竹沥、姜汁、甘草熬膏，和药为丸，辰砂为衣）出自《医学心悟》，用药平正可法。程钟龄谓，癫痫“虽有五脏之殊，而为痰涎则一，定痫丸主之。既愈之后，则用河车丸以断其根”。见道之言，值得珍视。

心主神明，古人所说的痰迷心窍所涵甚广，例如妄言妄见、恍惚健忘的一类病证亦属之。《和剂局方》寿星丸为此类证候而设，其方用“天南星一斤，先掘土坑一尺，以炭火三十斤烧赤，入酒五升，渗干，乃安南星在内，盆覆定，以灰塞之，勿令走气，次日取出为末，琥珀一两，朱砂二两，为末。生姜汁打面糊丸梧子大，每服三十丸至五十丸，煎人参、石菖蒲汤下”。现代的阿尔茨海默病痰瘀阻痹，脑络不通，神明失用，此方颇有借鉴意义。观其以炮南星为主药，配合琥珀、朱砂、人参、石菖蒲，不仅涤痰通络，抑且化瘀清神，扶正健脑，颇具法度。以寿星名方，用意颇深。但若痰热化火，躁动狂悖，即当随证损益，不可不知。又，温热病痰热神昏，以胆南星伍天竺黄，配合郁金、石菖蒲之属，为临证所习用，不赘。

天南星还可用于诸多杂症，例如《摘玄方》治“痰湿臂痛”，用制南星伍苍术，等分，用量随证斟酌，加生姜入煎。其证必是臂痛重着，舌苔垢腻者，其意与指迷茯苓丸治痰湿阻于经络，臂痛不能上举仿佛。又如《直指方》治“脑风流涕，邪风入脑，鼻内结硬，遂流髓涕”，“以大白南星切片，沸汤泡两次，焙干，每用二钱，枣七个，甘草五分，同煎服，三四服，其硬物自出，脑气流转，髓涕自收”。余治慢性鼻窦炎，浊涕甚多，经久不愈者，制方时常选用胆南星，以此证多兼夹胆火为患。胆南星能降胆火，解热毒，清上祛浊。再如《妇科玉尺》之星芎丸，治湿痰壅滞，引发月经不调。药用：制南星、童便制香附各四两，川芎、苍术各三两，研细末，水泛为丸，每服 2 ~ 3 钱。此方尤适用于妇人体型肥胖，经闭不行，或不孕者。苍莎导痰丸与此方用意近似。

《日华子本草》说天南星主“蛇虫咬，疥癣恶疮”。痈疽恶疮外敷药中常选用之，以消坚散肿，攻毒疗疮。严用和《济生方》南星膏，“治皮肤头面生瘤，大者如拳，小者如粟，或软或硬，不疼不痛，无药可疗”之候，“用生南星大者一枚，去土，薄切，细研稠黏如膏，滴好醋五、七滴，如无生者，以干者为末，投醋研如膏。先将小针刺病处，令气透，以药膏摊纸上，像瘤大小贴，觉痒，三五易瘥。”其攻毒消肿之力亦可见矣！笔者曾以此法治一脂肪瘤患者（未用针刺）亦效。又，生天南星用醋磨涂瘰疬甚效，余屡见之。

六〇

# 半夏

◎半夏味辛，生寒、熟温，有毒，入胃、脾、胆经。功善降逆和中，交通阴阳，能化饮涤痰，消痞散结，消核散肿，并有散血止血之功。为饮停中焦，咳逆痰多，呕吐，反胃，痞满，眩晕，失眠，疟疾，痰核，瘿瘤，痈疽肿毒等证常用之药。吾邑盛产半夏，收获花生时混杂其中，常有人误食之，戟喉，失音，痛苦异常，惟生姜汁能解。生半夏质滑多黏液，陶弘景谓：『凡用，以汤洗十许过，令滑尽，不尔，有毒戟人咽喉，方中有半夏必须用生姜者，以制其毒故也。』物性相制如此，不可不知。

古人格物致知，精细入微。半夏二月生苗，夏至后即枯，生于阳，成于阴。《礼记·月令》：“五月半夏生，盖当夏之半也，故名。”万物负阴而抱阳，但阴阳有偏胜，惟半夏得其半也，故能开阖阴阳，通调寒热。“为脾胃中州之剂，主治阴阳相半之邪”（《本草汇言》）。准此以观，半夏之用可得大凡。譬如《本经》称其主“伤寒寒热”，独不见古人作解表退热之用，惟和解剂之祖方小柴胡汤用之。方中柴胡升疏，黄芩泄降，半夏则调其升降之平，助柴、芩和解寒热。疟疾亦见寒热往来，正可用其截之。《日华子本草》说它主“痰疟”，其实应用范围更广。《重订通俗伤寒论》谓：“截疟以常山、草果最效，半贝丸亦验。”其所用之半贝丸，系取“生半夏、生川贝各三钱，研细，姜汁捣匀为丸，每服三厘至五厘，生熟汤送下”。生半夏能截疟，固与其特定的药用价值有关，而此丸的制法、服法亦堪参究。《得效方》：“疟者，阴阳交争，寒热互作，用药须半生、半熟、半冷、半热，乃收十全之功。”生半夏、生川贝之性凉，与姜汁之性热，得半冷半热之意，生熟汤用意亦同。此方生半夏用量甚小，更兼姜汁能解其毒，可谓审慎。痞证并无往来寒热，但心下痞塞不通，阴阳否隔，常可见湿热郁结，湿热乃“阴阳相半”之邪，正宜用半夏辛开散结，观张仲景半夏泻心汤（半夏、黄芩、人参、干姜、黄连、炙甘草、大枣）即以其为主药，辛开苦降，益气和中，共奏消痞泄热之功。不仅此方，生姜泻心汤、甘草泻心汤均用半夏，则其能消心下痞坚，通调寒热，义可知矣！

不寐可从阴阳离合立论，以卫气行阳则寤，行阴则寐，倘若邪气逆于脏腑，卫气“行于阳不得入于阴”，不寐以作。此类病证，《灵枢·邪客》篇示人以法，“调其虚实，以通其道，而去其邪，饮以半夏汤一剂，阴阳已通，其卧立至”。方中半夏引阳气入于阴，秫米入营补虚，调虚实，和阴阳，神安寐至。后人引申其义，用半夏治失眠不乏效方，其中以半夏伍夏枯草颇具巧思。清人顾晓澜《重订灵兰要览》谓：“从来不寐之证，前人皆以心肾不交治也，投剂无效。窃思阴阳违和，二气亦不交。椿田每用制半夏、夏枯草各五钱，取阴阳相配之义，浓煎长流水，竟覆杯而卧。治病切勿执着拘泥古方，妙在随症用药，变通化裁，精思过人，是为良工。”蒋椿田著《椿田医话》十卷，已佚，其与顾晓澜为莫逆之交，这一记载颇堪重视。此方还见于《冷庐医话》，药同，用量略异（半夏、夏枯草各三钱）。以余观之，此方用夏枯草亦犹半夏汤之用秫米也，盖肝主藏魂，夏枯草能补厥阴血脉，平息风阳，二味并用，能由阳入阴，由气及血，平秘阴阳，安神定志。

半夏既能治湿胜泄泻，又能治阳虚便秘。前者取其辛散水气，后者取其辛润利窍，促进津液的流通。寇宗奭云："今人惟知去痰，不言益脾，盖能分水故也。脾恶湿，湿则濡而困，困则不能制水。《经》曰湿胜则泻，一男子夜数如厕，或教以生姜一两碎之，半夏汤洗，与大枣各三十枚，水一升，瓷瓶中慢火烧为熟水，时时呷，数日便已。"《本草纲目》在引用这段文字时，"半夏"下遗漏"汤洗"二字，殊为未允。方中半夏除汤洗外，还用生姜一两同煎，则足以去其毒矣！且夏、姜并用，散水气犹为得力，水气去则脾健，为防辛散太过，又用大枣甘润濡脾，庶几阴阳两调。用半夏治阳虚便秘，如《和剂局方》半硫丸，方用半夏（汤洗七次，焙干，为细末）、硫黄（明净好者，研令极细，用柳木槌子杀过）各等分，以生姜自然汁同熬，入干蒸饼末搅和匀，入臼内杵数百下，丸如梧桐子大，每服十五至二十丸，空腹温酒送下，妇人醋汤送下。阳虚寒凝，胃肠运化乏力，取硫黄温阳助运，以化水谷；半夏一味，成无己谓其"润肾燥"，一则因其质润，再则辛散水气则津液布，燥结自解。由此可知，半夏之燥脾湿与润肾燥乃是辩证的统一。朱丹溪云，二陈汤能使大便润而小便长，是深明半夏之性者。一般说来半夏不宜用于阴伤津干之候，然而张仲景于"大逆上气，咽喉不利"的麦门冬汤（麦冬、半夏、人参、甘草、粳米、大枣）中用之，盖取其下逆气、和胃气，兼行大剂甘寒之品之滞也，气平火降，津液流行，则转燥为润矣！

半夏功善化饮，水饮停蓄中焦或膈间，为胸痞、为呕吐、为心悸、为眩晕、为耳鸣，均为半夏所主。观《金匮》治心下有支饮、呕吐之候，用小半夏汤（半夏、生姜）治之；治"卒呕吐，心下痞，膈间有水，眩悸者"，用小半夏加茯苓汤（半夏、生姜、茯苓）治之，其义可思。水饮凌心则心悸，饮邪内停，清阳不升，浊阴不降，则虚风上旋，头晕、目眩、耳鸣诸症因之而起。半夏化饮邪，降胃气，安奠中州，平衡阴阳，不镇肝而肝逆自平，不息风而虚风自息，其用岂仅化水气哉！清人程钟龄《医学心悟》治"头眩眼花"之证，因湿痰壅遏者，有半夏白术天麻汤之制，药用：半夏一钱五分，天麻、茯苓、橘红各一钱，白术三钱，甘草五分，生姜一片，大枣二枚，水煎服。观此方亦以健运中焦、化痰降逆为主，参以平息虚风之品，用意可取。现代常见的梅尼埃病，发作时如坐舟车，头晕耳鸣，肢麻，呕逆，体位改变时呕逆尤甚，倘泛吐清水痰涎，乃饮邪内聚之的据，宜化饮和中，参以清泻肝阳之品，可用小半夏加茯苓汤，加入白蒺藜、双钩藤以治之。

半夏为消痰之要药。痰阻气滞，宜半夏与陈皮同用；停痰冷饮，宜半夏与干姜同用；风痰壅盛，宜半夏与天南星同用；痰热内蕴，宜半夏与黄芩同用；胶痰滞膈，宜半夏与瓜蒌皮同用；至于半夏伍川贝母，则可用于久咳不已，痰量不多，咯吐不易者。此外，还有一些特殊的用法，例如《苏沈良方》治“风痰喘急”之千缗汤，“用半夏（汤洗）七个，甘草（炙）、皂荚（炒）各一寸，姜二片，水一盏，煎七分，温服”。此方用半夏伍入搜风利窍、涤除顽痰的皂荚，药力颇峻，适用于风痰阻痹、喘逆不平之实证。《摘玄方》治小儿痰热咳嗽惊悸，取“半夏、南星等分，为末，牛胆汁和，入胆内，悬风处待干，蒸饼丸绿豆大，每姜汤下三五丸”。此方从牛胆汁制南星扩展到牛胆汁制半夏，颇具巧思。胆南星定惊风，清痰热；胆半夏功用近似，二味并用，其力愈宏。

李时珍谓天南星、半夏“二物亦能散血，故破伤打扑皆主之”。可谓卓识。生半夏外用能消肿毒，研细末搽外伤疮口能止血，均是散血止血之明验。《直指方》治“失血喘急，吐血下血，崩中带下，喘急痰呕，中满宿瘀，用半夏捶扁，以姜汁和面包煨黄，研末，米糊丸梧子大，每服三十丸，白汤下”，此乃取半夏下气、涤痰、散血之功。过敏性哮喘并无吐血见症，但肺叶上举，胸闷气塞，必然血行障碍，虽未必“中满宿瘀”，但膈间、心下夹有瘀滞毋庸置疑，在开肺闭、解肺郁的方药中加用半夏，实有助于改善肺循环，达到止咳平喘的目的。

用半夏治梦遗，是南宋名医许叔微的一大创见。肾主藏精，梦遗责之肾失封藏，若下元虚惫者，当补之涩之；若肾气闭，一身精气无所管摄，因而妄行时出者，又当以通济塞，以开求阖。此类证候，《普济本事方》立猪苓丸以应之：“用半夏一两，破如豆大，用木猪苓四两，先将一半炒半夏，黄色不令焦，地上出火毒半日，取半夏为末，糊圆如梧子大，候干，更再用存下猪苓末二两，炒微裂，同用不泄沙瓶养之，空心温酒盐汤下三四十圆。常服于申未间，冷酒下。”许氏认为：“盖半夏有利性，而猪苓导水，盖导肾气使通之意也。”凡痰热、湿浊下注，以致经络湮塞，肾气开阖失度，精气妄行者可以用之。是知半夏不仅润肾燥，且能洁精室、启肾气之闭也。

# 六一 瓜蒌

◎瓜蒌味甘，微苦，性凉，入肺、胃、大肠经，功善清热化痰、宽胸下气、散结缓痛、润肠通便，常用于胸痹、结胸、咳嗽、消渴、黄疸、便秘等证，能消乳痈，并治痈疽疮疡。

◎瓜蒌古称栝楼、括蒌。瓜蒌实即全瓜蒌，包括瓤、子（仁）、皮，古人未作区分。瓤以甘润为优，能滋阴液，滑燥痰。子则微苦，通利三焦，下气散结，宽胸涤痰，润肠通便。因富含油脂，还能弛缓痉挛、解痉镇痛，是以胸痛、胁痛乃至痢疾滞下不爽之腹痛悉可建功。胸痹心痛常用瓜蒌，镇痛作用主要在子，不可不知。瓜蒌皮微酸，不似子之开泄，在清肺化痰中寓敛肺宁嗽之意，为肺燥液少、黏痰不出之良药。瓜蒌则综合了瓤、子、皮的功用，甘缓润降，滋中寓泄。滋，则除烦热消渴；泄，则『洗涤胸膈中垢腻郁热』（朱丹溪语）。瓜蒌之根名天花粉，入土甚深，其性升发，能启阴液上腾而周于胸中，与瓜蒌实之导气下行适成对待。

胸痹是指胸中阳气窒滞、胸膺内外疼痛的一类病证，张仲景常以瓜蒌实与薤白相伍随证组方。例如栝楼薤白半夏汤（栝楼、薤白、半夏、白酒）即为“胸痹不得卧，心痛彻背者”而设。胸阳不振，浊阴内踞，胸中必有痰浊瘀滞，瓜蒌实与功善通阳散结之薤白并用，寒温相须，涤痰垢、泄浊阴、布阳和，宣痹定痛，更辅以半夏之辛开，白酒以行药势，宣痹通阳之力更著。蒌、薤相伍还可用于痰湿阻滞、胃阳不宣之胃痛。若脘痛连胁，撑胀不舒，宜加入枳壳、厚朴；呕逆频仍，加入半夏、茯苓；噫气泛酸，参入左金丸；等等；均可随证应用。

用瓜蒌润肝燥、制肝逆、缓急迫以治胁痛是明代医家的创获。孙一奎《医旨绪余·胁痛》载一人左胁疼痛，肤红如碗大，发水泡疮三五点，脉七至而弦，夜甚于昼。医作肝经郁火治之，予黄连、青皮、香附、川芎、柴胡之类，进一服，其夜痛极，次日肤红大如盘，水泡疮又增至三十余粒。医教以白矾研末，并水调敷，并予上方加青黛、龙胆草治之，其夜痛苦益甚，病势转增。乃询先师黄古谭先生，为订一方，“以大栝楼一枚，重一二两者，连皮捣烂，加粉草二钱，红花五分”，一服即安，并谓“考之本草，栝蒌能治插胁之痛，盖为其缓中润燥以致于流通，故痛自然止也”。其证颇类今之带状疱疹，余尝试用此方，有效，但不如孙氏所言之神奇，殆古今病证不相侔耶！细思之，前医用药大致合度，治肝经郁火用苦泄辛散不差，后加入青黛、龙胆草，方药也甚有力，惟病势汹汹，一时难以抑制耳！转方甘润疏通，是以奏功。平心而论，瓜蒌缓急、涤垢之功有余，解毒、凉营之力不足，治带状疱疹当因证配伍。孙一奎《孙氏医案》载吴某一案，“左胁下红块大如鸡子，傍有小蓓蕾作疼，左脉弦大而数，右滑大而数，盖由生平嗜煿炙，以致肝胆二经有热毒也”。予大栝楼一枚，伍入白芍、当归、贝母、甘草，连进三帖，痛减其半，继用大栝楼一枚，伍入白芍、当归、金银花、连翘、山栀仁、红花、柴胡、甘草，四帖而愈。上列二方，移用于肝经火郁、热毒炽盛之带状疱疹，似较黄氏方为优，识者鉴之。

清人魏玉璜用瓜蒌仁治胁痛别具心得，方某年三十余患胁痛，“左胁下有块如盘，按之坚硬，食之则胀痛甚，不得侧卧，百治不应，苦瘁如柴矣……脉之弦且急，曰肝举证也……血足则润而下垂，今怒火伤阴，其叶燥硬，故举而不下也……昧者不知，投以香散，则火上添油耳。予生熟地、沙参、麦冬、蒌仁、米仁、川楝子十余剂，其病若失。”（《魏玉璜医话精华》）所谓“肝举”乃是肝逆的形象说法，缘肝伤血少，肝体不足，肝用偏亢。不是实证，乃是虚证，故以柔养为主，参以疏泄肝气而不伤阴之品治之。方中蒌仁，取其润燥、降逆、镇痛之综合作用，此案可为治疗胁痛妄用辛香燥烈药之戒。

古人常用瓜蒌治时疾发黄、酒疸及小儿黄疸。《本草图经》治“时疾发黄，狂闷烦热，不识人者”，取“大瓜蒌实黄者一枚，以新汲水九合浸淘取汁，入蜜半合，朴消八分，合搅令消尽，分再服，便瘥”。此乃重症黄疸，热毒炽盛，化火伤阴，亟当清泄，朴消不仅荡涤邪热，润下通便，还能化结石，有利胆之功；瓜蒌与之相伍，正可泻下肝经之湿热毒火，而收利胆退黄之效。毒火伤阴，瓜蒌济之以蜂蜜，在解毒中有护肝作用。总之，瓜蒌伍朴消，用轻剂则润肠通便，用大剂则解毒清肝。临床常见的传染性肝炎，当湿热蕴结肝胆，脘闷胁痛，舌苔黄腻之际，在疏肝和胃、化湿解毒方中配合全瓜蒌（30g），对改善症状、修复肝功能很有助益，其时大便溏者亦不忌。瓜蒌连用数日，往往大便由溏转干，以湿热去脾运复常之故。

痢疾初起，湿热食滞蕴结肠间，滞下不爽，腹痛后重者，瓜蒌可相机用之，它还可用于久痢。《本事方》治“久痢五色”，用“大熟瓜蒌一个，煅存性，出火毒，为末，作一服，温酒服之”。《柳州医话》亦载此方，治“五色痢久不瘳”。痢下已久，下焦气化不固，肠中余邪未净，瓜蒌煅后，涩中寓通，在固涩中寓祛邪之功，久痢虚中夹实，正为相宜。

瓜蒌为治乳痈之良药。《子母秘录》治乳痈初起，以瓜蒌一个捣烂，以酒煎服。《校注妇人良方》之神效瓜蒌散，善疗乳痈，并治痈疽初起，其方取“瓜蒌一个，烂研，生粉草、当归（酒洗）各半两，乳香、没药各一钱，上用酒煎服，良久再服”。瓜蒌长于散结消肿，并疏通乳络以行气滞，配合活血散瘀之品，故可消痈肿于无形。

# 六二　天花粉

◎天花粉即瓜蒌根，味甘、微苦，性微寒，入肺、胃经，为甘寒养阴、微苦泄热之品。其性生发，能启阴液上潮，生津止渴，又能泄热降火，并化燥痰，是以能升能降，流通津液润泽脏腑。

◎瓜蒌『其根作粉，洁白如雪，故谓之天花粉』（李时珍语），葛根作粉可资服食，天花粉亦然。苏恭谓其粉『洁白美好，食之大宜虚热人』，可见阴虚之体用之尤宜。天花粉养胃阴、滋脾燥，『补虚安中』（《本经》），与白术相较，一运脾阳以敷布津液，一滋脾阴以生津润燥，可比照观之。须知血中津液不足则失润，血中有热则血涩，天花粉能滋之、清之、和之，从而促进血液的流通。是以古人用其下乳汁、『通脉』（《别录》）。天花粉还能解毒，凉血解毒故能消疮疡热毒。

天花粉能生津，还能行水。前者人所易知，后者其理难明。约而言之，天花粉之行水具利尿与肃肺行水二义。利尿又有淡渗与消瘀之别，小便淋沥不爽，尿频、尿急、尿黄，口干思饮者，用天花粉取其淡渗之义；前列腺肥大，尿细、尿频，审系下焦瘀热留着，用天花粉伍白芷，佐以牛膝引经以达病所，着眼于消瘀散肿而小便畅行，此乃天花粉利尿之新用。所谓肃肺行水，是指邪热伤肺，以致肃降失职，治节不行，于是饮邪停聚胸膈，此类病证非清润不为功。试观渗出性胸膜炎，在少阳枢机不利，饮停胸膈兼见口渴时，用小柴胡汤加天花粉疗效可稽。其获效的机理固可从“上焦得通，津液得下”作解，其实与黄芩、天花粉肃肺有关。肃肺则气化自行，水饮自消，天花粉能行水之义在此。曾治一男性患者，五十岁，油漆工人，有咳喘宿疾，此次咳逆复作，胸闷异常，气短气急，咳痰不爽，口干舌燥，胸腔有积液，两肺有小结节三十余个，大小在 0.3 ~ 0.9cm 之间，舌尖红、舌苔薄黄，脉弦滑。邪热伤肺，痰瘀互结，气化不行，拟予清肺肃肺以行气化，予天花粉、黄芩、前胡、桑白皮、杏仁、紫菀等组合成方，每日一帖，一周后病情缓解。前方略事加减，连服六周，咳逆、胸闷诸症均已，三个月后去医院复查，胸腔积液已被吸收，肺部结节大多消失，剩下少数约 0.3cm 大小，仍用上方出入以善后。

温阳能化气，育阴亦能化气，天花粉行水之功当细细参究。再以仲景方以证之，《伤寒论》“治大病差后，从腰以下有水气”之牡蛎泽泻散（牡蛎、泽泻、蜀漆、葶苈子、商陆根、海藻、栝楼根）用此味，缘湿性下趋，湿热壅阻，气化不行，非通利不可。用此味之义，清人陈古愚认为：“栝楼生而蔓延……引水液而上行，可升而后可降也。”取其先上行而布津液，后下降而利小便，见解深刻。《金匮》治“小便不利者，有水气，其人若渴”之栝蒌瞿麦丸（栝楼根、茯苓、山药、附子、瞿麦）亦用此味，缘上热下寒，气不化水，水气内停，用天花粉清热生津化上焦之气，附子温运肾阳化下焦之气，山药、茯苓枢转上下化中焦之气，瞿麦通利小便，肺脾肾一以贯之。气能化水则小便利，水能化气则渴自止，水液代谢复归于正常。

朱丹溪视天花粉为“消渴神药”，并以“养肺、降火、生血”为治消渴之要旨。《丹溪心法》载一方治此证，药用：黄连末、天花粉末、牛乳、藕汁、生地黄汁，后两味汁为膏，入前三味拌和，佐以姜汁和蜜为膏，徐徐留舌上，以白汤少许送下，即是这一学术思想的体现。《丹溪心法》还载有川黄连丸（川黄连、天花粉、麦门冬、生地黄汁、牛乳）、玉泉丸（麦门冬、人参、茯苓、黄芪、乌梅、天花粉、干葛、甘草）以疗消渴。简言之，天花粉伍黄连，甘苦化合，坚阴润燥，适用于肺肾阴伤，心火偏亢者；天花粉伍麦冬、参、芪化气生津，适用于气阴兼伤，气不化津者。常见一些糖尿病患者，恣饮酒浆，恣食炙煿，口渴心烦，急躁易怒，心率偏快，夜来尿频，呈现上盛下虚之象。余常以天花粉伍黄连，配合山药、桑螵蛸、覆盆子、蛤粉、五味子、龙骨、牡蛎等以治之，颇能应手。

天花粉能化燥痰，《张氏医通》谓：“连嗽十数声，痰不即出者，肺燥胜而痰涩也。”描述的症状颇类燥痰，天花粉正可用之，若欲增清气化痰之力，不妨与瓜蒌皮并用。某些肺纤维化患者，干咳气急，虽咳声频仍而痰黏不出，胸闷窒塞，心慌心悸，动则诸症转甚，若见舌红口干，可从肺燥论治，予桑叶、杏仁、天花粉、丹参、紫菀、甘草，轻宣肺气，润通肺络，对改善临床症状很有助益。

《别录》有天花粉“除肠胃中痼热，八疸身面黄”的记载，《简便方》治“黑疸危候”，用“瓜蒌根一斤，捣汁六合，顿服，随有黄水从小便出，如不出，再服”。王孟英《鸡鸣录》亦称，“黑疸”，用“鲜栝楼根捣汁饮”。大抵其证由肝及肾，邪热伤阴，用天花粉鲜汁养阴利尿。促进毒素的排泄。

天花粉善疗疮疡肿毒。消痈散肿，可以其伍入白芷、浙贝母、炒牛蒡子之属；托里排脓，可以其伍入黄芪、金银花、当归、赤芍、甘草之属。若作外治，如意金黄散即用此味，不赘。

六三

# 葛根

◎葛根味甘、辛，性平，入胃、膀胱经，兼入脾经。能由阳明而及太阳，疏通经气，流通津液，解痉缓急；并能生发中焦阳气，引阴津上奉，止渴除烦。为外感高热在肌腠不解，太阳经气不舒，头项强痛，以及胃逆呕吐、脾虚泄泻等证之要药。《本经》称其『主消渴，身大热，呕吐，诸痹，起阴气，解诸毒』，无一不切药用之要。今人分析其有效成分，扩大了应用范围，其功用有了进一步发挥与引申。

◎葛根多生长于山谷之中，枝茎缠绕，蔓延甚长，根长数尺，入土甚深，汁多粉足，可作食用。陶弘景谓：『葛根，今皆蒸食之，当取入土深大者，破而日干之。』陈藏器则谓：葛根『蒸食，消酒毒，可断谷不饥，作粉尤妙』。说明古人用其蒸食，而至唐代，已制成葛粉食用了。笔者青年时曾在江苏无锡山区采过葛根，后又在湖南山区见到硕大无比的葛根，当地人有制粉作食之习俗。葛粉味甘美，养胃生津，确是益人，其药用价值与葛根仿佛，不禁令人联想起『葛根竭胃汁』之说，深感疑窦重重。考『柴胡劫肝阴，葛根竭胃汁』，张凤逵倡之，叶天士在《幼科要略》引用之，王孟英之曾祖父王秉衡称葛根为『风药』，云：『风药皆燥……设非清阳下陷而火炎津耗之渴，误服此药则火藉风威，燎原莫遏。即非阴虚火炎之证，凡胃津不足而渴者，亦当忌之。』竟将葛根与温燥之风药等量齐观，葛根之真面目不见矣！王氏论诸药颇多创见，唯此说令人难以苟同。诸如此类，恐乃前人失察之处。凡药有利有弊，须知葛根能生津，能润燥，能养胃，《本经》称其『起阴气』是为确论。

葛根能解酒，葛花解酒尤佳，葛藤亦能解酒。古人全凭经验，如今美国有研究证实葛藤含有能抑制嗜酒欲望的成分，这实在令人惊异！痛风、糖尿病患者，若有饮烈性酒的嗜好，在治疗过程中，不慎饮酒过多，病情增重者，在处方中酌加葛根或葛花，对缓解症状不为无益。

在仲景时代，葛根主要用于外感热病之项背强直、拘急不舒之证以及痉病。葛根禀轻扬之性，善解肌热；又能疏通太阳经气，启阴液以滋筋脉，舒挛缓急。太阳病项背强几几者，凡无汗恶风用葛根汤（葛根、麻黄、桂枝、芍药、甘草、生姜、大枣），汗出恶风者用桂枝加葛根汤（即葛根汤去麻黄）。相对而言，表证之虚实乃对待言之，麻黄有用与不用之别，而用葛根则一，其功可识。痉病亦是外感热病引发之独头动摇、口噤、项背强直、背反张之候。凡邪未内结，亦用葛根，盖假其生津解肌、解痉通脉。

到了唐代，葛根还用治中风，《千金方》竹沥汤（竹沥、生葛汁、生姜汁）治“四肢不收，心神恍惚，不知人，不能言”者；《外台》亦载此方，谓“凡中风多由热起”宜服“竹沥汤”。足见此方适用于因热生风、风痰阻窍之证。中风因热因痰用竹沥、姜汁，迄今沿用不衰。生葛汁一味，陶弘景称其性大寒，寒能胜热，正适用于因热生风之候，且其不仅能解痉，还能止血。《广利方》治心热吐血，《圣惠方》疗衄血不止，均用生葛汁，可为明证。《松峰说疫》载有用生葛汁治“吐血”一法，“取生葛根切碎，捣烂，少加水，拧取汁，频频饮之，治吐衄血神效”，又说生葛汁“并治阳明瘟疫之毒，大效，不独止吐衄”。其实践经验可为古人生葛汁“解温病发热”（陶弘景语）又能止血的有力佐证。古之中风包括今之脑卒中在内，生葛汁是否对控制脑出血有效，值得进一步思索与探讨。

用葛根治外感热病，还有伍豆豉、伍葱白、伍前胡、伍柴胡、伍升麻诸法。葛根伍豆豉，适用于温病初起，头痛、壮热、脉大者。豆豉发越陈腐之气，与葛根同用，辛凉平解，促邪外达，无温燥、凉遏之弊，并可化浊解毒，此乃《肘后》法，治温邪初起壮热最稳。葛根伍葱白，适用于风邪化热，留着阳明，经气壅遏，头痛，尤以头额部痛势甚剧者。观葛根葱白汤（葛根、芍药、知母、川芎、葱白、生姜），伍入知母以清阳明之热，川芎以解火郁之痛，芍药以舒缓血脉之挛急，生姜以增葱白解外之力，立意甚佳，可以参用。葛根伍前胡，适用于外感风邪，肺卫失和，壮热有汗，微恶寒，身痛，咳嗽痰多，舌苔薄腻，脉浮滑者，常与豆豉、薄荷、桔梗、枳壳、陈皮、半夏、茯苓、甘草等组合成方，以疏表泻肺，化痰和中。若舌尖红、苔黄腻，溲赤，表示里热已起，山栀即可加入，以冀表里双解。《张氏医通》另有葛根解肌汤，治小儿麻疹初起，发热咳嗽者，以葛根伍前胡、荆芥、牛蒡子、连翘、赤芍、蝉蜕、木通、甘草，取其能解肌透疹，用药轻灵可法。葛根伍柴胡，适用于外感热病表邪未罢，里热渐起，四肢酸楚，邪郁不达者。取其能疏表和里，解肌清热。陶节庵《伤寒六书》柴葛解肌汤（柴胡、葛根、羌活、白芷、石膏、黄芩、芍药、桔梗、甘草、生姜、大枣），为三阳合病、表寒里热之证而设，用之得当，效如桴鼓。但当随证化裁，譬如恶寒不甚，无须羌活；里热不甚，当减膏、芩；方能切合病机。葛根伍升麻，见于升麻条下，不赘。

想前人“葛根竭胃汁”一语，遂使后人心存芥蒂，治热病望而却步，无所适从。有识之士不为所囿，自有定见。近贤章次公先生谓：“葛根除主治项背强急外，其作用为清热解肌、止渴除烦，用之治身发热，不恶寒，或自身微汗出而喘渴之症，无不效如桴鼓。”又说：“今之俗医，以为伤寒、温病截然两途，遇有葛根主治之症，偏以葛根性能升发，舍之不用，而用吴鞠通之银翘散、桑菊饮，病轻者幸能为力，重者必火势燎原而后已。”并指出：“故太阳表邪化热，将传阳明之时，其重要关键即在葛根。尔时之葛根，诚有举足轻重之势，所以医工懂得葛根之效用，则温病迎刃而解，此可断言者也。”言之中的，令人服膺。章先生治湿温重症，葛根有时用至八钱，有时用至一两，或参苦泄芳化，或伍甘寒清凉之品，随证组方，不拘一格，其案俱在，可供学习与借鉴。

具有上升之性的葛根，还可用来降逆止呕，或用其甘凉濡润之质，或用其升发清阳之性，各得其宜。《肘后方》治干呕不歇，用葛根捣汁服；《食医心镜》治小儿呕吐用葛粉作粥食。前者以清胃热为主，兼滋阴液；后者以养胃为主，兼清胃热。至于慢性胃病，中气已虚，胃气上逆，呕吐反复发作，迭用下气降逆之品乏效者，乃胃逆已久，清气郁陷，当升发清阳，斡旋中州，俾胃逆自降，宜用葛根伍入健脾助运之品，略参和胃之属以治之。

葛根为治疗泄泻、痢疾之常用药，若周身发热，腹泻如水状，其势急迫，其味臭秽，乃表证未解，肠热已起，热迫下利，宜仿葛根芩连汤之例，腹痛加白芍，腹胀加枳壳，随证参用芳香化浊之品以治之。下利赤白，里急后重，多缘湿热积滞郁结肠间，致使肠黏膜受损，传导失司。程钟龄《医学心悟》出一治痢散，以葛根为君，陈松萝茶、苦参为臣，炒麦芽、炒山楂为佐，赤芍、陈皮为使，方药简便有验。盖欲借葛根鼓舞胃气上行，舒肠缓急，以缓痢下后重之苦。若脾气虚衰，湿浊中阻，既不能运化水谷、分清泌浊而作泄泻，又不能升发清阳、输布津液而口渴不已，斯时葛根升清止泻、生津止渴独擅胜场，方如七味白术散（四君子汤中加用葛根、藿香、木香）。糖尿病患者若中阳不振，脾精外泄，血糖增高，口渴、腹胀、便溏，舌淡苔腻，脉浮缓者，绝非甘寒、苦寒所宜，用七味白术散出入，参用苍术、鸡内金、佩兰、乌梅等，可以收效。

现代药理研究证实，葛根含黄酮苷（为葛根素、葛根黄苷、大豆黄酮苷、大豆黄酮等）、多量淀粉，能扩张脑血管及心血管，降低血糖，并有较强的解热作用。以葛根一味制成的愈风宁心片，能解痉止痛，增加脑及冠脉血流量，用于高血压引起的头晕、头痛，颈项疼痛，冠心病引起的心绞痛、神经性头痛、早期突发性耳聋等。酌古参今，一些高血压病，特别是中老年患者，项背强直不舒，头晕、头痛、肢麻、下肢乏力、面皖少华，乃上气不足之征，气不足则血行运迟，乃至脑失所养，灵机失用。其血压的增高乃虚性亢奋，非见症治症，一味平降所宜，必求其深层次原因，纠正机体气血失衡的状态。此类患者，倘舌质淡、苔薄，脉濡缓，宜用桂枝加葛根汤为主方，酌加豨莶草、桑寄生、鸡血藤、十大功劳叶等；精伤气弱者，巴戟天、石斛、菟丝子、沙苑子等亦可斟酌加入，缓缓图治。随着项强、头晕、肢麻等症状缓解，血压渐次下挫，葛根解痉通脉之功，于此可获进一步领悟。

六四

# 萆薢

◎萆薢味苦、甘，性平，入胃、肝、膀胱经，具祛风湿、强筋骨、分清浊之功，为风湿痹痛、腰痛、骨痿、白浊、膏淋、带下等证常用之品，并能化湿毒，疗湿疹、肠风痔漏及恶疮。

◎《本经》称萆薢主『腰背痛强，骨节风寒湿周痹』。《别录》又说它主『关节老血』。一曰『骨节』，一曰『关节』，是为萆薢治疗痹证的主要着眼点。盖关节间风寒湿之邪易于留着，以致血行障碍，瘀血阻滞。萆薢祛风湿之邪，通阳气而行津液，湿浊可祛，瘀血亦化，故其功如此。萆薢善疗白浊，全仗其去浊分清之功。李时珍曰，白浊『皆是湿气下流，萆薢能除阳明之湿而固下焦，故能去浊分清』。以其味苦则降，入阳明胃经泄化湿热；质轻气薄，又能发泄，引清气上行，是以降而能升，故去浊分清。去其所当去，止其所当止，是萆薢独特的功用。

萆薢宣化湿浊之功绝无疑义，通而后能涩，邪去正自安。然而《别录》还说它能疗“阴痿失溺……老人五缓”。《日华子本草》说它“益精明目”，似乎具涩精固下之功，加之《集玄方》等医著称用一味萆薢为末，酒糊丸，盐汤送服，可治“小便频数”，则其是通是涩，扑朔迷离，引发诸多误解。例如近贤张锡纯认为萆薢乃味淡性温之品，“故能直趋膀胱，温补下焦气化，治小儿夜睡遗尿或大人小便频数，致大便干燥。其温补之性，兼能涩精秘气”，说它“为治失溺要药不可用之治淋”“为固涩下焦之要药”。曾拟醒脾升陷汤（黄芪、白术、山萸肉、煅龙骨、煅牡蛎各四钱，桑寄生、川续断各三钱，川萆薢、炙甘草各二钱），“治脾气虚极下陷，小便不禁”，殊不知味淡之品何以能涩？于理难通。而《别录》主“阴痿失溺”，临床难以征信，存疑可也。再如“小便频数”，其因颇多，凡小便量少，频而不畅，或尿频而尿道作痛，均宜通不宜涩。试思今之前列腺炎、前列腺肥大引发之小便频数，绝非一味固涩所能胜任，故强调萆薢固涩的一面有很大的片面性。平心而论，古籍有些文字太简，易生歧义；有的太过笼统，对病证缺乏明确的界定，必须细加分析，并通过实践加以印证，方不致误。

《日华子本草》称萆薢主“腰脚瘫缓不遂”，凡骨弱，邪必乘之；邪不去，徒补无益。萆薢苦能坚骨，祛湿浊，促进津液的流动以养骨，故为治疗骨痿之良药。刘河间《保命集·虚损论》立有金刚丸一方，“治肾损，骨痿不能起床”，药用：萆薢、杜仲（炒，去丝）、肉苁蓉（酒浸）、菟丝子（酒浸）各等分，共为细末，酒煮猪腰子为丸，桐子大，每服50~70丸，空心酒下。肾主骨，骨痿当补肾益精，此方以萆薢坚骨祛邪，杜仲、肉苁蓉、菟丝子、猪腰子温润填补，补中寓通，健骨起痿，能事毕矣。《虚损门》还载有牛膝丸一方，“治肾肝损，骨痿不能起床，筋缓不能收持”，系以金刚丸加牛膝、防风、白蒺藜、桂枝而成。制法、服法同前。肝主筋，增入牛膝强筋健骨，桂枝和营通络，防风、蒺藜流通肝气，引领津液以荣筋，故为筋骨并重、肝肾同调之剂。

雷敩《炮炙论》序中云：“囊皱漩多，夜煎竹木。”白浊，古籍亦称“漩浊”。竹木，萆薢之别名。此示人萆薢乃治白浊之专药。此证以小便白如泔浆，溲时无尿道疼痛为特征，相似于今之乳糜尿。推究病因，多系湿热下注，延久脾肾亏虚，呈现虚实夹杂之象。萆薢分清饮（萆薢、益智仁、石菖蒲、乌药）虽为前人所推崇，然毕竟为下焦虚寒、湿浊内蕴者而设，若系湿热为患，《摄生众妙方》治白浊方更为熨帖。此方药用“川萆薢（去皮）、川黄柏（酒炒）、麦门冬（去心）、菟丝子（酒炒）、北五味（酒炒）、远志（去心）各等分，上加竹叶三片，灯心七茎，大黄少许，水钟半，煎一钟，空心温服”。其特点是萆薢与黄柏相伍，取黄柏坚肾清热，则萆薢去浊分清之功更胜，而麦冬伍远志、竹叶，可以清心安神，以护营络；菟丝子伍五味子，可以固摄下元，以免精气流失；是以虚实兼到。尤妙者加入大黄少许凉营止血，盖湿热内蕴，易致络伤血溢，白浊夹血，形成赤白浊，加入大黄正相宜也。至于《医学心悟》之萆薢分清饮，亦为治疗赤白浊之良方。其方用“川萆薢二钱，黄柏（炒褐色）、石菖蒲各五分，茯苓、白术各一钱，莲子心七分，丹参、车前子各一钱五分，水煎服”。程氏认为“肾经有二窍，溺窍开则精窍闭也”。故用萆薢、黄柏、车前子导湿热下行而闭精窍；湿胜则脾虚，故用白术、茯苓健脾胜湿；心火盛则白浊兼赤，故用丹参、莲子心清心凉营。总之，此方用药轻灵，平正可法。

膏淋小便频数，滴下浊液如脂膏，溲时尿道热涩疼痛，与白浊尿时不痛可作鉴别。此证除湿热为患外，常兼夹瘀浊。化浊通瘀可缓解其淋痛，而肾气虚衰者又当参用扶元固摄之品。其中之先后缓急当细心把握。《医学心悟》萆薢散，借重萆薢去浊分清，配合蛤粉、石韦、车前子、茯苓、灯心草、莲子肉、石菖蒲、黄柏，在泄化瘀热中寓固涩精气之意，可供膏淋证治之参考。

萆薢善疗风湿痹痛、腰腿疼痛。《圣济总录》萆薢酒，系以萆薢伍杜仲、地骨皮，泡酒服用，以疗“风湿腰痛，久湿痹不散”。风湿易于化热，湿郁亦能生热，萆薢、地骨皮苦以坚之，清骨间之热，祛骨间之湿；杜仲益肾健骨，借酒以行药势，故简洁实用。《三因方》立安丸，主治腰痛，并疗脚气，药用：补骨脂、续断、木瓜、牛膝、杜仲各一两，萆薢二两，共为细末，蜜丸如梧子大，每服五十丸，盐汤下。其证系肾阳亏虚、湿浊留着者，故立方温阳化湿，宣通痹着。湿性下趋，萆薢所主之痹证，尤以腰腿关节重着、肿胀、酸痛之湿痹最为相宜。湿胜伍入苍术、蚕沙、薏苡仁；夹寒加入独活、细辛；夹热加入黄柏、忍冬藤，随证立方。

萆薢亦能化湿毒，湿疹见于下肢，浸淫成片，脂水淋漓，足踝肿胀，瘙痒殊甚，萆薢伍入黄柏、苦参、地肤子、茵陈，配合凉营解毒之品，有一定的效果。《证类本草》萆薢条下，载有孙尚药治肠风痔漏如圣散，以萆薢、贯众各等分为末，每服二钱，温酒调下，空心食前服。想亦系湿郁化毒之候，故用此化湿解毒之方。

# 威灵仙

◎威灵仙味辛、咸、微苦，性温，有言其入膀胱、肝经者，其义尚窄。盖其能通行十二经，无所不至。约其功用之要：一曰祛风。凡风邪入中经脉，以致手足不遂、口眼㖞斜、言语謇涩；风邪夹湿、夹寒、夹瘀痹阻筋骨，以致关节肿痛、腰酸疼痛、手足顽痹；风着肌表以致皮肤瘙痒、白癜风，乃至肠风，悉可治之。二曰宣通五脏。化有形之痰水、骨鲠、结石、癥瘕；通无形之气秘，上开肺气痹闭，中消胀满痞隔，下通肠秘；治咳逆气急，咯吐痰涎；兼及梅核气、噎塞膈气、胁痛、胁胀、大便秘涩、小便不通等。威灵仙其性快利，李时珍为之释名：『威，言其性猛也；灵仙，言其功神也。』

《新修本草》首载此药，唐贞元中，嵩阳子周君巢作《威灵仙传》，阐述此药流传的缘起，畅发其功用，称其“去众风，通十二经脉，朝服暮效”。并列举威灵仙治愈手足不遂多年的顽疾以告世人，对后世影响颇深。威灵仙兼夹咸味，在祛风湿药中独具一格，这是它的药用特点。李时珍谓：“威灵仙气温，味微辛咸，辛泄气，咸泄水，故风湿痰饮之病，气壮者服之有捷效。”所谓辛泄气，是指辛能通气，具有开发腠理、流通津液、疏散气滞等功效。而咸泄水，则从《素问·至真要大论》“咸味涌泄为阴”而来。咸味不仅能下泄行水，还有软坚等作用。气寒味咸之海蛤壳，能疗消渴，化热痰、软坚痰，并疗饮证之夹热者；而气温味咸的威灵仙，所化的为停痰宿水，其用不同在此。须知威灵仙在温通中具软坚之意，故能消骨鲠（《本草纲目》方，治诸骨哽咽，取威灵仙一两二钱，砂仁一两，沙糖一盏，水二钟，煎一钟，温服）。进一步引申，它能化胆结石、尿路结石，并有助于消骨刺，也就可以理解了。威灵仙为行散之品，诚恐有伤气之弊，是以李氏云“气壮者服之有捷效”，但气弱者与补气药同用又未尝不可，此则是李氏言外之意了。

风湿痹证病因复杂，《沈氏尊生》治“受风寒而发动于经络之中，湿热留注于节腠之际”者，予灵仙除痛饮（威灵仙、独活、白芷、苍术、荆芥、防风、赤芍、当归、川芎、麻黄、葛根、枳壳、桔梗、甘草）治之，此方一方面疏解外邪，一方面宣通里气，意在“排解内外”，而仗威灵仙通行诸经，宣痹定痛，故以其名方。以余观之，威灵仙所主之痹证，以疼痛或顽麻拘挛为主要着眼点。关节疼痛，特别是呈游走性者，古人多责之风，威灵仙若与秦艽相伍，则祛风止痛之功倍增。至于顽麻拘挛，则系风毒留着肌肉、筋脉、关节，非泛泛祛风湿药所可胜任，宜威灵仙与苍耳子并用，庶几能疏解风毒，舒筋通络，推陈致新。凡湿热痹痛，威灵仙宜与苦寒药相伍，病在上肢者，可伍炒黄芩；病在下肢者，可伍炒黄柏；关节肿胀均加用海桐皮。盖非苦不足以清骨间之热，燥骨间之湿；非辛而微温不足以运行经气，宣通痹着。临证之际，当察寒热之多寡，审阴阳之偏颇，酌气血之盈亏，灵活组方。点滴心得，供学者深思。

威灵仙的镇痛之功，在痛风的治疗中得到进一步的彰显。此证陡然发作，往往疼痛难耐，其关节腔积液以膝、踝关节最为常见，以湿热下趋也。斯时威灵仙伍秦艽尚未足恃，凡热象明显者，不仅要加黄柏，还要加龙胆草，配合萆薢、泽兰之属，泄化湿浊，息风定痛。倘兼夹表证，寒热身痛，纳谷不馨，舌苔垢腻者，伍入升麻、葛根、桔梗、枳壳之属，以“排解内外”，助湿热邪毒分消。

威灵仙能疗噎膈是古人的一大发现。噎膈是指饮食吞咽受阻，或食入即吐的病证，包括今之食管癌等恶性病变在内。脾胃乃后天之本，得谷者昌，今瘀结成癥，进食受阻，生化乏源，津枯血燥，胃肠干槁，大便干结，于是正气日衰，形神凋敝，邪气日横，生痰化毒，形成恶性循环。古人因条件所限，不能确指其癥结所在，但依稀明白此必有形之物梗阻使然。威灵仙在温通中有软坚之功，既可启关进食，又能解秘通便，用治噎膈，颇为合拍。惟当调配得宜始可建功。明·虞抟《医学正传》载有祖传方“润肠膏”，称其治噎膈“大便燥结，饮食良久复出，及朝食暮吐，暮食朝吐者，其功甚捷”。药用：鲜威灵仙四两（捣汁），生姜四两（捣汁），真麻油二两，白砂蜜四两（煮沸，掠去上沫），上四味，同入银石器内搅匀，慢火煎，候如饧，时时以箸挑食之。云：“一料未愈，再服一料绝效。”方用生姜止呕，兼通胃阳；麻油、蜂蜜滋液润燥，兼养胃阴；用威灵仙上通膈上之气，消有形之积，下通肠府之秘，流通津液，促进运化。此方两和阴阳，润中兼消，义甚精妙，足资今人借鉴。又：相较之噎膈，梅核气乃轻浅之恙，凡气痰互结者，一般用半夏厚朴汤治之。若服此方收效不显者，加用威灵仙常可获验。

威灵仙流气化湿、软坚散结之功，还可用于慢性胆囊炎、胆石症的治疗。慢性胆囊炎常可见湿热壅遏、胆胃失于通降之候，但若脾虚湿盛之体，或过服苦寒清降之品，以致脾运失常，肝郁不疏，胁痛腹胀，胸闷不适，欲嗳不爽，舌苔白腻者，亟当疏泄宣化，流通气机，威灵仙则在当用之列。对于胆石症的治疗，威灵仙有助于化石、排石，常在健脾和胃、疏肝利胆方中加用之。

威灵仙疏风行气，具通利之性。上通鼻窍，能疗鼻渊。若鼻渊缠绵不愈，浊涕壅塞影响呼吸，用其能祛浊通窍。下启尿道，能利小便。近人张锡纯于此有独到的经验，其治气虚水肿，小便不利者，常与人参并用。威灵仙能宣畅肺气，疗咳逆气急。现代所称的过敏性哮喘，气道不畅，咽际痉挛自不待言，又因肺气痹闭、清肃不行，遂致津液敷布失常，酿生痰涎，而疏通气道正是威灵仙所长，故可适用。

古人称其“宣通五脏”，用治今病可获新的悟解。威灵仙与白蒺藜相较，二味均能疏风解痉，治咽痒呛咳。但蒺藜乃平肝之品，对咳逆因冲气上干者，较威灵仙为胜；而威灵仙通气之力甚优，且能化痰行水，此又为蒺藜所不及。二味或合用，或单用，因证制宜。

《本草衍义》载灵仙“治肠风”，李东垣说它“散皮肤、大肠风邪”，均有见地。因其能散皮肤之风，故可用于治疗湿疹瘙痒不已者。若湿疹为患已久，玄府不通，风气不散，迭用消风化湿之品乏效，踌躇之际偶一用之，便有“奇中”之感。另有湿疹经年不愈，杂药乱投（包括使用含有激素的外用药膏），搔抓过度，周身数处融合成片，色泽发黑者，乃营血不荣肌肤，风毒余邪留着所致。此际当养营润燥，化毒启窍，疏散风邪，宜用何首乌、苦参配合威灵仙为主，随证参用他药以治之。肠风多缘肠道素蕴湿热，复染风邪所致，往往下血色鲜，其量偏多，可用威灵仙配合凉血坚肠之品治之。威灵仙能祛风，风去则血自宁，非威灵仙能止血也。

## 六六 忍冬（忍冬藤、金银花）

◎忍冬，因其藤、叶、花功用相似，故合并讨论。此物味甘，性微寒，入肺、胃经。具清热解毒、疏风通络、益气养血之功，能清能补是其所长。善解肺胃之风热，化血中之热毒，通经脉之痹闭，清络中之湿热。举凡风热感冒、咽痛喉痹、热毒血痢、湿热痹痛、痈疽疔疮，悉可治之。其药易得，其性平和，其功甚伟。

◎忍冬凌冬不凋，故名。始载于《别录》，云：『味甘温，无毒，主治寒热身肿，久服轻身、长年、益寿。』说它甘温，可能因其耐寒之故，不确。其他主治，大抵概括了能清能补之特性。《别录》又言其『十二月采，阴干』。则所指之忍冬乃是藤、叶无疑矣。忍冬三四月开花，四月采用，有黄白二色，其气芳香，故以金银花名之。花与藤功用相异何在？张山雷《本草正义》云：『今人多用其花，实则花性轻扬，力量甚薄，不如枝蔓之气味俱厚。』斯说有可采之处，尚欠贴切。约言之，忍冬之花与藤解毒、养正之功仿佛。若论清透血中之郁热，化血中之热毒，金银花为优；疏风通脉之功则忍冬藤为胜。

◎一般解毒药性多苦寒，此则味甘，可谓别具一格。缪仲淳《神农本草经疏》云：忍冬『甘能益血，甘能和中，微寒即生气也』。惟其得春令生发之气，是以能推陈致新，启脏腑生化之机。忍冬解毒全在一个『化』字，盖痈疡起于无形，而后肉腐溃脓，其脓血邪毒无非人身气血所变异。忍冬能解之、化之，此一过程，清人邹润安在《本经续疏》『忍冬』条下有一段妙解：『人身气血以是而变生为死，即使草木精神以是而变瘁为荣者与之，此所谓钟生气于病中，化病气为生气者也。』化恶为良，化腐朽为神奇，化病气为生气，彰显古人的智慧。故忍冬之解毒，非泻火解毒之谓，乃是以生气化病气之谓；与其说忍冬扶正是因其解毒，邪去而自安，毋宁说其能扶正，助正气以化毒，弭大患于无形。

此类功用乃是天然药物不可思议之处，绝非化学药品所能比拟的。忍冬不仅能化病之毒，也能化药之毒。所谓化药之毒，是指化解某些化学药品的副作用。例如患者在接受激素或放、化疗后，出现某些虚热亢奋、面赤升火，口干舌燥、口舌生疮等不适，斯时温补无益，清凉不宜，用忍冬可收补虚化毒之效，从而缓解药物的副作用。

忍冬用治外疡，以鲜品功效为优。宋·陈自明《外科精要》有忍冬酒一方，治痈疽发背，不问发于周身何处，皆宜。系取忍冬藤鲜品一把，以叶入砂盆研烂，入生饼子酒少许，涂于四周，中留一孔泄气。又用藤五两，木槌槌烂，不可犯铁，加生甘草一两，同入砂锅内，以水两碗，文火慢煎至一碗，入酒一碗，再煎十数沸，去滓，分为三服，一日一夜服尽。病势重者，一日二剂，服至大小肠通利为度。按：忍冬藤、叶鲜者气味浑全，药力足也，干者则药力逊之。古人惟米酒入药，饼子酒亦糯粉所酿，均非今日用高粱、大麦等作原料酿造的白酒。此方以忍冬伍甘草，药力甚专，用酒通血脉、行药势，解毒消痈甚为得力，为后人所沿用。《证治准绳》金银花汤用意近似，此方治一切痈疽、发背、疔疮及喉痹、乳蛾等症。用忍冬（鲜品）藤、叶捣烂，取汁半盅，和热酒半盅温服。书中称“甚者不过三五服，可保无虞”，足见功效神奇。痈疽恶疮已溃，常需托里排脓，忍冬亦可用之。《竹林女科》银花汤，治乳岩积久渐大，色赤出水，内溃深洞。药用：金银花、黄芪各五钱，当归八钱，甘草一钱八分，枸橘叶五十片，水酒各半煎服。乳岩根于内脏，溃后毒气内攻，极难收功。此方以金银花伍黄芪、当归扶正托里，枸橘叶“消肿导毒”（李时珍语），可助诸药以化坚肿。此方可作今之乳癌后期，内溃翻花治疗之参考。此外，某些内伤杂病并发痈疽，忍冬亦可参用。蒋宝素《问斋医案》引《椿田医话》之九汁饮（秋梨汁、鲜藕汁、甘蔗汁、芦根汁、西瓜汁、淡竹沥、生姜汁、生地汁、金银花汁）提供了范例。此方主要适用于消渴燥热伤阴、引饮不止之候，燥热内盛，热化为毒，阴伤液耗，营卫行涩，常可并发痈疽。金银花滋燥止渴，化毒疗痈，正是所宜。此方在养血滋燥、化气生津诸味中加用金银花汁，既有助于解渴，亦有防止并发痈疽之意图，立意甚高，可资借鉴。

清人高世栻在《医学真传》中，对忍冬的功用颇有发明：“余每用银花，人多异之。谓非痈毒疮疡，用之何益？盖银花《别录》名忍冬藤，以银花之藤，至冬不凋，乃宣通经脉之药也。又一本之中，花有黄、白，故有金银花之名。金花走血，银花走气，又调和气血之药也。通经脉而调气血，何病不宜，岂必痈毒而后用之哉？”高氏称忍冬藤为宣通经脉之药，堪称卓识，至于金花走血，银花走气，则不必拘泥。忍冬藤宣通经脉所用甚广，风湿热，风湿痹痛，乃至脱骨疽，无不有经脉不通可征，忍冬藤可相机而施。风湿热初起，发热、口渴、咽痛，关节红肿疼痛，身见红斑结节，若热势甚壮，可用越婢汤法；倘恶风发热，有汗不解，心率偏快者，可用阳旦汤法；均宜配合大剂量忍冬藤，以助诸药清解、清化风湿之邪，泄热和络，其余疏风、化湿、和营、通脉之品，随证参用。凡风湿痹痛有化热之渐，忍冬藤可供组方选药之需。至于湿热痹痛，热蕴湿遏，关节发炎作痛，宜忍冬藤与地龙、黄柏相伍，以少量川乌作反佐，以宣通痹闭，化经中之湿，清络中之热。脱骨疽相似于血栓闭塞性脉管炎，此证临床表现不一，若瘀毒化热伤阴，脉络不通，四妙勇安汤（玄参、金银花、当归、甘草）为当选之良方。倘脱骨疽已溃，脓水淋漓，宜用金银花；未溃可用大剂忍冬藤以增宣通经脉之力。

前人尝谓忍冬藤治痢治胀，如甄权称其“治腹胀满，能止气下澼”，陈藏器谓其主“热毒血痢水痢”，李士材称金银花“止痢宽膨”。忍冬藤治痢疗效确切，如《圣惠方》疗热毒血痢，径取忍冬藤一味，浓煎服。凡热毒蕴积肠间，痢下赤白，金银花在选用之列。若血痢经久不愈，热毒已衰，余邪未除，金银花还可炒炭用之，取其在解毒中有固摄之意。至于忍冬治胀，殊难征信。反复思忖，慢性久痢，如溃疡性结肠炎，因缠绵反复，迁延时日，肠蠕动功能失常，邪毒逗留，往往腹中胀满难耐。斯时补之则碍邪，若见胀治胀，下气泄肠，亦与病机相左，可予忍冬藤配合舒肠缓急之品，且疏且化，常有宽膨之效，此或古人之遗意乎！

忍冬用于外感热病的机会甚多。例如流行性感冒，系感染流感病毒所致。病毒的阴阳属性很难判断，且在不断的转化中；抗病毒的中药有寒温之异，殊难据此立方。当出现恶寒发热、头痛、身痛、鼻塞、咳嗽等表证时，亟当解表，解表中即有解毒之意。可用荆芥、防风、牛蒡子、薄荷、豆豉、葱白，配合忍冬藤，微辛微温微凉，中和平解，慎用苦寒之品，防其阻遏病邪外达之机，庶可收发汗、解热、化毒之效。温病热毒上壅，咽喉肿痛，《温病条辨》银翘马勃散（金银花、连翘、马勃、牛蒡子、射干）颇验，盖取金银花解毒消肿，清透血中热邪之功也。

六七

# 泽泻

◎泽泻味甘淡微咸，性寒，入肾、膀胱经，功善利水渗湿、泄热通淋、去浊降脂、益阴升清，为痰饮、小便淋涩、水肿胀满、泄泻、黄疸、眩晕、脚气、痛风等证常用之品，现代临床还常用于高血压、高脂血症、脂肪肝、冠心病等。其性降而能升，利水气，行痰饮，功及上、中、下三焦；其用泻中寓补，生津液，通便秘，全在遣之得宜。

◎《本经》称泽泻『消水』，《别录》言其『逐膀胱三焦停水』，可证其有宣通水道之功。然而通利小便之品易于伤阴耗气，而泽泻又能『养五脏，益气力，肥健……久服耳目聪明』（《本经》），『补虚损五劳……起阴气』（《别录》），其故何也？则泽泻究竟是泻是补？分析其性能，仍可从其气味推敲。泽泻乃一气多味之品，以其咸寒，故能达下、泄热、利水；复兼甘淡，故能通利、启窍、引阴气上行。王好古称其『阴中微阳』，虽能泄降，但降而复升，说它补，是在利水泄降中有甘寒养阴之功。倘拘滞一义，则泽泻之功不明。

泽泻泻中寓补、降而复升之特性，决定了它有去浊分清的功能。去浊，即去湿浊之邪。李东垣称其能“去脬中留垢”，极有见地。李梴《医学入门》谓泽泻“逐三焦膀胱停水留垢，伐肾邪水，分利小水之捷药也。故曰：水病湿肿灵丹，小便淋涩仙药”。把“去脬中留垢”引申为“逐三焦膀胱停水留垢”，是对其功能的再次体认。因其咸寒，故能去停水；因其甘淡，故能利三焦。进一步分析，泽泻不仅能去水中之浊垢，还能去血中之浊气，即去脂浊。盖血属阴，与津液同类，水乃津液之质，去水中之留垢即去血中之留垢。今人知其能降血脂，古今说法虽殊，义则可通。

功善益肾气的八味丸用泽泻，其用意引发后世医家诸多争议。寇宗奭认为：“亦不过引接桂、附等，归就肾经，别无他意。”然方中附子、肉桂、地黄、山萸肉等皆能入肾经，不待泽泻之引接而至也。故寇氏之说，元人王履非之。王氏在《医经溯洄集·八味丸用泽泻论》中云：泽泻“虽曰咸以泻肾，乃泻肾邪，非泻肾之本也……是则八味丸之用泽泻者，非他，盖取其泻肾邪，养五脏，益气力，起阴气，补虚损五劳之功而已”。又说，“且泽泻固能泻肾，然从于诸补药群众之中，虽欲泻之，而力莫能施矣”！这就是中药组方中的“从化”说。王氏并举当归为例，说它“从于参、芪，则能补血；从于大黄、牵牛，则能破血；从于桂、附、山萸则热；从于大黄、芒硝则寒。此非无定性也，夺于群众之势而不得不然也”，以作佐证。简而言之，王氏认为八味丸用泽泻，是取其泻肾邪、养正气。至李时珍则另有发明，李氏认为八味丸用茯苓、泽泻，突显古人制方之奥妙，谓“古人用补药必兼泻邪，邪去则补药得力，一辟一阖，此乃玄妙。后世不知此理，专一于补，所以久服必致偏胜之害也”。阐明组方当效法自然之道，值得珍视。总之，八味丸用泽泻之义，寇氏“引接”之说不确，王履所论聊备一说，独李氏所见甚高。以余观之，泽泻入肾去浊湿留垢，则寓有清洁肾脏之意。以肾居下焦，水液代谢易留浊垢，血液循环必受影响，用其去浊分清，方能流畅脉络，推陈致新。虽曰泻之，不啻补之，其旨微矣。

《内经》最早用泽泻治“酒风”。所谓“酒风”，乃指“身热懈惰，汗出如浴，恶风少气”之证，良由酒客湿热内蕴，湿郁热蒸，表气疏豁，易召风邪。风性疏泄，风湿合邪，表气愈加不固，于是汗出如浴。其方用“泽泻、术各十分，麋衔五分，合以三指撮，为后饭”。三指撮，系用三个指头撮药末为量；为后饭，即药先饭后。此种病证湿热为主因，风邪为诱因。是以用泽泻渗湿泄热以清里；麋衔即鹿衔草，以祛风湿之邪；用术（白术）健脾守中，一则鼓舞卫气以御风邪，一则助泽泻逐湿邪下趋，于是邪去正复，营卫自和，汗自止矣。倘一见汗多，妄用补气药以固表，殊失治病求本之旨。《圣济总录》泽泻散，胎息此方之意，用“泽泻、防风、牡蛎（煅）、苍术（米泔浸，炒）各一两，桂（去粗皮）三分，上为细末，每服二钱，温粥汤调下”，“治风虚多汗，恶风寒颤”。观其亦是风湿为患，表疏漏汗之证。故用泽泻伍苍术渗湿强脾，防风代鹿衔草以祛风，伍入牡蛎，发中有收也；因有“寒颤”，故用肉桂温和阳气；余则用意不殊。迨至清代，蒋宝素沿用《内经》法以疗“酒风”一类病证，《问斋医案·诸汗》载一案，“素称善饮，连宵大醉，呕吐痰水盈盆，遂至汗出如浴，恶风少气，身热不欲去衣”，乃予《内经》治“酒风”方，更益以解醒之品。药用：福泽泻、冬白术、麋衔、葛花、人参、猪苓、云茯苓、制半夏、陈皮、生姜、大枣。允合法度，可资参考。余曾治酒客酒后召风，引发口僻，口眼㖞斜，汗多，乏力，用《内经》方加入祛风通络之品获验。要之，酒客每多湿热，导致内热蒸汗，伤阴耗气，泽泻咸寒泄热利水，甘寒养阴存正，所以为此证之要药。

泽泻伍白术，还适用于水气病引发之眩晕、肿胀等病证。《金匮》治“心下有支饮，其人苦冒眩”之泽泻汤（泽泻、白术），泽、术用量为5∶2，以其为主药无疑。饮积心下，清阳不升，清窍被蒙，遂致头晕目眩，泽泻导饮邪下趋，起阴气上奉；白术健运脾气，助泽泻导饮，并助其升清启窍，宜其为治水气眩晕之的对良方。《日华子本草》称泽泻“主头旋耳虚鸣”，今之内耳眩晕症多系水气病，可用此方加味。泽、术并用，还可疗水湿肿胀，乃至水臌。《保命集》治水湿肿胀，以白术、泽泻各等分，为末或为丸，每服三钱，茯苓汤下。意在运脾导饮，方药简洁可行。但若水臌已成，此方力有未逮，《元戎》调胃白术泽泻散（白术、泽泻、芍药、陈皮、茯苓、生姜、木香、槟榔各等分，心下痞加枳实，下盛加牵牛子），行气消胀，决水导饮，可资选用。

泽泻为治疗脚气、痛风之良药。《证治准绳》泽泻散，“治脚气大小便秘涩，膀胱气壅，攻心腹痞闷”。药用：泽泻、赤茯苓、麸炒枳壳各七钱五分，木通、猪苓、槟榔各一两，牵牛（炒）二两，共为细末，每服二钱，生姜、葱白汤调下。脚气又称“壅疾”，多因感受风毒、水湿而成，湿邪秽浊壅遏经络，气血运行受阻，故足胫肿重、麻木酸痛。今二便秘涩，湿浊上攻，以致心腹痞闷。此方用泽泻达下，配合疏气宣壅之品，通利二便，给邪以出路，是为良策。现代所称之痛风，若瘀浊交阻，足踝、膝关节红肿作痛，用泽泻泄浊利尿，疗效较茯苓、猪苓为优；伍入泽兰化瘀利水更妙，倘伴见小便涩而不爽尤当选用之。

泽泻还能用来治哮病，赖其行痰、滑痰。《宣明论方》泽泻散，药用：泽泻、蝉蜕、黄明胶（炙令焦），作散剂服用。“治小儿齁船，膈上壅热痰潮”。其证全是顽痰夹风邪作祟，用泽泻“行痰饮”（李时珍语），蝉蜕疏风泄热，解咽际痉挛，黄明胶乃牛皮熬成，味甘性平，作扶正之用，合为正邪兼顾之良方。余用此方加味，治疗成年人有咳喘宿疾，肾阴亏虚，痰涎上涌者甚验，无黄明胶用蛤粉炒阿胶亦可。由此观之，泽泻不仅能导中焦之水饮，利下焦之水湿，还能行上焦之痰饮，全在医者善用之。

泽泻利水通淋之功毋庸赘言，各种效方不一一列举。惟利水药多能实大便，泽泻竟可润燥通便，颇堪探究。张景岳济川煎（当归、牛膝、肉苁蓉、泽泻、升麻、枳壳），为治虚损大便闭结不通之效方。推其用意，泽泻功善达下，达下寓通泄之意；又能导虚热由小便而出，虚热去则津回。肉苁蓉为温润阳药，能润肠燥，为阳虚营弱，津液不行，大便秘涩之效药。临证体验，肉苁蓉得泽泻，一补一泻，通便之力倍增，亦犹八味丸用泽泻，补肾药更得力之意。此类法则乃中药配伍之精华所在，一一深究，定当获益。

# 六八 石菖蒲

◎石菖蒲味辛、苦，入心、肝、脾经，其气清芬芳香，具醒脑益智、开窍豁痰、化湿宣痹、消肿止痛之功，为迷惑善忘、热病神昏、痰厥、耳鸣、脘痞纳减、噤口痢、风湿痹痛、小便频数等证常用之药。对痈疽外症坚硬不消，有散结消肿之功。

◎《本经》称石菖蒲能『开心孔』『通九窍』『出音声』，还称其『补五脏』『止小便利』『延年，益心志』，可见其不仅能通能行，还能温能补。石菖蒲辛苦开泄，直入心经，开心窍、舒心气、怡心神，涤痰浊，其功不殆。但它能『止小便利』，说明其能通肾气，有助阳之力。《遵生八笺》称其『暖下元，补虚』，深得其旨。鉴于它既能化湿涤痰，又能缩小便，说明它行中有止，具有调节水液代谢的作用。明乎此，石菖蒲的性能可扼其要。

《本经》称石菖蒲“久服轻身，不忘不迷惑”。古人用其服食，取其能益智，历史久远。相传孔子即有服食菖蒲之事，载于《千金》之孔圣枕中丹即是明证。此方用石菖蒲、远志、龟板（一方用鳖甲）、龙骨四味，作散剂，每服方寸匕，日三，专疗善忘之疾。盖取龟板、龙骨滋填阴精，收摄虚阳，敛固精气，以为养脑之资；远志宁心，菖蒲以通肾气，开机窍，引领精气上奉，共奏健脑益智之功。用神志迷惑来形容今之阿尔茨海默病可谓确如其分，老来髓海不足，脑气不充，于是脑力衰减，健忘失聪，固为主因，然则脑络瘀滞不通，精气无以上奉，神明亦失用，这一因素亦不可忽略。石菖蒲能补能通，健脑益智，对此证的治疗亦有启发。《千金》开心散主治“好忘”之候，亦用石菖蒲，配合远志、人参、茯苓，作散剂服用。观此方与枕中丹用意不甚相远，惟以人参、茯苓易龟板、龙骨，适用于上气不足者。枕中丹积精以化气，此方益气以生精，可因证而施。宋代医家钱乙，沿用《千金》之法，以疗小儿心气不足，至五六岁尚不能言语者，予菖蒲丸（石菖蒲、丹参、人参、赤石脂、天冬、麦冬，作蜜丸服）以治之。意在气阴双补，敛摄精气以养脑，用菖蒲灵机窍以复神明之用，与枕中丹、开心散相较，用药略异，而大旨不殊。再如《寿世保元》菖蒲丸，治小儿语迟，心气不足者。药用：石菖蒲、人参、麦门冬（去心）、川芎、远志（甘草水泡，去心）、当归、乳香、朱砂（另研）各等分，炼蜜为丸，黍米大，每服十丸，食远，米饮汤送下。观其方镇摄与开窍兼施，补中寓通，较钱乙菖蒲丸更为灵动，具养心宁神、健脑益智之功，可资借鉴。然此类证候病因复杂，有的源于先天，收效诚不易耳。

石菖蒲伍郁金，芳香开窍之力胜，石菖蒲伍陈胆星、天竺黄，开窍涤痰之功优，均为温热病神昏谵语常用之药对。《温病全书》菖蒲郁金汤，主治风温兼夹伏邪，用辛凉发汗后，表邪虽解里热未除，灼热自汗，烦躁不寐，神志时昏时清，夜多谵语，舌绛，肢厥者。药用：石菖蒲、鲜竹叶、炒山栀、粉丹皮各三钱，郁金、连翘、灯心草各二钱，细木通一钱五分，紫金锭五分，淡竹沥五钱。此方以石菖蒲伍郁金，配合紫金锭之解毒辟秽，芳开化浊甚为得力，用意可取；再辅以清气、凉营、涤痰、泄热之品，为清透里热、开窍醒神之良方。

石菖蒲消痞化浊，有开胃进食之功，古人常用于噤口痢的治疗。杨士瀛谓：“下痢噤口，虽是脾虚，亦热气闭隔心胸所致。俗用木香失之温，用山药失之闭，惟参苓白术散加石菖蒲，粳米汤调下，或用参、苓、石莲肉，少入石菖蒲服，胸次一开，自然思食。”所论甚是，若胃气亏虚，毒热上攻，噤口不食者，在参、苓、石莲肉、石菖蒲中伍入黄连，似更熨贴。清代医家程钟龄曾制开噤散（人参、姜汁炒黄连、石菖蒲、炒丹参、石莲子、茯苓、炒冬瓜仁、陈皮、陈仓米、荷蒂）以疗噤口痢，此方养胃和中，泄热消痞，升清泄浊，用药轻灵，值得效法。现代常见胃肿瘤患者，术后胃大部分切除，正气虚馁，纳减神疲。因纳化失常而滋生痰涎，阻隔不下，有时进食则吐，不妨移用养胃开噤之法，取太子参、茯苓、白术、莲子肉、陈皮、粳米、荷蒂之属养胃和中，参用石菖蒲一味宣通胃阳，化浊开噤，常可转危为安。联想到王好古谓石菖蒲主“心积伏梁”，而肿瘤亦积聚之属，觉得别有一番悟境。

《日华子本草》称石菖蒲主“霍乱转筋”，《圣惠方》治“霍乱胀痛”，用生菖蒲（锉）四两，水和捣汁，分温四服，能辟恶解毒，消胀止痛。清代医家王孟英《霍乱论》立有昌阳泻心汤，治疗霍乱胸痞心烦，神昏谵语，或渴或呃，或呕酸吐苦，汤水难下，小便秘涩等症。药用：鲜石菖蒲一钱半，黄芩一钱，仙半夏一钱，苏叶四分，川连六分，厚朴八分，紫菀三钱，先用鲜竹茹五钱、鲜枇杷叶一两（去毛抽筋）、活水芦根二两，煎汤代水。此证上吐下泻，挥霍撩乱，一派湿热秽浊弥漫，升降乖违之象。因痰热蒙蔽心包，神昏谵语，故用石菖蒲（昌阳即石菖蒲）以开之，取其兼能化浊开噤，鲜者气味浑全，其功尤胜。配合芳香苦辛，泄热解毒，参用宣畅肺气之品，以流通上焦，宣展气化。其中枇杷叶一味，尤能辟时行疫气，遣药之妙，最当留意。

石菖蒲暖下元，“止小便利”，从古方可窥其配伍之法。《范汪方》“治小便一日一夜数十行”，用“菖蒲、黄连二物等分，治筛，酒服方寸匕”。《圣济总录》石菖蒲散，“治渴日夜饮水，随饮随利”，用“石菖蒲一两，栝楼根二两，黄连（去须）半两，上三味，捣罗为散，每服二钱匕，新汲水调下，食前临卧服”。口渴引饮，小便频数量多者，法当清上温下。前者用黄连泻心火，以止烦渴；后者更参用天花粉之甘寒，清肃上焦以止渴；均配合石菖蒲通肾气，温下元，庶几水升火降，阴阳复归于平衡，水液代谢渐趋正常。此类病证，有的原因不明，多方检查未见器质性病变，妇人围绝经期后尤可见之，除渴饮、尿频外，尚可见轻度浮肿、夜寐不安等见症，用上法有一定的效果。有的则如尿崩症之类乃医学上的难题，但石菖蒲能通肾气，能健脑，能调节水液代谢，可望改善症状，值得进一步研索。

石菖蒲温化湿浊，行气活血，宣通痹着。其所主之痹证，以关节僵硬、肿胀不消者最为相宜。风湿性、类风湿关节炎患者，有的出现腘窝囊肿，僵硬不化，关节活动严重受限，石菖蒲为当选之良药。在辨证论治方药中加用此味，可促进囊肿的消散与吸收，临证屡试不爽。痛风患者关节腔积液，局部肿胀，肤色发红，扪之发热，在大队苦以泄之、寒以清之的方药中加一味温通之石菖蒲，有助于尽快消肿止痛，可供临床验证。

石菖蒲通利九窍，尤为治疗耳鸣的要药。《神农本草经疏》云："菖蒲同熟地黄、黄柏作丸，治肾虚耳聋。若中年预服，可使老而听聪。"肾虚耳鸣多见于老年人，缘精气亏虚、听力老化之故，其鸣声低沉，耳闭失聪。用熟地滋填肾阴，黄柏戢降虚火，菖蒲通窍，不失为简便可行的良方。现代所见的神经性耳鸣，鸣声高亢，若风吹之状，多因环境噪声、航空旅行，或药物毒性刺激所致，亟当早治，免致耳聋。益肾固本，非其治也。不妨在匀气散风方中配合石菖蒲以灵机窍，再视夹痰、夹瘀、夹热之异，随证治之。

石菖蒲外治能消痈疽之肿硬，著名外治方冲和膏（紫荆皮、独活、石菖蒲、白芷、赤芍）即用之，不赘。

六九

# 杏仁

◎杏仁味苦、辛，微甘，性温，入肺、大肠经，具解肌发汗、止咳平喘、降气化痰、润肠通便、化食消积、解痉止痛之功。常用于外感热病、哮喘、咳嗽、失音、便秘、痢疾、胃痛、癃闭等证。杏仁多油质润，开肺气、利肺窍，还能入营分润干血，化瘀生新。

◎杏仁味辛能散，味苦能降。《别录》称其能『解肌』，《药性论》言其能『发汗』，均因其能散之故；《本经》载其主『咳逆上气雷鸣』，张元素说它『润大肠风秘』，是其能泄降之明验。杏仁既能疏表，又可通里，横散直行，交通中外，其用甚宏。若就平喘而言，张仲景治伤寒喘证必用此味。麻黄汤用之，桂枝加厚朴杏子汤用之，麻杏石甘汤用之，小青龙汤为伤寒表不解，心下有水气之证而设，但方后注云，若喘则加杏仁，均可见其心法。通常风寒咳喘，杏仁常与麻黄相伍，以开肺闭、平喘逆。欲畅肺气，可加前胡；欲除胸满，可加紫苏；欲开喉痹，可加射干；欲泄壅塞，可加桑白皮；欲利开阖，可加银杏；如此等等，尽可随证扩充。前人经验，杏仁伍桃仁，解痉平喘尤为得力。《圣济总录》治『上气喘急』，取『杏仁、桃仁各半两，去皮尖炒研，用水调生面和丸梧子大，每服十丸，姜、蜜汤下，微利为度』。《三因方》杏参散『治上气，喘满，倚息，不得卧』，药用：杏仁、桃仁（并麸炒去皮尖）、蜜炙桑皮、人参各一两，共为细末，每服二钱，水一盏，生姜三片，大枣一个，煎服。上列二方，均为咳喘久发不愈之证而设。往往胸中气塞，喘逆不平，咳痰不爽，或舌质衬紫，或口唇紫绀，显示肺失宣肃，肺循环障碍，痰瘀互结，胶固不化。杏仁、桃仁并用，畅利肺气，滑痰启窍，兼开肠痹，俾痰热下趋，不复上壅，喘逆自平。惟杏参散所主之证，已由肺及心，虚实错综，用二仁伍入桑白皮清肺泻肺，配合人参补益心气，庶几虚实兼到。

简而言之，杏仁伍桃仁是气血兼行，气行则血行，宿瘀自化；血行则气不滞，痰浊自消，其妙用如此。若杏仁伍葶苈，则着眼于泄胸中水气，以化气消饮为能事，主要适用于喘胀胸满之候。满而又胀，喘逆不平，是饮结胸中之指征。其法始见于《伤寒论》大陷胸丸（大黄、葶苈子、芒硝、杏仁、甘遂、白蜜），专疗水饮与热互结，而见“项亦强，如柔痉状”之结胸证，药力甚峻，作丸剂略缓其性。俟后，《外台》所载许仁则大枣三味丸（大枣、葶苈子、杏仁，蜜丸），沿用仲景之法，疗胸中饮积，“大小便秘涩，头面身体浮肿”者。葶苈伍杏仁，不仅逐饮，抑且化气，气化则水行，俾胸中之积饮，泛滥肌肤之水饮，从下而泄，还能从玄府外解，足可分消其势。临证常见哮喘顽症，气急胸胀，喉中呀呷有声，端坐不得卧，咳痰若水状者，温化力有不逮，用葶苈子、杏仁、大枣作汤剂，能顿挫其势，然后缓图。胸腔积液，因感染所致者，此丸可以酌用。

杏仁通达上下，在表里双解的方剂中可作调和之用。试看《千金》黑散，“治小儿变蒸中挟时行温病，或非变蒸时而得时行者”。药用：“麻黄、杏仁各半两，大黄六铢，上三味，先捣麻黄、大黄为散，别研杏仁如脂，乃细细纳散，又捣，令调和纳密器中，一月儿服小豆大一枚，以乳汁和服，抱令得汗，汗出温粉粉之，勿使见风。百日儿服如枣核，以儿大小量之。”所谓“变蒸”，古人认为小儿出生后三十二日一变，六十四日一蒸，三百二十日十变五蒸方毕。变者，变化也；蒸者，发热也；变蒸中之寒热常不需服药，亦可自愈。今变蒸中复夹时行温病，外感非时之气，内有乳滞食积，里热郁闭，表气不通，周身壮热，病势之重，自不待言，取麻黄开表闭，大黄通里结，用杏仁化痰滞，斡旋上下，交通中外，庶可收表里双解之效，是杏仁足可调和麻黄解表、大黄通里之性也。

外感热病，用杏仁机会颇多。倘感受风寒，寒热头痛，鼻塞流涕，咳嗽痰稀，用杏仁伍苏叶、前胡之属治之，如《温病条辨》杏苏散（杏仁、苏叶、前胡、桔梗、枳壳、陈皮、半夏、茯苓、甘草、大枣）；若外感燥热，头痛身热，口渴，咳嗽痰少者，用杏仁伍桑叶、沙参之属治之，如《温病条辨》桑杏汤（桑叶、杏仁、沙参、象贝、香豉、栀皮、梨皮）。叶天士治温热病邪留三焦，有“分消”一法，并举其用药大要曰：“如近时杏朴苓等类。”亦即用杏仁开上、厚朴宣中、茯苓导下，旨在调理升降，宣展气化，俾邪热从上下分消，适用于湿温或其人素有痰饮之候。俟后，吴鞠通治湿温初起，“头痛恶寒，身重疼痛，舌白不渴，脉弦细而濡，面色淡黄，胸闷不饥，午后身热，状若阴虚”，有三仁汤（杏仁、半夏各五钱，飞滑石、生薏苡仁各六钱，白通草、白蔻仁、竹叶、厚朴各二钱）之制，益彰叶氏“分消”之意。方中杏仁用量颇重，着眼于宣展上焦气化，气化则湿化，湿化则热孤，可知杏仁亦可化气解热矣！

痢疾多系湿热积滞蕴结肠间，以致传导失司所致。此证初起，倘能审时度势用缓下法祛除肠间积滞，能缩短疗程，提高疗效。杏仁所以用于治痢，一则因其能“消食积”“散滞气”（张元素语）；再则因为湿热伤阴，邪毒化火，痢下频仍，必伤阴液，遂使肠道干涩，厚重不爽。杏仁油润缓下，消积利肠，不伤阴液，可缓解肠道痉挛，解除腹痛，不失为下痢后重之良药。验方通痢散（生熟大黄、苍术、杏仁、羌活、制川乌、甘草）为治疗水泻赤白痢之效方，方中即用杏仁，启迪良多。近贤章次公先生擅用杏仁治痢疾，可谓别开生面，观《章次公医案》肖某案：“便有红白黏液，临圊腹痛后重，予验方通痢散。”药用：炮附子 6g，杏仁泥 15g，羌活 6g，生熟大黄各 4.5g，苍术 9g，海南片（槟榔）6g，粉甘草 3g。即由通痢散加槟榔，以附子易川乌而成，改散剂为汤剂，用意不殊。在章先生的医案中，治痢疾临圊努责不爽，腹痛，次频，用杏仁至 18g、24g，乃至 30g 之多，总取其消积化滞、润肠通下、解痉缓痛诸义。用量之大，随证配伍之妙，堪称前无古人。又《别录》曾谓杏仁“消心下急”，章次公先生治胃痛亦用杏仁，与此说相呼应。惟章先生多在辨其为溃疡病而后用之，以其无香燥刺激之弊，不仅行滞化瘀、解痉缓痛，且有保护胃黏膜之作用，从而为杏仁镇痛赋予新意。

孙思邈称杏为“心之果，心病宜食之”。仁乃生气所钟，宜其能由肺入心，由气达营，润血脉，消瘀散结。张仲景治“五劳虚极羸瘦，腹满不能饮食……内有干血，肌肤甲错，两目黯黑”，予大黄䗪虫丸（大黄、黄芩、甘草、桃仁、杏仁、芍药、干地黄、干漆、虻虫、水蛭、蛴螬、䗪虫）治之。消融干血不仅用桃仁，还用杏仁，值得探究。邹润安《本经疏证》谓，“桃仁入血分而通气，杏仁入气分而通血脉”。气血可分亦不可分，血干则气亦燥，润干血而知泽气燥，方得制方之妙。杏仁消融干血，《金匮》矾石丸亦用之，此方主“妇人经水闭不利，脏坚癖不止，中有干血，下白物”。药用：“矾石三分（烧），杏仁一分，上二味，末之，炼蜜和丸枣核大，内脏中，剧者再内之。”此为外治之剂，用矾石燥湿杀虫，化干血不用攻逐瘀血之品，而取散结气、润血燥之杏仁尤具精义。联想到现代临床常见的血管壁斑块，实即干血之属，若斑块脱落形成血栓，可导致中风等病的发生，用大剂活血化瘀药的风险亦在于此。若能从仲景法引申，注意散结气、润血燥、软坚结，徐消徐磨，自可逐渐消融干血，化瘀生新，庶不致孟浪误事。

杏仁善祛头面风气与皯疱，消斑养颜。孟诜《食疗》治“面上皯疮”，用“杏仁去皮，捣和鸡子白，夜涂之，旦以暖酒洗去”。《和剂局方》桦皮散，专治肺风毒疮，症见“遍身疮疥如疠，及瘾疹瘙痒，面上风刺，妇人粉刺”。药用：“桦皮（烧灰）四两，枳壳（去穰、烧）四两，荆芥穗二两，炙甘草半两，各为末，杏仁（水煮过，去皮、尖）二两（研泥烂）。研匀，每服二钱，食后温酒调下。”桦皮烧灰存性，能化瘀热毒邪；枳壳烧之入血分，能消风、化瘀、止痒；荆芥疏风气；杏仁不仅泄肺，还取其能“去头面诸风气皶疱”（李时珍语）。现代有杏仁油出售，外用有润肤止痒之功。

杏仁长于润肠通便，于虚人、老人，津枯肠燥者尤宜。李东垣谓用杏仁通便，宜以陈皮佐之，用其拨动气机流通津液，而收润下之效。《世医得救方》五仁丸（杏仁、桃仁、柏子仁、松子仁、郁李仁、陈皮）扩充其制，益增润下之力，为老人及产后血虚血涩便秘者立法，可资应用。

# 七〇 桃仁

◎桃仁味苦、甘、辛，性平，入心、肝、大肠经，具活血润燥、祛瘀生新、解痉平喘、通脉止痛、清神宁志之功，为妇人痛经、经闭、产后恶露不净、癥瘕、心腹疼痛、痹痛、癫狂、肠痈、肺痈、皮肤燥痒、跌打损伤等证常用之药。李东垣称其『苦重于甘，气薄味厚，沉而降，阴中之阳，手、足厥阴血分药也。苦以泄滞血，甘以生新血，故破凝血者用之』。说它化中寓生，颇得药性之奥。

◎桃仁破血行瘀，为蓄血证必用之药。观《伤寒论》治太阳病不解，热结膀胱，其人如狂，少腹急结，予桃核承气汤（桃仁、大黄、芒硝、桂枝、甘草），治太阳病身黄，脉沉结，小腹硬，小便自利，其人如狂，因证施以抵当汤、丸（水蛭、虻虫、桃仁、大黄），总不离此味。诚以肝主藏血，取其直达肝经，活血散瘀，润燥缓急，配合大黄以下血中瘀热。桃核承气汤还用芒硝软坚泄热，取桂枝以行营气，助桃仁、硝、黄通下，大抵血结未深，可以顿挫其势。而抵当汤、丸之适应证，则系瘀热内结已深，或宿有停瘀，血结成癥，一时不易廓清，除用桃仁、大黄，还配合水蛭、虻虫深入络中，潜消瘀血，惟病势有缓急，故又有汤剂、丸剂之分。

"血在上善忘，血在下如狂"。血蓄下焦，瘀热扰乱神志，能引发如狂、发狂等精神神志症状，给后人殊多启发。《校注妇人良方》桃仁承气汤（桃仁、炒大黄、甘草、肉桂、生姜少许），从仲景法略事变通，治疗瘀血内结，小腹急痛，大便不利；或谵语口干，嗽水不咽，遍身黄色，小便自利；或血结胸中，手不敢近腹；或寒热昏迷，其人如狂，应用范围更为广泛。《通俗伤寒论》桃仁承气汤（桃仁、五灵脂、薄荷、鲜生地、大黄、玄明粉、甘草、犀角），主治下焦瘀血蓄血，其人如狂，谵语，小腹窜痛，带下如注，腰痛如折。方以桃仁、大黄伍入五灵脂，有助于消瘀定痛；伍入鲜生地、犀角，有助于凉营安神。惟犀角已禁用，不妨以水牛角代之。

笔者临床观察，用桃核承气汤治疗癫狂（精神分裂症），只要审其瘀热内结即可用之。某些年轻患者，或妄想过度，或吸毒误入歧途，狂躁，不寐，目赤，笑骂，力逾常人，舌质紫暗，脉涩，用大剂镇静剂只能暂时控制症状，继而再次发作，以此方出入收效明显。自闭症少年患者，狂躁，无片刻宁静，用桃核承气汤去芒硝，加丹参、琥珀、郁金，亦能减轻其症状。有连服此方数月者，未见洞泄等副作用，对药物的耐受力非常人可比。桃仁能泄血热，泄血热即是清心；血热易于致瘀，清瘀热即是宁神。

清代医家王清任用桃仁治癫狂、霍乱诸疾颇具特色，值得探究。《医林改错》癫狂梦醒汤治癫狂苦笑不休，詈骂歌唱，不避亲疏，多恶态，或毁物伤人，气力逾常，不食不眠，面色晦滞，舌质紫黯，舌下脉络瘀阻，脉沉涩者。药用：桃仁八钱，柴胡、木通、赤芍、大腹皮、陈皮、桑白皮各三钱，香附、半夏、青皮各二钱，苏子四钱，甘草五钱。此系气血逆乱，瘀热互结，以致精神失常之候。方以桃仁为主药，且用大剂量，为独到之经验。王氏之解毒活血汤，主治瘟毒初起，上吐下泻，转筋者。药用：连翘、葛根、当归、甘草各二钱，柴胡、赤芍各三钱，枳壳一钱，生地、红花各五钱，桃仁八钱（研）。此以瘟毒伏于血分，热则致瘀，不得不从清解血中瘀热着手，从而内化其毒，外散其热，所谓治病求本也。一九二七年宁波霍乱流行，近代名医范文虎运用此方应之，获效甚丰。范氏曾驰书与章太炎先生商榷，章氏认为此方"主药乃在红花、桃仁，红花五钱，活血通络之力不细；桃仁八钱，则杀菌之功伟矣"（见《近代中医流派经验选集》）。桃仁杀菌解毒，与《肘后方》用其治“尸疰鬼疰”不无相通之处。王氏还立急救回阳汤治霍乱转筋，眼胞塌陷，汗出如水，肢冷如冰。药用：党参、附子各八钱，干姜、白术各四钱，炙甘草三钱，桃仁、红花各二钱。其证一派心阳衰微、心脉不通之象，用大剂参、附、干姜虽有助于挽垂绝的阳气，然非桃仁、红花不足以活血通脉，以助回阳复苏。王氏的临床实践发掘了桃仁的功用，扩大了应用范围。

功善活血之桃仁，配合大黄，竟可作止血之用，是为王肯堂得意之法。《证治准绳·诸血门》：“血溢、血泄、诸蓄妄证，其始也，予率以桃仁、大黄破瘀之剂折其锐气，而后区别治之。虽往往获中，然犹不得其所以然也。后来四明遇故人苏伊举，间论诸家之术。伊举曰，吾乡有善医者，每治失血蓄妄，必先以快药下之。或问失血复下，虚何以当？则曰，血既妄行，迷失故道，不去蓄利瘀，则以妄为常，曷以御之，且去者自去，生者自生，何虚之有！予闻之愕然曰：名言也！昔者之疑，今释然也。”血既外溢，必致成瘀，出血量愈大，瘀结愈甚，此与蓄血无异。吐血、咯血，血中夹紫黑块，胸胁刺痛，皆其验也。王氏之法意在宣导，清离经之宿血，导新血归经，确具卓识。笔者早年曾治一支气管扩张咯血重症患者，始用清上保肺、凉血止血之剂收效不显，转予桃仁、大黄，伍入苏子、降香、童便等，一服而出血即止。始知王肯堂之说，不我欺也。

桃仁善化干血，尤可作妇人通经之用。《金匮》下瘀血汤（大黄、桃仁、䗪虫，炼蜜和丸），治产妇脐痛，腹中有干血蓄脐下，亦主经水不利。观此方能润、能通、能软坚，为治干血的对之良方。干血内着，经闭不行，亦可用之。《杨氏家藏方》桃仁散，“治妇人、室女血闭不通，五心烦热”，药用：红花、当归（洗焙）、杜牛膝、桃仁（焙）各等分，研末，每服三钱，温酒调下。其经闭不行未必内有干血，惟气燥血涩，任脉不通，因热致瘀，复因瘀致热，互为因果。用桃、红、当归养血润燥，活血化瘀；杜牛膝（土牛膝）专于下行，清血热，散瘀滞，共奏通经之效，方药简洁可法。至于临证常用之桃红四物汤，既不似下瘀血汤之通下，亦不似桃仁散之清通，而是半养半化之剂，广泛适用于妇人经汛失调，经色紫暗稠黏，夹有瘀块，或经闭不行，或产后瘀滞未清、腹胀且痛之证。上列诸方可供临证择用。

《别录》称桃仁“主咳逆上气”，《医学入门》言其“主上气咳嗽，喘急”。上气且喘急，是用桃仁治咳喘之主要指征。盖肺气壅遏则血郁，若血滞心下，肺叶上举，则喘急不宁。桃仁苦以泄滞血，甘以缓急迫，正宜用之。《圣济总录》治“上气喘急”，取杏仁、桃仁并用，《心镜》治“上气咳喘，胸满气喘”，用桃仁一味（三两）去皮尖，以水一大升研汁，和粳米二合煮粥食之，亦是苦泄甘缓之意。孙思邈以桃仁为肺果，称“肺病宜食之”。《千金》苇茎汤（薏苡仁、冬瓜子、桃仁、苇茎）专主肺痈，咳嗽胸痛，咯吐臭痰脓血。取桃仁泄血热、化瘀滞，与薏苡仁、冬瓜子相伍排脓化痰；苇茎清肺，并引领诸药共奏解毒消痈之功。

桃仁功善散瘀止痛，《丹溪心法·痛风》趁痛散（桃仁、红花、当归、地龙、牛膝、羌活、五灵脂、香附、乳香、没药、甘草，或加酒炒黄芩、酒炒黄柏），可用于痛风反复发作，瘀热、湿毒留着关节，经气不行，痛如针刺者。方中一派活血散瘀、消肿止痛之品，用地龙深入经隧，清络中之热；羌活运行卫气，俾药力周流全身，均具巧思。若热邪深伏骨骱，又非加酒炒黄芩、黄柏不可。痹证因瘀血而致者，《类证治裁》称为“败血入络”，以桃红饮治之，予桃仁、红花、川芎、当归尾、威灵仙作汤剂，煎好后加麝香少许冲服，为通络化瘀、宣痹止痛之剂。

桃仁广泛运用于跌打损伤诸症，若伤在腹部、腰际，瘀血内结，可仿桃核承气汤下之。《医学发明》复元活血汤（柴胡、天花粉、当归、桃仁、红花、炮山甲、大黄、甘草），为跌打损伤瘀血留于胁下，疼痛不可忍者而设，亦以桃仁、大黄攻瘀；天花粉散瘀消肿，治瘀结生热；柴胡疏通胸胁气滞，还可作引经之用，俾药力直达病所。配伍周到，宜其为临证所习用。

# 七一　木瓜

◎木瓜味酸、甘，性温，气香，入肝、脾、胃经，具舒筋通络、滋脾消胀、养胃柔肝、敛津止渴之功，为筋脉拘挛、湿痹、水肿、脚气、腹中胀痛、霍乱转筋等证常用之药。木瓜乃寻常果品，《随息居饮食谱》将其功用概括为『调气、和胃、养肝、消胀、舒筋、息风、去湿』，其药用价值于兹可见。

◎木瓜始载于《别录》，称其主『湿痹邪气，霍乱大吐下，转筋不止』，以其性温气香，宣化湿浊，疏通经气，故湿痹留着，可以用之；能疗霍乱大吐下，是说它能安胃和中。木瓜『最疗转筋』（陶弘景语），可视为霍乱转筋之专药。良由霍乱吐下太过，津液暴亡，遂致筋脉失养，拘急挛缩，甚则阴囊紧缩，即古人所说的转筋之候。肝主筋，木瓜味酸入肝，质润多液，『益筋与血』（寇宗奭语），且其疏通经气，故具缓急舒挛之妙用。进而言之，寇宗奭、李时珍均言木瓜得木之正气，木曰曲直，柔养肝体顺其『曲』，条达肝气利其『直』。木瓜养肝血，益肝体。益体以助用，转而利肝之疏泄，是以木瓜不仅能收能敛，抑且能通能泄，兼赅『敛』与『通』二义。木瓜之柔养可以濡脾，可以养胃，可以柔肝；木瓜之宣通，可以消胀，可以消食，可以化浊；不寒不燥，性禀中和，这些优异的性能尽可随证采用。随着时间的推移，清代叶天士、王孟英等医家善用木瓜，其证治经验逾越唐宋，特别是在治疗霍乱、泄泻、肝脾失调、肝胃不和等病证中发挥得淋漓尽致，领悟其心法，于今日临证大有裨益。

古人所说的霍乱，是指心腹卒痛，憎寒发热，吐利并作，甚则转筋的一类证候。多因感受时令之邪，或饮食不慎所致。《三因方》责其病机为："阴阳反戾，清浊相干，阳气暴升，阴气顿坠，阴阳痞隔，上下奔逸。"采用木瓜，主要是取其能安中定乱，收摄阴液，特别是针对转筋而设。例如《三因方》木瓜汤，是以其伍入吴茱萸、小茴香、甘草等，治"霍乱吐下不已，举体转筋，入腹则闷绝"之候。因其证兼寒郁，故配合辛温之吴茱萸、小茴香以折逆、辟恶、止痛；甘草和中，共奏拨乱反正之功。《圣惠方》治"霍乱腹痛"，用"木瓜五钱，桑叶三片，枣肉一枚，水煎服"。推究其腹痛，当系肝火内郁之故，辛温非所宜也，故用木瓜伍桑叶，以安中定痛。考桑叶一味，能息风阳、下水气、止烦渴，古人常用其治霍乱。陈藏器即谓，桑叶"煎汁服，止霍乱腹痛吐下，亦可以干叶煮之"。《圣惠方》治"霍乱转筋，入腹烦闷"，用"桑叶一握，煎饮，一二服立定"。这些记载，可供研索。

上列二方，以木瓜为主药治疗霍乱，虽古人言之凿凿，然而对如此大症，不免有轻描淡写之嫌。清代王孟英《霍乱论》识见不凡，制方切合实用。王氏用木瓜作为治疗湿热秽浊引发的霍乱之辅佐药，急性期用之，善后亦用之。例如其治"霍乱转筋，肢冷腹痛，口渴烦躁，目陷脉伏，时行急证"之蚕矢汤，药用：晚蚕沙五钱，生薏苡仁、大豆黄卷各四钱，陈木瓜三钱，姜汁炒川连二钱，制半夏、酒炒黄芩、通草各一钱，焦山栀一钱五分，陈吴茱萸（泡淡）三分，地浆或阴阳水煎，稍冷徐服。方以蚕沙化浊升清为主药，配合辛开、苦降、化浊、泄热之品，共奏安中定乱、调和阴阳之功。木瓜虽非此方之主药，但可解痉舒挛、化浊养胃，且柔以济刚，可缓连、芩之苦燥，半、萸之温燥，正是用其所长，亦是制方不可或缺的一环。再如"治霍乱后，津液不复，喉干舌燥，溺短便溏"之致和汤，药用北沙参、白扁豆、石斛、陈仓米、麦冬、陈木瓜、枇杷叶、生甘草。斯时不仅胃阴大伤，脾阳亦弱；温燥当忌，苦寒当禁，惟甘平方能致中和。方中木瓜伍陈仓米，酸甘化阴，濡脾养胃，为吐泻后复津液之良法。

历代用木瓜治疗筋脉挛急的方剂甚多，其中《普济本事方》木瓜煎颇具代表性。此方用宣城木瓜两个取盖去穰，没药二两，乳香一分，二味入木瓜内缚定，饭上蒸三四次，烂研成膏，每用三钱，入生地黄汁半盏，无灰酒二盏，暖化温服，

“治筋急项强不可转侧”。筋急项强有因风、因湿、因虚之异。此方为精血亏损、筋脉失荣而设，仗木瓜柔养缓急，乳、没疏通经气，消瘀定痛。三味并用，疏养结合，配伍简洁而精妙；更用地黄酒化下，益增木瓜、乳、没柔筋通脉之力。今之坐骨神经痛属经脉失荣、风湿痹阻者，取木瓜伍乳香、没药，配合蚕沙、薏苡仁、当归、泽兰、牛膝、甘草等，常可获验。

王孟英治肝脾失调之腹泻用木瓜，配伍极见功力。兹举两案如次：王氏治姚某，古稀之年而患久泻，迭进温补升阳之剂无效，诊其脉右关独弦，按之极弱，乃脾虚肝旺之候，予异功散加山药、扁豆、莲子、乌梅、木瓜、芍药、白蒺藜、赤石脂、禹余粮，服之获效。按：脾虚当益，肝旺当养阴柔肝，平息风阳。益脾用异功散、山药、扁豆之属，高年久泻，下焦气化不固，用石脂、禹余粮固涩，均允合病机。木瓜之用，一则取其气香，入脾消胀，和胃以化水谷；一则取其味酸，助乌梅、白芍柔养肝体。肝喜条达，故参用白蒺藜之疏泄。酸收辛散，则肝气调平，风阳自息。另一累治不效的晨泻案，春间尤甚，服四神、桂、附之属其泻必加。脉证互参，乃肝强脾弱之候，予白术、薏苡仁、黄连、川楝实、桑枝、茯苓、木瓜、芍药、白蒺藜、橘皮，遂愈。按：晨泻即五更泻，以肾阳亏虚之证居多，肝旺脾虚者亦可见之，此案即示其例。方用白术、薏苡仁、茯苓健脾渗湿；黄连、川楝苦泻肝阳，黄连并可坚肠止泻；木瓜、白芍养肝柔肝；蒺藜、桑枝则为疏肝息风而设。与上案相较，此方多了一层酸苦泄热之意。盖脾虚有轻重，肝阳旺有微甚，是以木瓜配伍各别，学者当潜心体会。

叶天士用木瓜出神入化，兹录《临证指南·木乘土》两案以供揣摩。徐氏一案，“经候适来……环口肉瞤蠕动，两踝臂肘常冷……木乘土位，以致胃衰，初则气升至咽，久则懒食脘痞，昔人有治肝不应，当取阳明……然阳明胃腑，通补为宜，刚药畏其劫阴，少济以柔药，法当如是”。药用：人参二钱，半夏（姜汁炒）三钱，茯苓三钱，淡附子七分，白粳米五钱，木瓜二钱。叶氏释其方义曰：“胃虚益气而用人参，非半夏之辛，茯苓之淡，非通剂矣。少少用附子以理胃阳，粳米以理胃阴，得通补两和阴阳之义。木瓜以酸，救胃汁以制肝，兼和半夏、附子之刚愎，此大半夏与附子粳米汤合方。”此解堪称字字珠玑，将方中用木瓜养胃、制肝，柔以济刚诸义和盘托出，不烦赘言。另一程案，烦劳嗔怒，肝气易逆，干呕味酸，晨泻食少，形瘦脉虚，乃肝木犯胃所致，当安胃和肝。药用：人参、半夏、茯苓、木瓜、生益智、煨姜。按：此证胃气虚馁，中阳困顿，肝气上逆，用参、半、苓通补阳明，止呕制酸；益智、煨姜温运中阳，收摄止泻。取木瓜养胃制肝，兼和半夏、益智之刚愎，用意与上案不殊。两案病证略异，制方各别，把握其中的分寸非高手不办。

古人还用木瓜治疗消渴。《三因方》乌梅木瓜汤，“治酒食过度，中焦蕴热，烦渴枯燥，小便并多，遂成消中”。此方还“兼治瘴渴”。“所谓瘴渴者，北人往南方瘴地，多有此疾”。药用：木瓜、乌梅、炒麦芽、草果、甘草各半两，上药锉为散剂，每服四钱，水盏半，加生姜五片，煎七分，去滓，温服。木瓜既能消食，又可生津，与乌梅相伍，以润燥止渴；麦芽化食积；草果振奋脾阳，流通津液，还可辟瘴祛邪。凡酒食过度，中焦蕴热引发之消渴，此方可以参用。

# 七二 陈皮

◎陈皮味辛、苦，性温，气香，入脾、胃、肺经，功善行滞气、疏逆气、辟恶气，外达腠理，助解表药以发汗；内和中焦，醒胃气以化水谷；上通胸膈，利肺气以祛痰湿；下达大肠，疏风气以通便秘。为胸闷气塞、咳嗽、喘逆、呕吐、呃逆、纳呆、腹胀以及乳痈初起常用之药，还能解鱼蟹之毒。

◎陈皮即黄橘皮，以陈久者良，故以名之。陶弘景曰：『凡狼毒、枳实、橘皮、半夏、麻黄、吴茱萸，皆欲得陈久者良，其余须精新也。』是谓『六陈』，何以故？李中梓曰，橘皮『收藏又复陈久，则多历梅夏而烈气全消，温中而无燥烈之患，行气而无峻削之虞』。盖新鲜橘皮辛香燥烈，难达醒胃、温胃、和胃之效，不堪入药。一般说来，凡药生者气锐，陈则气缓。宜新宜陈，因证制宜，未可一例衡之。

治病当注重调畅气机，气顺则安，气逆则病。气馥性纯的陈皮，虽非拯溺扶危的大药，然独用，或作制方之佐使，实不可或缺。它不是解表药，但功善开通上、中二焦，化津液为汗，故解表剂中常用之；它亦非补益药，却能益气，还可生津。张洁古曰："橘皮能益气，加青皮减半，去滞气，推陈致新。"盖滞气不去，正气难安；滞气去则健运复常，故曰"益气"。四君子汤为中和平补之剂，加入陈皮（即异功散）以助气化，方即灵动，不仅使参、术之补益更为得力，还有温中和胃之效，是以宋代医家钱乙用于小儿虚冷，呕吐腹泻，不思乳食之症。胃阴虚乏，舌光少苔，口干，不思纳谷，用沙参、麦冬、石斛之类濡养，是为正治，加入少量陈皮，不仅能运化药力，还促进胃液的分泌，收生津开胃之效。非陈皮能养胃，气津互生，气化则津生。和中开胃是陈皮之特长，无论胃气虚乏或中焦痞满悉可治之。大病后气怯神疲，胃气不苏，不思纳谷，不妨用太子参 30g、陈皮 5g 作煎剂，频频饮之。不仅扶正，抑且开胃，是补中兼和也。枳术丸是健脾消痞之良方，李东垣《兰室秘藏》橘皮枳实丸（橘皮、麸炒枳实各一两，白术二两，上为极细末，荷叶烧饭为丸，如梧桐子大，每服五十丸，用温水下），则在枳术丸中加陈皮一味，以疗"元气虚弱，饮食不消，或脏腑不调，心下痞闷"之候，是消补兼行，消中兼和也。

陈皮是化湿祛痰之要药。以其伍半夏、茯苓、甘草之二陈汤，为治疗痰饮之通剂，亦是通阳和胃常用之剂。历代医家用此方出入化裁，如热痰加黄芩、黄连，燥痰去半夏加贝母，痰涎流注经络加竹沥等，演变成诸多简洁实用的方剂。还值得参究的是，有的配伍不拘一格，如张景岳治阴虚水泛为痰，咳嗽气喘之金水六君煎，系以二陈汤加当归、熟地而成，一变为正邪兼顾之剂；有的配伍十分精巧，如《通俗伤寒论》香砂二陈汤，治疗脾阳不振，胸膈胀满，恶心呕吐，食少纳呆之候，系以二陈汤加白檀香、砂仁而成，芳香而不燥烈，立意甚高。若系湿痰因火泛上，停滞胸膈，咳唾稠黏之候，朱丹溪润下丸可资取法。其方用"陈橘皮半斤，入砂锅内，下盐五钱，化水淹过煮干，粉甘草二两，去皮蜜炙，各取净末，蒸饼和丸梧桐子大，每服百丸，白汤下"。盐制陈皮，别具妙思。须知陈皮得半夏为辛润，以其通气而行津液；陈皮得盐为咸润，以其清热而滋燥。润下丸能涤顽痰，且火降则痰涎自消。

呃逆古称“哕”，尽管见症有因寒、因热、因气郁、因食滞乃至下元虚损之异，无不与胃气上逆、失于和降有关。功善疏逆气之陈皮，常为临证所采用。按《金匮》法，以橘皮伍生姜或伍竹茹，或再加人参，分别适用于偏寒、偏热、或兼中虚之证，可随证扩充。《金匮》橘皮汤（橘皮、生姜）适用于“干呕，哕，若手足厥者”，证系寒凝气滞，故橘、姜相伍，行气散寒，宣发胃阳。四肢禀气于胃，胃阳来复，则呕止、哕除，手足复温。《金匮》橘皮竹茹汤（橘皮、竹茹、人参、甘草、生姜、大枣）主治“哕逆”，从药测证，乃是胃虚气滞，兼夹痰热者，故用橘皮行气滞，生姜通胃阳，参、枣、甘草益胃气，竹茹清痰热，清则浊降，温则清升，升降复常，胸膈痉挛自解，呃逆遂除。

咳喘因外感六淫所致者，虽见症各异，寒热有别，然导致肺气失宣，治节失常，酿湿生痰，因而奔迫上逆，其揆一也。《古今录验》及《千金》分别载有橘皮汤，从散胸膈滞气、宣畅肺气入手以疗此疾颇具特色。《古今录验》橘皮汤疗“春冬伤寒，秋夏冷湿，咳嗽，喉中鸣声，上气不得下，头痛”之候，由陈橘皮伍紫菀、麻黄、杏仁、当归、桂心、黄芩、炙甘草组成；《千金》橘皮汤治咳喘肺气奔逆者，由橘皮伍麻黄、柴胡、紫苏、杏仁、石膏、宿姜组成。二方对照观之，可得咳喘寒证、热证用药之大凡。前者之特点是用陈皮伍杏仁理气宽胸，用黄芩清寒郁之热，并监麻、桂温热之性，为有制之师。后者之特点是用紫苏协同陈皮以散上奔之气，疏散胸中郁伏之邪。盖气行则郁热易解，痰湿易化。今之过敏性哮喘，尽管变应原（花粉、草粉、粉尘等）不一，然自鼻而入，直犯清道，导致肺气壅遏，而后致生他变，乃病之症结所在。陈皮散滞气，芳香辟秽；紫苏由气入营，行气活血，改善肺循环；且均能解鱼蟹之毒，抗过敏之功在不言之中。过敏性哮喘因肺气壅遏殊甚，以喘憋为重要的临床表现，立方大法已由泄降转为疏宣，《千金》此方可资借鉴。

古人常用陈皮治疗便秘，《普济方》治“大肠闷塞”，用陈皮连白，酒煮焙研末，每温酒服二钱，或用米饮下。李东垣治大肠气闷，取陈皮伍杏仁治之；治大肠血闷，取陈皮伍桃仁治之；均可供参酌。古人所称的气秘、风秘很难区分，大抵由于肠蠕动功能障碍，风气壅遏，以致大便不行。血秘者，血涩不行所致，治气秘固当行气宽肠，治血秘亦以行气为先，气行则血行也，故均借重陈皮。

脾胃位居中焦，脾主升清，胃主降浊，清浊的分理，心肾的交合莫不与之有关。功善疏理中焦之陈皮，用之得当竟可分理阴阳，交通上下。载于《类证活人书》之治中汤，“治脾胃伤冷物，胸膈不快，腹疼气不和”。方由理中汤（人参、白术、炮干姜、炙甘草）加陈皮、青皮而成。“理中”乃理中焦之气，以交于阴阳之意。今中焦为冷物所伤，阳气滞塞，上为胸膈不快，下为腹中疼痛，理中汤固宜，唯于拨动气机、消化食滞一层尚未顾及，故加陈皮、青皮二味斡旋气机，运转中阳，庶可达治理中焦之效。陈、青皮之功可谓大矣。再如来复丹（硝石、舶上硫黄、五灵脂、玄精石、陈皮、青皮，制法不录）用陈、青皮亦具深意。此方适用于上实下虚，气闷痰厥，心腹冷痛，以及夏令啖食生冷，暑热内伏，霍乱吐泻之候。斯时阴阳不交，升降之机将息，方用硫黄益肾阳，散阴寒，硝石即焰硝，味辛、苦而咸，其气大温，其性上升，由阴达阳，破坚散结，迅扫阴霾之气，二味同用，均调阴阳，升降水火，辅以玄精石咸寒达下，召阳归窟。然中焦痞膈，阴阳交通受阻，上列诸药终难收拨乱反正之效，故又用五灵脂泄浊气、化痰瘀、消胀满，陈、青皮斡旋气机，通达上下，庶几营卫运行无碍，邪去正复矣。陈、青皮担此大任，用法称奇。

陈皮为治乳痈初起之效药。乳痈一名吹乳，以妇人哺乳期为常见，多因情志不畅，肝气郁结，乳络不通，排乳不畅，以致气滞血瘀蕴结成痈，亦有因乳头破损染毒而发病者。此证初起，用陈皮 30g、生甘草 3g 作煎剂，以理气通络，散瘀消痈，简便有效。热毒盛者，加蒲公英 30g，其效尤佳。

# 七三 青皮

◎青皮味苦、辛，性温，其气芳烈，入肝、胆经，具疏肝利胆、化滞消积、利肺消痰之功。为肝郁气滞、胁痛、腹泻、食滞不消、咳逆痰多、疝气、久疟等证常用之药，还能化乳房肿块，古人用于治疗乳癌初起。

◎青皮即青橘皮。陈皮辛胜于苦，青皮苦胜于辛；一则升过于降，一则以沉降居多。陈皮辛苦开泄，开通上焦，流气化湿，醒胃悦脾，化痰和中，其功独胜。青皮功善疏泄厥阴，解肝气之郁结，疏利胆道，且性颇克削，能化有形之癥积，古人用其伍鳖甲、柴胡等治疟母，即取其能消坚散结。足厥阴肝经循少腹、络阴器，其能治疝气、少腹疼痛诸疾，与其能疏泄厥阴有关。由于青皮发肝之郁，遂少阳生气，气化所及，能上通胸膈，消痰浊，泄饮邪，故咳逆痰多，或饮积胸膈，气机不利，胀满作痛者，青皮在选用之列。

用青皮治咳喘，配伍各别，制法亦异。张杲《医说》载有一张治疗哮喘的验方，系用青皮一枚，展开去穰，入巴豆一个，将麻线系定，火上烧尽烟，留性为末，生姜汁和酒一杯，呷服之。适用于“顽痰结气”之久喘。“顽痰结气”相似于前人所说的“宿根”，“宿根”留于肺系，一遇外邪刺激遂又发作。此方用青皮疏利结气，巴豆攻顽痰，烧灰存性尤具深意。一则巴豆悍厉，烧后则大毒已去，有降低毒性的作用；二则灰从火化，借火力以消万物。再佐姜汁以开之，酒以行之，可望拔除病根。惟久喘虚证，用之宜慎。此外，青皮伍白芥子，可用于顽痰滞膈，咳逆气急者，若膈间饮积不甚，胸闷作胀、疼痛，再伍入旋覆花、香附、郁金，可收利肺泻肝、化饮和络之效。

青皮发肝之郁应用颇广。青皮伍川楝子，疏中兼泄；青皮伍白芍，疏中兼养；青皮伍郁金、白蒺藜、当归须、玫瑰花，疏肝兼开络痹，均为治疗肝气犯胃、胁胀胁痛的常用配伍方法。至于气郁化火，青皮伍入山栀、丹皮以清泻；肝经伏寒，青皮可配合小茴香、肉桂以温疏，均可随证择用。张景岳之化肝煎，“治怒气伤肝，因而气逆动火，致为烦热胁痛，胀满动血等证”，以青、陈皮伍入芍药、丹皮、炒山栀、泽泻、土贝母（实指浙贝母）以治之。方以青、陈皮能解肝之郁，芍药和肝之血，丹、栀清肝之热，泽泻导热下行，吻合肝郁化火之病机。而土贝母一味用意颇深，盖肝火郁结，易于生痰，土贝母开郁化痰，正是所宜，且其还有消胀止痛、清肝解热之功，为方中不可轻易之良药。总之，此方适用于气郁化火，火郁生痰，动血、酿毒的诸多病证。方曰化肝，其名不虚。费伯雄《医醇賸义》青阳汤与此方适成对待，适用于“肝木怒张”“寒气上逆”，因而胁胀、胁下满而痛引小腹之证。药用：醋炒青皮、醋炒柴胡、白蒺藜、乌药、炮姜、广陈皮、酒炒延胡索、木香、郁金、花椒子，意在疏肝散寒，温通化浊。

腹泻之用青皮，主要取化食滞、抑肝气二义。伤食腹胀，青皮可与焦山楂、焦麦芽、神曲相伍，外感风寒，加苏叶、防风、白芷以温散；脾阳困顿，加木香、干姜、厚朴以温运；食滞化热，加炒黄芩、连翘以清泄；均可随证用之。肝脾失和之腹泻，以腹中作痛即欲如厕，泻而痛仍不止为特征，以痛泻要方（炒白术、防风、白芍、陈皮）为常用，腹胀甚者加入青皮、或再加木瓜以和脾抑肝，其效更著。钱乙《小儿药证直诀》益黄散（陈皮、青皮、丁香、煨诃子、甘草），治“脾胃虚弱及脾疳，腹大、身瘦”之证，方用丁香振奋脾阳，诃子与青皮、陈皮并用，一面涩肠止泻，一面行气化食，庶几无兜涩留邪之弊，不失为消补兼行之良方。

张仲景在《金匮要略》中，以“疟脉自弦，弦数者多热，弦迟者多寒”来阐发疟疾的病机，引发后人从厥阴入手来截疟，以弦主肝脉故也；和解少阳亦与厥阴相关，以胆居肝中之故，均不失为截疟之途径。《圣惠方》治“疟疾寒热”，用“青皮一两烧存性，研末，发前温酒服一钱，临时再服”。径用青皮入肝散邪，其截疟的机理值得进一步研究。宋·严用和《严氏济生方》清脾饮，“治瘅疟，脉来弦数，但热不寒，或热多寒少，膈满能食，口苦舌干，心烦渴水，小便黄赤，大腑不利”之候，药用：青皮、姜制厚朴、白术、草果仁、柴胡、茯苓、半夏（汤泡七次）、黄芩、炙甘草各等分，“㕮咀，每服四钱，水一盏半，姜五片，煎至七分，去滓，温服不拘时候”。此方历代沿用不衰，效果确凿。方中青皮伍厚朴、草果仁乃是截疟常用之配伍之法，亦可加入常山，用于内夹痰湿、秽浊之邪尤为相宜，而柴、芩、半夏又长于和解寒热。青皮不仅伐肝，亦能清理脾经痰湿，此方首列此味，与其“清脾”之旨吻合。

青皮长于消积，疝气痛引少腹，胀满不适，用四逆散加青皮、川楝子、小茴香有效。慢性睾丸炎肿痛，用青皮伍川楝子、小茴香、海藻亦验，兼见气虚气陷，加黄芪、升麻，益气升清。

妇人乳癌，常与情怀抑郁有关，初起乳房内有结核，不痛不痒，延久破溃翻花，不易图治。当其初起，朱丹溪用青皮四钱，煎后徐徐服之，日一服，意在消坚破积，可供参考。

# 七四 桂枝

◎桂枝味辛、甘，性温，入心、肺、膀胱经，今人将其归入解表药的范畴。清人邹润安在《本经疏证》中将和营、通阳、利水、下气、行瘀、补中列为桂枝的六大功用，独未言其解表，而将和营列为功用之首。其义甚精，值得深思。

◎若言桂枝解表，莫过于张仲景《伤寒论》桂枝汤与麻黄汤了，细绎方旨，桂枝汤主治发热恶风，自汗出，脉浮缓者。仲景称此汤意在『解肌』，并谆谆告诫：『桂枝本为解肌，若其人脉浮紧，发热汗不出者，不可与之也。常须识此，勿令误也。』虽然解肌不无发表之意，但毕竟与邪在肌表，表闭无汗，宜发汗解表有别，当细细分辨。麻黄汤适用于太阳伤寒，发热恶寒，无汗，脉紧者。麻黄轻扬，开表闭以泻卫实；桂枝通血脉，发散营中之风寒，二味并用，将着于营卫的风寒一并从汗而解。由此可知，方中桂枝乃是助麻黄发汗之意。

◎桂枝辛而兼甘，发散中寓守中之意。临证或用其解肌，或用其补中，全在配伍应用。近贤章次公先生谓：『桂枝本质原无发汗之能力，以其辛香窜散，故可助发汗药以作汗。』言之中的。并谓清代中叶的一些医家，『病属外感，既不敢用之解肌；病属内伤，更不敢用之以补中，不免有弃材之叹』。此言切中时弊。只有跳出桂枝为解表药之窠臼，方能彰显其功用。

桂枝实为和剂之妙品，桂枝伍芍药意在和营卫；桂枝伍石膏意在和寒热；桂枝伍黄连意在和上下。桂枝汤证缘风邪外袭，正与邪争，卫表疏豁，阴津外泄，是以出现发热恶风、自汗出、脉浮缓等症状。取桂枝通阳散寒，温煦营血，旺盛血行，达邪外出，得甘草谓之辛甘化阳；芍药苦、酸，微寒，养阴敛津，和营清热，得甘草谓之酸甘化阴；配合生姜、大枣，共奏调和营卫之功。往往不发汗而汗自发，不止汗而汗自止。须知桂枝汤证因有汗出，体温得以外散，身热往往不高，而桂枝与石膏相伍，其适应证往往身热甚壮。换言之，桂枝伍石膏退热之力甚强。白虎加桂枝汤，仲景用治温疟"身无寒但热，骨节疼烦，时呕"者。身无寒但热，表示邪已由表入里；骨节疼烦，表示伏寒化而未尽，营络痹闭。桂枝与石膏，一和营，一清气，遂使伏寒与肌热并解，营卫自和。要之，桂枝伍白芍，是通过和营卫以逐风邪；桂枝伍石膏，是通过和寒热以和营卫；取意有别。桂枝伍黄连，可见于《伤寒论》之黄连汤（黄连、桂枝、干姜、人参、半夏、炙甘草、大枣），主治"伤寒，胸中有热，胃中有邪气，腹中痛，欲呕吐者"。证见上热下寒，阴阳不交，是以用黄连清泄胸中之热，桂枝通阳散寒，宣发太阳之气；人参、半夏、甘草、大枣益气和胃；干姜协黄连以开胸脘痹闭。鉴于桂枝并可抑肝扶脾，升发清阳，是以桂、连并用，热病得之，和上下并解肌清热；杂病得之，和上下兼升清泄浊。

借助桂枝和营之力，与丹皮并用温经化瘀，可用于妇人癥积、经闭、痛经等证。现代所称的多囊卵巢综合征，经行腹痛，瘀块甚多，影响生育。审系寒凝瘀阻之候，用桂枝茯苓丸（桂枝、茯苓、丹皮、桃仁、芍药）为主方，酌加川楝子、青皮、焦山楂、香附、车前子、茺蔚子等，有一定的效果。痛经用桂枝伍丹皮，往往既有宫寒之见症，又有瘀滞之象，方为的当。宫寒宜温，故用桂枝；瘀结生热，故用丹皮清营化瘀，且二味同用调和阴阳，有助于缓解腹痛。偏于寒胜，宜伍入吴茱萸、砂仁；偏于瘀结，参用焦山楂、赤芍；随证制宜。桂枝伍大黄，古人用于温下寒积，腹痛者加芍药，可奏殊功。今之外科手术（例如腰椎融合及减压术）后，有的因神经直接受损，有的因瘀阻络中，经气不行，络脉失荣、痿废，渐至不用，引发肠麻痹，大便不行，虽无寒实之见症，但可借其温通和营之力，兴奋冲动，配合大黄深入血分，推陈致新，激活痿废的神经功能。惟二味用量不宜偏大，各用 5g 左右，缓缓徐图。

桂枝能降冲逆，泄奔豚。张元素说它“气味俱薄，体轻而上行”，是又具升阳之功。其能升能降之性，全在医者随证应用。须知冲逆也罢，奔豚也罢，上升之气自肝而出，无不夹肝邪为患，桂枝能伐肝，故可治之。惟胆附肝内，中寄相火，桂枝性温，倘能伍入苦泄、酸柔之品，尤为稳妥。桂枝性升，用至极致者，莫如张锡纯“回阳升陷汤”（生黄芪、当归身、桂枝尖、干姜、甘草）。此汤主治“心肺阳虚，大气又下陷者。其人心冷、背紧、恶寒，常觉短气”。妙在举陷不用升麻、柴胡，而取桂枝以升清，温肺散寒，宣通心阳。

《本经》称桂枝“利关节”，故常用其治疗痹证。寒湿痹证固然可用，风湿、湿热痹证运用的机会亦多。痹证因沉寒痼冷，桂枝力有未逮，非与乌头、细辛之属相伍不为功。若肩痛难忍，如肩周炎，审系寒凝湿阻，可借桂枝横行手臂之力，配合片姜黄，酌加养血舒筋、化湿通络之属以治之。风湿热早期，关节红肿疼痛，身现环形红斑，有的骤发高热，有的身热虽不高，但脉数疾，需警惕风湿犯心，不可一味清凉，宜用桂枝伍芍药，配合大剂葎草，参用滑石、豆卷、黄芩、威灵仙、秦艽、桑寄生之属以治之。意在和营卫以强心通脉，祛风湿以泄热和络，庶几标本兼顾，防风湿犯心于未然。湿热痹证可用桂枝加黄柏、威灵仙为主，燥湿清热，宣通痹着；热胜可加地龙、忍冬藤等；湿胜可加薏苡仁、晚蚕沙等。

桂枝还主“喉痹吐吸”（《本经》）。其证咽喉肿痛，痹闭殊甚，气机出入受阻，今之扁桃体炎包含其中。喉痹用桂枝之适应证，多系感受暴寒，扁桃体肿大，色泽淡红或暗红，口渗清涎，恶寒，可遵仲景“少阴病，咽中痛，半夏散及汤主之”之例，取桂枝伍半夏、甘草以治之。药后多半肿消痛已，亦有余波未靖，伏寒化热者，转投凉散利咽之品可矣。若扁桃体炎反复发作，特别是儿童患者，多次使用抗生素，或过用苦寒清热之品，冰伏其邪，以致喉蛾僵硬肿大，迟迟不消，进食吞咽不爽，速度缓慢，夜卧则通气不畅，鼾声不断。证属半阴半阳，可以桂枝温通散结为主，配合半夏、桔梗、射干、白花蛇舌草、大贝母等出入为方，有效。

桂枝能疗目赤肿痛，证缘见热投凉，以致热郁不散，玄府闭塞，目赤多泪，经久不愈。宜用桂枝伍茯苓，启玄府之闭，配合少量防风、地骨皮等以散郁热，即可应手。此可见“从治”之妙也。

# 七五 肉桂

◎肉桂味辛、甘，性大热，入心、肾、肝、脾经，能温心肾阳气，抑肝扶脾，通血脉，止腹痛，散寒湿，导虚火，助气化。为治疗命门火衰，腰膝酸软；沉寒痼冷，脘腹疼痛；火不归源，虚阳上扰；气化不行，小便不利；以及痛经、经闭、宫寒不孕、阴疽等证之要药。

◎肉桂以色紫肉厚、多油质、味甘胜于辛者为佳；无油而质干，不足以尽其辛润之长。去内外皮者为桂心，功用略同。肉桂入血分，其气芳香走窜，由营达卫，『宣导百药（《别录》）』，无微不至。十全大补汤用肉桂，保元汤（黄芪、人参、肉桂、炙甘草）用肉桂，取其敷布阳和，促进气血之化生，并能运行药力，达于周身。虽为二方之佐使，实不可或缺。肉桂温而能散，其药力由下元上达心肺，与附子味苦、甘，其性沉降居多者有别，是以温阳固脱，附子独擅其长；温营通脉，肉桂是所专司。然则桂、附同用，温补肾阳之功愈胜，故古人有桂附八味丸之制。

用肉桂温肾阳，古方不胜枚举，如张景岳所制之右归饮、右归丸可供研索。右归饮以桂、附伍入熟地、山药、山萸肉、枸杞子、杜仲、炙甘草一类甘润滋填之品，阴中求阳，庶几温阳无燥烈之嫌，适用于肾阳衰惫、阴精不足之诸多证候。右归丸则以桂、附伍入熟地、山药、山萸肉、枸杞子、鹿角胶、菟丝子、杜仲、当归，其中不乏温润阳药，在温阳外不忘滋填精血，刚中有柔，法度井然，适用于命门火衰，畏寒肢冷，腰膝酸软，阳痿，以及脾胃虚寒，饮食少进等证。

肉桂能益心阳，温通心脉，用之得当还能调心律。观《千金》补虚调中防风丸，可从中获得启迪。此方“治脉虚惊跳不定，乍来乍去”者。药用：“防风、桂心、通草、茯神、远志、麦门冬、甘草、人参、白石英各三两，上九味末之，白蜜和丸，如梧子大，酒服三十丸，日再，加至四十丸”，意在“补虚调中”。脉虚，心气不足之征；惊跳不定，乍来乍去，非心律失常而何？方用桂心益心阳、通心脉；人参、远志、茯神益心气、宁心神；取白石英之镇摄以定惊悸；麦冬与桂心、石英并用，寒温兼济，具阴阳两调之意。通草清利小肠，导心经郁热下趋。至于防风一味，是假其风药之性以匀气脉，纠正心气之逆乱；且防风与石英相伍，动静结合，有利于纠正失常的心律。要之，此方之用桂心，助之以甘药，济之以凉润，辅之以镇摄，并参以开泄，可谓极具匠心，示人以法矣！

用肉桂治心腹疼痛，主要取其散陈寒、辟恶气、通血脉、破血结诸义。有独用者，有与辛温或苦寒药相伍者，各尽其妙。肉桂并非活血化瘀药，但辛开散结，入血分以通脉，化瘀也就在其中了。《千金》“治卒中恶心痛”，以“桂心八两，㕮咀，以水四升煮取一升半，分二服”。径取其辛香辟恶、通脉散结以镇痛。《肘后方》桂心散，“治卒心痛，亦主久心痛发作有时节者”，取“桂心、当归各一两，栀子十四枚，捣为散，酒服方寸匕，日三五服”。此方可适用于寒热错杂之证，须知桂心伍当归，较之单用桂心温通血脉之功更著；山栀味苦入心，既可作引经药，得桂心又能分解寒热，调和阴阳，阴阳和则痛止矣。仓卒散之附子、栀子并用，与此方桂、栀并用实有异曲同工之妙。姚僧垣《集验方》桂心汤，“疗寒疝，气往来冲心腹痛”。其方由桂心、吴茱萸、生姜三味组成。肉桂能抑肝，并散寒止痛，故此方尤适用于寒客厥阴，经气不疏，少腹两侧疼痛之候。余治肝脾失和，腹中寒凝气滞作痛之候，常用四逆散加炒川楝子、肉桂，屡收佳效。

肉桂常用于痢疾的治疗，诚以痢疾多系湿热积滞蕴结肠间所致，肉桂能开发肠间瘀滞，又能和营镇痛，与苦寒药（如黄连、黄芩）同用，并可分解寒热互结之邪。《普济方》桂连丸，“治小儿下痢赤白，腹痛不能食”，系以桂心、黄连等分为末，作丸剂服之。《全幼心鉴》金锁散，治疗小儿赤白久痢，用肉桂（去皮，以姜汁炙紫）、黄连（以吴茱萸炒过）各等分为末，每用酌量，以紫苏、木瓜煎汤服之。取清热和营、坚肠化滞之义，为寒热平调之良方。近贤张锡纯制燮理汤（方见“黄连”条下）以疗痢疾，亦采肉桂与黄连等分并用之法，以解寒热互结之邪，并燮理阴阳。

肉桂旺盛血行，能通经，能解血结，但它还能止血。用肉桂止血或取其“从治”，以阳离者阴必走；或因其能抑肝，以肝主藏血之故，但相火寄于肝胆，又当与苦寒药并用方可。《妇人大全良方》治“血崩不止”，用桂心一味不拘多少，砂锅内煅存性，为末，每米饮空腹服一二钱。此方不落止血用寒凉药之俗套，得“从治”之妙，更何况桂心煅炭存性有收敛之功，故对于崩漏屡用凉药不止或阳虚气弱者尤为适用。张锡纯曾制秘红丹（方见“大黄”条下），以疗肝郁多怒，胃郁气逆所致之吐血、衄血之证。其方以大黄降逆止血，肉桂平肝，二药同用，寒热相济，性归和平；更以重坠之代赭石辅之，则力专下行，气降则血不复上逆，是以止血有捷效，无论证之因凉因热均宜。

肉桂入肾化膀胱之气，所用甚广。李东垣通关丸，治热在下焦血分，小便秘涩不通者。方用黄柏、知母寒以清热，苦以坚阴，润以滋燥，配合少量肉桂以化气，庶可收滋肾通关之效。刘河间《宣明论方》桂苓甘露饮（茯苓、猪苓、泽泻、白术、肉桂、石膏、寒水石、滑石、甘草），为中暑受湿，引饮过多，头痛烦渴，小便不利以及呕吐泄泻等证而设，用于夏令暑病夹湿之泄泻尤验。此方用石膏、寒水石、滑石清暑热而止烦渴；白术、茯苓、猪苓、泽泻祛湿邪而利小便；尤妙在肉桂一味以助气化，俾气能化水则湿邪去，水气上腾则津液生。立方之枢机在于斯矣！

《本草从新》称肉桂“引无根之火而归元，从治咳逆结气，目赤肿痛、格阳、喉痹等证”。均指其有导虚火之功。何谓“从治”？《素问·至真要大论》云，“逆者正治，从者反治”；又云，“从多从少，观其事也”。所谓“逆者”，如治寒以热，治热以寒之谓；所谓“从者”，如治寒以寒，治热以热之谓。无根之火，阴盛于内，阳格于外之“格阳”，病形表现为热象，但非一味寒凉所能治，宜用大热之肉桂导之归源，故曰“从治”。《和剂局方》苏子降气汤（方见“紫苏子”条下），主治咳喘上盛下虚之候，方用苏子降气平喘，半夏、前胡、厚朴降逆化痰，当归养血润燥，陈皮、甘草理气和中，并用一味肉桂以导虚火，引火归原。须知，导虚火既有助于导痰饮下趋，又有助于止咳平喘。目赤肿痛以用辛凉、甘寒、苦寒药居多，但亦有宜“从治”者。据《本草纲目》记载：“有人患赤眼肿痛，脾虚不能饮食，肝脉盛，脾脉弱，用凉药治肝则脾愈虚，用暖药治脾则肝愈盛，但于温平药中倍加肉桂，杀肝而抑脾，故一治而两得之。”凡目赤肿痛屡用清肝明目药无效者，酌用肉桂作反佐亦验。口舌生疮、喉痹，不乏用肉桂之机会。《千金方》载有一治疗口疮的验方，药用：栀子、甘草、细辛、桂心、川芎，研末作蜜丸服。清代医家张璐释其方义曰：“口疮而用桂心、川芎，导虚火、和营血，崇本之治，难为俗陈。”盖和营血有助于生肌，导虚火有助于平谧阴阳。苟明其理，临证当受益不浅。《疡医大全》七味地黄丸（六味地黄丸加肉桂），治肾虚火炎，口舌生疮，咽喉作痛，牙龈溃烂诸症，将肉桂置于滋肾养阴药中，召阳归根，平正可法。

七六

# 黄柏

◎黄柏味苦、性寒，入肾、膀胱、大肠经，具清热燥湿、凉血解毒、坚肾起痿之功，常用于痢疾、淋浊、癃闭、梦遗、阳痿、痿躄、痹证、口疮、带下、痈疽疮毒诸证。其性沉降，能直入下焦血分，为清解血热之良品。肾主骨，又能深入骨间，坚骨益髓，是以清中兼滋、泻中能补也。

◎黄柏的药用价值代有发明，金元诸家尤多创见。《本经》载其主『五脏肠胃中结热，黄疸、肠痔，止泄利，女子漏下赤白，阴伤蚀疮』。大体上列诸证，多系结热为患，或伤血分，或犯胃肠，或湿热下注，或湿热化火生毒，赖此苦以泄之，寒以清之，气燥以胜之。是以张隐庵认为，《本经》『黄柏之治，皆有余之病也』。然而黄柏除了损有余，能否益不足？苦寒之品除了戕生气，在某种特定的条件下，是否还能保全生机？这就有待进一步探索了。

观《药性论》首揭其主“男子阴痿”，具起痿之功，已有新的发现。到金元时期，以张洁古为代表的医家用黄柏治痿证、瘫痪等获验，直称其“泻膀胱相火，补肾水不足，坚肾壮骨髓”（张洁古语），“走至阴，有泻火补阴之功”（朱丹溪语），彰显其能补的一面。故李时珍云：“古书言知母佐黄檗（黄柏）滋阴降火，有金水相生之义……盖黄檗能制膀胱、命门阴中之火，知母能清肺金，滋肾水之化源，故洁古、东垣、丹溪皆以为滋阴降火要药，上古所未言也。”《本经》乃上古之遗言，未载柏、知滋降阴火，故曰“上古所未言也”。此金元诸家超过前人之处。当然，阳虚之体，中寒之人，不宜用之，又不可不知。迨至清代，王学权对黄柏坚肾益阴之功作了进一步的发挥：“《经》言肾欲坚，急食苦以坚之。凡下部不坚之病多矣，如茎痿、遗浊、带漏、痿躄、便血、泻痢诸证，今人不察病情，但从虚寒治之，而不知大半属于虚热也。盖下焦多湿，始因阴虚火盛而湿渐化热，继则湿热阻夫气化反耗精液，遂成不坚之病，皆黄柏之专司也。去其蚀阴之病，正是保全生气，谁谓苦寒无益于生气哉！”因阴虚火盛而酿湿生热，因湿热而伤阴耗气，互为因果，黄柏能解之。以其能祛阴中之湿热，又能复湿热所伤之阴也。明乎此，黄柏之功用可扼其要。

《内经》将“肺热叶焦”、不能下荫五脏列为痿证的主要病因，而五脏邪热熏蒸，亦可使肺受邪而致病。其中胃气不足，湿热内蕴，影响及肺而生痿躄者尤为多见。所以《内经》又有“治痿独取阳明”之训。黄柏清热燥湿，坚肾壮骨，乃至生水以润筋脉之燥急。张洁古称其主“诸痿瘫痪”，良有以也。一般说来，振颓起废以益气扶正或辛温开豁之品为常用，而苦寒如黄柏亦具此效，足可启人心智。张氏并认为：“凡肾水膀胱不足，诸痿厥脚膝无力，于黄芪汤中加用（黄柏），使两足膝中气力涌出，痿软即便去也，乃瘫痪必用之药。”黄柏与黄芪并用，苦寒与甘温相济，肺肾同调，其功益胜。洁古之后，李东垣在《脾胃论》中，有《湿热成痿肺金受邪论》，认为“燥金受湿热之邪，绝寒水生化之源，源绝则肾亏，痿厥之病大作”。立清燥汤（黄连、酒黄柏、柴胡、麦冬、当归身、生地、炙甘草、猪苓、曲、人参、白茯苓、升麻、橘皮、白术、泽泻、苍术、黄芪、五味子）以治之。此方意在祛胃肠之湿热，勿使上熏及肺；清肺之燥，以滋化源；坚肾壮骨，以起痿废。对于长夏湿热熏蒸引发之痿证，李氏在《内外伤辨惑论》中，立清暑益气汤以治之，制方用意及组成相似。观二方均用黄柏、黄芪二味，与张洁古一脉相承。朱丹溪治痿证亦推崇黄柏，其所制的大补丸系用一味川黄柏炒至褐色，为细末，水泛为丸，气虚以补气药送下，血虚以补血药送下。对于痿证之重者，则以补肾丸（黄柏、龟板、牛膝、陈皮、干姜）治之。此方苦坚略参温潜，以壮筋骨，佐以温通行气之品，以助气血之流通、津液的运行，用意甚佳。

黄柏之坚肾，还表现在能疗淋浊、梦遗、阳痿诸证。张洁古之真珠粉丸，以炒黄柏、蛤粉二味，等分为末，水泛为丸，适用于赤白浊及梦遗。其证系阴虚火旺，伴见湿热下注，黄柏正为适用。蛤粉咸寒，不仅入肾益阴，更可燥湿涤痰，二味并用，清水道而固肾关，化郁热而泄湿浊，主要适用于乳糜尿，梦遗若舌尖红、苔根黄腻者亦宜。凡梦遗属相火偏亢者，一味固涩无效。《普济本事方》清心丸，治梦遗心忪恍惚者，药用黄柏一两，冰片一钱，同研匀，炼蜜丸如梧子大，每服十至十五丸，浓煎麦门冬汤下。意在坚肾与清心并举，盖肾主藏精，而精之收摄、施泻主宰在心，用黄柏坚肾，俾相火不致扰动精室；冰片辛香透络，凉散郁火；麦冬清心热，滋阴液；心清肾固，相火宁谧，梦遗遂已。封髓丹（黄柏、砂仁、甘草）与此方用意近似，惟黄柏与砂仁并用，在坚肾中略得温摄之意，亦为治疗梦遗之良方。阳痿多属肾阳亏虚，然情怀不畅，所愿不遂，相火内炽，火郁不达而致痿者亦复有之，黄柏即适用于此类证候。当代名医费开扬先生曾用大剂黄柏（15g）伍入熟地，坚肾与滋填相配治此证获验。余在海外行医多年，常见一些患者，观之体形魁梧，虽时届中年，但阳痿不举，多方求治，苦无效机。其多伴见抑郁、易怒、心烦、口苦、尿黄诸症，于是以黄柏为主药，配合川楝子、白蒺藜、香附、郁金疏泄厥阴，车前子滋肾导热，屡屡收效，深信黄柏起痿之功不虚也。

黄柏为治疗痛风、湿热痹痛之良药。痛风多由血分伏热、外为寒束所致。发则关节肿胀，疼痛难耐。朱丹溪所制的潜行散是治疗此证之良方。系取黄柏一味，不拘多少，酒浸，焙干，或用姜汁拌炒数次，研为末，每服 3～4.5g，空腹以生姜汁和醇酒调下。盖取黄柏直入阴分，潜行骨间，清骨间之热，燥骨间之湿，并借助酒与姜汁疾行卫气，宣通经脉，行其药势，并解寒热之相搏，遂可收肿消痛定之效。循潜行散之意扩充之，制方用药存乎一心。治疗湿热痹痛，以苦辛寒为大法，盖非苦不能燥湿，非寒不能清热，非辛不能宣通痹闭。余常以黄柏、桂枝、威灵仙并用，热胜加龙胆草、地龙；湿胜加苍术、薏苡仁；风胜加苍耳子、秦艽；夹瘀加当归、赤芍；随证化裁。

黄连、黄芩、黄柏均主赤白下痢。黄连之味最苦，芩、柏次之，是以黄连解肠中热毒之功最胜。黄芩为少阳经药，能祛表里之风热，发热为痢疾所忌，故痢疾伴见大热者，黄芩常在选用之列。黄柏直入下焦，清解血热，抑制肠黏膜出血。以余观之，其治血痢之功在连、芩之上。凡痢疾下血色鲜，无论急性、慢性，均可相机用之。钱乙治小儿热痢下血，系以黄柏伍赤芍为丸服，方药简捷可从。今之溃疡性结肠炎缠绵难愈，倘下血色鲜，腹中疼痛，以黄柏伍白芍为宜，并可伍入艾叶、炮姜炭之属，略参温摄之意。对于长期使用激素而下血不能控制者，不妨用黄柏伍淫羊藿消息之。

黄柏为治妇人带下之良药，傅青主尤为推崇，曾制易黄汤以治黄带。药用：山药（炒）、芡实（炒）各一两，黄柏（盐水炒）二钱，车前子（酒炒）一钱，白果十枚（碎）。傅氏以为带乃任脉湿热所致，“用黄柏清肾中之火也，肾与任脉相通以相济，解肾中之火，即解任脉之热矣”。并认为易黄汤“不特治黄带方也，凡有带病者均可治之”，足见用途广泛。余治带下不论黄白，凡湿热浸淫，冲任不固，带脉失束者，辄以黄柏伍白芷，酌加土茯苓、白蔹、墓头回、樗白皮等清泄；湿热伤营者，加生地、当归、白芍养营束带。

李东垣治小便淋闭不通，以口渴与不渴为病在气在血之分际。凡口渴而小便不利者，当清肺而滋化源；不渴而小便不通者，为热在下焦血分，制通关丸以治之。其方用“黄柏、知母各一两，酒洗，焙碾，入桂一钱为引，熟水丸如芡子大，每服二百丸，沸汤下”。盖膀胱热则小便淋涩，寒则小便不禁，是以用黄柏伍知母直折阴分伏热，补水润燥，加肉桂以助气化，为滋肾通关之良剂。此方亦可用于前列腺肥大，热瘀互结而癃闭者，盖苦寒直清血热即有助于消肿，气化流行即可散结，不必仗化瘀攻坚之品也，倘加入升麻升清泄浊、斡旋气机，加青盐咸寒软坚、清热利水尤验。

朱丹溪《本草衍义补遗》称黄柏“配细辛治口疮有奇功”，赴筵散即由此二味组成，外治内服均可。《本经》载黄柏疗“阴伤蚀疮”，余用黄柏细末外搽男子阴茎疮疹，瘙痒疼痛者甚效。足证《本经》之说信而可征。

## 七七 厚朴

◎厚朴味苦、辛，性温，入脾、胃、大肠经，具下气降逆、利膈宽胸、豁痰化湿、涤除肠垢之功，为水饮痰湿交阻胸膈，湿浊中阻胃阳不宣，气滞不行腹痛胀满，以及喘逆痰壅、胸闷气塞、呕恶泛酸、纳呆、泄泻、痢疾、妇人经闭不行等证之要药。厚朴其性主降，但辛开温运，降而能升，为温中和胃之妙品。入气分，兼入血分，应用广泛。

厚朴味苦，苦主泄，“泄”除泄降外，还有开泄、发泄、发散诸义。盖苦味乃火之所化，前人所谓“炎上作苦”是也。惟苦与寒合，则主泄降；苦与温合，则主温散、温通。解表发汗之品以苦辛温为多，此与苦能发有关。厚朴苦温而辛味不甚，开泄有力，解表之功不足。《本经》称厚朴主“中风伤寒，头痛寒热”，但绝不能以此为据，将厚朴作解表药视之。分析表证之用厚朴，以兼夹水饮痰湿，或湿热留恋三焦，里气未和，表气不达者方宜。前者如《金匮》厚朴麻黄汤，后者如《重订广温热论》藿朴夏苓汤。厚朴麻黄汤（厚朴、麻黄、杏仁、石膏、半夏、干姜、细辛、五味子、小麦），《金匮》治“咳而脉浮者”，脉浮，示有表症，余症未详。《千金》则于此方条下云：“咳而大逆上气胸满，喉中不利如水鸡声。”可知内有水饮痰湿阻滞，气机上逆，于是用麻黄解表，宣畅肺气，厚朴疏降逆气，涤饮化痰，庶可分解表里之邪，而收止咳平喘之效。《别录》麻黄条下云，“厚朴为之使”，此方是也。方中半夏助厚朴降逆上之气，兼化痰湿；姜、辛、味辛散酸收，利肺之开阖；石膏清饮中之热，重以镇逆；小麦缓急，解痉宁嗽；无不紧切此证表邪夹饮之病机。藿朴夏苓汤适用于湿温初起，湿热弥漫三焦，肺气不宣，气不化湿，表里未和，恶寒体倦、身重、头涨、胸闷、尿黄者。取厚朴配合藿香、半夏、赤茯苓、杏仁、薏苡仁、白蔻仁、猪苓、豆豉、泽泻，芳香苦辛，流气化湿，俾湿去热除，表里自和，寒热自罢。上列二方，皆借厚朴疏里以达表，明乎此，可识寒热表证用厚朴之大凡。

厚朴色紫，兼入血分。清人邹润安认为厚朴的主治范围，“始终只在气分”，其言不确。甄权认为厚朴“去结水，破宿血”，其意颇深。入气分，故能利气行水；入血分，故能逐瘀活血；故将去水与破血并举。古人曾用一味厚朴以通经，如《母子秘录》治妇人“月水不通”，用“厚朴三两，炙、切，水三升，煎一升，分二服，空心饮，不过三四剂，神验”。是其能活血通经之明验。以余体验，妇人月经愆期量少，或经闭不行，审系寒凝气滞，或湿痰中阻，用厚朴甚效。若配合香附、五灵脂尤妙。此外，古人治胎死腹中，常以平胃散作煎剂，调朴硝服之以下死胎，亦可证厚朴“破宿血”之功。近贤章次公先生认为，妇人经闭不行与胃功能障碍常相关联，谓：“室女停经，多能引起胃障碍，古人用平胃散通经，即是此理。”见解新颖，启迪后人。平胃散能通经，则厚朴活血行血之功不虚矣。

厚朴温通行气，消除胀满，因配伍之异，用意有别。厚朴伍枳实、大黄能下气通便，伍苍术平胃泄浊，伍人参益气消胀，伍白术补脾助运。《金匮》厚朴三物汤治“痛而闭者”，即腹中胀痛大便秘结之候。其方与小承气汤组成相同，惟一以厚朴为君，一以大黄为君为异耳。余以为此种便秘即后人所称之“气秘”“风秘”之属。因风气阻隔，肠蠕动不良，津液不行，故腹胀且痛，大便不通。方中枳、朴联用，配合大黄，以疏气开闭，宽肠通便。急则治其标，俟便通胀消，即当转方调理。厚朴伍苍术，乃平胃散之配伍方法，意在平胃化浊，健脾燥湿，适用于湿浊中阻，脾胃不和，脘胀腹满，嗳气吞酸诸证。因其能辟恶散邪，对诸多水土不服，呕吐，腹泻等都有很好的效果。至于用其治妇人经闭、带下诸疾，乃是此方的活用。厚朴伍人参，旨在益气消胀。《伤寒论》治“发汗后，腹胀满者”之厚朴生姜半夏甘草人参汤可作例证。发汗后气阴两伤，胃气困顿，脾阳不运，腹中胀满。气虚当投人参，气钝尤赖厚朴，故二味并用，更用半夏以降胃逆，生姜以通胃阳，甘草以和诸药，共奏扶正散满、下气消胀之功。此类用法，实开后人通补阳明法之先河。厚朴伍白术旨在健脾助运。叶天士《临证指南》云：“厚朴与白术能治虚胀，仿洁古枳术之意也。”以脾气健运则胀满自消，惟此时厚朴当用小量，量大反有耗气之弊。近贤张锡纯谓：厚朴一味，“诸家多谓其误服能脱元气，独叶香岩谓‘多用则破气，少用则通阳’，诚为确当之论”。其言甚是。

王好古以厚朴“主肺气胀满，膨而喘咳”。其说中的。厚朴所主之咳喘，以胸闷气塞，或湿痰壅阻，或气逆上干为应用之着眼点。厚朴麻黄汤证，系外邪与内饮相搏，肺气不宣。故必有胸满之见症，方取厚朴疏气行水，与小青龙汤证心下有水气不同，不可不辨。治湿痰壅阻，宜与杏仁并用。《伤寒论》谓：“喘家作，桂枝汤加厚朴杏子佳。”“喘家”是指有咳喘宿疾者，内有宿疾未消，复染风寒，咳喘又作。外有桂枝汤之形症，内有痰浊壅阻，故一面用桂枝汤祛风寒而和营卫，一面用朴、杏宣之、化之，以祛浊痰。至于用厚朴疏降逆气，如《和剂局方》苏子降气汤（苏子、半夏、前胡、厚朴、当归、肉桂、陈皮、甘草），其证上有胶固之痰，中有气逆不降，下有沉寒痼冷，因而咳喘胸闷，痰多，气短，咽喉不利，方中用厚朴，取其助苏子降逆气，化痰和中，交通上下。

《别录》称厚朴“疗霍乱”，《日华子本草》说它治“霍乱转筋”。“霍乱”一指疫病，有很强的传染性；一指上吐下泻、挥霍撩乱之证，相似于今之急性胃肠炎。

此二者古人无明显的界说，厚朴之所主，主要指后者。取其既能降逆化浊以止呕吐，又能温运脾阳而止腹泻，亦即调中安中之功。若病起急迫，吐泻交作，腹中疼痛，其证属寒者，可予陶弘景之厚朴汤（炙厚朴、桂心、枳实、生姜，见《本草纲目》)。此方以厚朴为主药，化浊定乱；枳实、生姜降逆止呕；肉桂散寒镇痛，方药简洁有力。若系湿热为患，上吐下泻，升降乖违，饮食不入，小溲不利，或赤而短，舌苔黄腻，脉滑数者，可予王孟英所制之连朴饮（制厚朴、姜汁炒黄连、石菖蒲、制半夏、香豆豉、炒山栀、芦根）。方以厚朴伍黄连开泄中焦、升降阴阳为主干，配合宣解郁热、芳香化浊、降逆和中之品，以达化湿透热、拨乱反正之效。治疗小儿吐泻，钱乙所制之梓朴散，则以厚朴、半夏二味为方，意在和胃安中，恢复消化功能。此外治疗久痢久泻，古人常用厚朴，以久痢久泻肠中积滞未清，纵然病久偏虚，往往虚中夹实；更有久痢成积者，不下其积则痢不止。厚朴善“泄肠垢”（张璐语)，故为当选之佳品。作消积之用，用量宜偏大；作化滞用，用常量；虚实寒热兼夹者，当寒热兼施、消补兼行。《梅师方》治“下痢水谷，久不瘥者”，径予厚朴、黄连二味煎服。其证当系久痢成积，故用朴、连温脾清肠，通导肠间浊垢，积去则久痢可瘥。《千金方》厚朴汤（厚朴、黄连、干姜、阿胶、艾叶、石榴皮)，“治三十年痢不止”。久痢赤白，营伤络损，脏气大虚，滑脱不禁，而肠间冷热夹杂，积滞未清，此方朴、连调和寒热，化滞清肠，配合温阳固涩、滋补营血之品，虚实兼顾，立意周到，对今之溃疡性结肠炎之治疗甚有启发。

## 七八 侧柏叶

◎侧柏叶味苦、涩，性微寒，入肺、肝、大肠经，功善凉血止血，祛血中湿热，并可清肃肺气、止咳平喘。常用于诸出血证，如咯血、吐血、衄血、肠风下血、崩漏等；还用于过敏性哮喘、湿疹、花粉症等；其生发之功确实，可用于治疗脱发；外用能疗烫火伤、痄腮肿痛等。

侧柏叶味苦、涩，而甄权称其“苦、辛，性涩”，补出一个“辛”字，殆因其气芳香之故。古人以侧柏叶作服食之用，《别录》载其“轻身益气，令人耐风寒……止饥”，当是从实践中来，说明它有强壮之功。朱丹溪《本草衍义补遗》谓：“此补阴之要药，其性多燥，久得之大益脾土，以涩其肺。”《本草纲目》引用这段文字时，“以涩其肺”作“以润其肺”，是另有所本还是文字之误不得而知，后人以讹传讹，一些本草著作竟谓其能“润肺”，殊欠思量。柏子仁能润肺是矣，侧柏叶润肺不确。其味苦，性微寒，能清肺热；味涩，能敛肺，故能清肃肺气而收止咳平喘之效。侧柏叶主“吐血衄血，利血崩中赤白”（《别录》），是凉血止血、宁络敛疮之要药。其性燥，能祛血中湿热，其能治湿疹，治脱发，都与这一特性有关。

用侧柏叶治吐血，倘系热伤阳络，症势轻浅之候，单用即可。例如《圣惠方》治疗吐血，用侧柏叶作细末，米饮送服二钱，并云作蜜丸或水煎服均可。但侧柏叶凉而且涩，无消瘀之力，凡出血量多，必然留瘀，一味凉涩，瘀血不去，新血不得归经，其弊端不可不知。更何况病证单纯者少，寒热虚实错杂者多，所以遣用侧柏叶，随证配伍十分重要。《金匮要略》治“吐血不止者”之柏叶汤，以其与艾叶、干姜、马通汁相伍，以凉药止血，辅以温药“从治”，开后人无限法门。艾叶、干姜不仅能行侧柏叶之滞，且能散瘀血之结，助侧柏叶收止血而不留瘀之效。马通汁意在导以下行，惟此味近世不用，可以童便代之。干姜亦以用炮姜为胜。嗣后，清代名医张聿青有侧柏理中汤之制，是对仲景法的进一步发挥。其方治中焦虚寒，胃痛隐隐，喜得热按，吐血色紫，便溏色黑，怯寒肢冷，饮食减少，舌淡苔薄，脉软弱之候，以侧柏叶与大熟地、生於术、蕲艾炭、炮姜炭、生炙草（各）、童便（冲）相伍以治之。其证相似于消化性溃疡，一方面中焦虚寒脾不摄血；一方面内有伏热，血从上溢。用侧柏叶凉血宁络，敛降气火；以白术、熟地、炮姜温振脾阳，兼理脾阴；艾叶作炭，旨在温摄止血；童便咸降，益阴和阳，消瘀止血；全方温摄咸降，虚实兼到，立意甚超。其善用侧柏叶，大可启迪后人。

侧柏叶上可止鼻衄，下可治便血。《校注妇人良方》四生丸，主治血热妄行，吐血、衄血，咽燥口干，脉数之证，用生荷叶、生柏叶、生地黄、生艾叶各等分，上药研烂，丸如鸡子大，每服一丸，水煎服。此方止中兼行，不出凉血、止血兼散血消瘀之范畴。倘热迫血溢，鼻衄如注，此方力有未逮，宜参入黄芩、大黄（酒洗）、牛膝，作汤剂，收效甚捷。对于肠风下血，色鲜量多者，可用侧柏叶伍入地榆、炒黄芩、炒荆芥、炒枳壳、甘草等治之。若下血已久，其证由热转寒，由实转虚，侧柏叶仍可用之。《张氏医通》断红丸，治“下血久不止，虚寒色淡晦者”，方用“侧柏叶（炒香）、川续断（酒炒）各三钱，鹿茸一具（酥炙），前三味为细末，醋煮阿胶为丸，每服四五十丸，乌梅汤、人参汤、米饮汤任下”。出血已久，下元虚惫，方中侧柏叶炒香，减其寒性，增其收敛止血之功，鹿茸、续断填补精血，温养升固，在便血方中独具一格。

侧柏叶常用于妇人崩漏。《圣济总录》治“月水不断”载有二则验方可供择用。一方用侧柏叶（炙）、白芍等分，各用三钱，水、酒各半煎服，可用于漏下兼夹腹痛者。另一方治室女月水不断，用侧柏叶、木贼草（炒微焦）等分，为末，每服二钱，米饮下。木贼草能清肝，炒微焦饶有收涩之功。此方可用于阴虚肝旺、冲任失固者。《证治准绳》柏叶散，“治妇人崩中漏下，不问年月远近，渐至黄瘦，四肢无力，腹内疼痛，不思饮食”。药用：“柏叶、续断、川芎、生地黄、当归、龟甲、鳖甲各一两半，禹余粮二两，阿胶、牡蛎、地榆、赤石脂、艾叶、鹿茸各一两，上为细末，每服二钱，食前粥饮调下。”大抵漏下已久，阴伤及阳，冲任不固，瘀滞未清，呈现虚中夹瘀之象，立方从冲任二脉着想，以地、胶、续断、龟甲、鹿茸等益精血、壮奇脉；赤石脂、牡蛎、禹余粮等固摄下元；柏叶止血宁络；艾叶温经和血；川芎行血中气滞，兼有升举之功。全方静中有动，补中兼消，奇脉振自可摄血，瘀滞去血自归经，不失为标本兼顾之良方。

侧柏叶清肃肺气，止咳平喘。近代以来，用于慢性支气管炎、肺结核、百日咳等，均取得一定的疗效，扩大了它的应用范围。因证论治，约其大要：久咳不已，痰质白厚或黄稠者可以用之；支气管扩张伴见咯血，古称“木火刑金”者可以用之；喘逆不平，胸闷胁胀，热多痰少者亦可用之。肺具阖辟之机，侧柏叶性涩更利于阖，证治的要义在此。侧柏叶还可用于治疗湿疹，此证反复发作，脂水淋漓，瘙痒，参用此味有助于凉血结痂，息风止痒。它还适用于湿疹及皮肤干燥、脱屑甚多者。肤干脱屑，一般责之肤失血养，宜养血润燥，但脱屑甚多，多为湿热蕴结血分，湿郁热蒸使然。若见舌尖红、苔黄腻，口苦，尿黄，则为用侧柏叶之的证。此外，常见一些过敏性哮喘患者，并见湿疹，春夏之季花粉弥漫，发病尤甚，斯时用侧柏叶平喘，对湿疹的治疗亦有助益，收兼顾之效。

侧柏叶功善生发、护发，为治脱发之良药，尤适用于脂溢性脱发。脂溢性脱发相似于“油风”，俗称“鬼剃头”，以头发成片脱落或渐稀疏，头皮多油脂，脱落的头发发根可见脂栓为特征。究其原因，与饮食不洁，过食油腻炙煿之品；或湿浊阻滞，络脉不通；或肝郁不舒，气滞血瘀有关。现代还有因西药副作用导致的，可见病因复杂。发乃血之余，倘不明病因，一味采用补肾养血之品，往往适得其反。油风的“风”字值得注意，提示此证常有外风这一诱因。在治疗上适当参用风药亦相当重要，因为风药还能载诸药上行，疏通经气，促进气血的运行，从而有利于新发的生长。侧柏叶能制风，《圣惠方》曾用其治大风疠疾即是明征。《本草纲目》引《孙真人食忌》治头发不生，取其阴干，作末，以麻油涂之。盖其坚劲不凋，古人用其生发、护发有象形取意之意。今人大可不拘于此，而还其本来面目，侧柏叶功善凉血，并能祛风湿。因其气芳香，能清络中湿热，油风若头皮色红、多脂、多屑，往往是血热风燥兼夹湿热脂浊之征，用之尤为相宜。余常以其与白芷、白蒺藜、菊花、丹参、泽兰、威灵仙、枳壳、甘草同用，治疗此证常收佳效。此外，因其有强壮作用，还可用于气血亏损之脱发，前人有二仙丸之制，药仅侧柏叶、当归身两味，用意甚为可取，故录出以供参用。

# 七九 海桐皮

◎海桐皮味苦、辛，性平，入肝、脾经，具祛风湿、通经络、利血脉、治伤折之功，为风湿痹痛、手足拘挛、风躄顽痹、久痢赤白、跌打损伤等证常用之药。还能杀疥癣虫，止风虫牙痛。

◎海桐皮始载于《开宝本草》，称其主『霍乱中恶，赤白久痢。除疳䘌疥癣，牙齿虫痛，并煮服含之』。主『霍乱中恶』，是说它能辟除肠间秽浊之气，而主『赤白久痢』，尤堪探究。考痢疾多因湿热邪毒伤及气血、损及肠络所致，古人常采皮类药物以治痢，有直接作用于肠黏膜的意图，殆取『以类相从』之意。由于皮类药物功用各别，同为治痢当因证而施。譬如赤松皮能燥湿除满，止血生肌，久痢湿浊偏重，可以择用；椿根皮燥湿清热，凉血止血，可用于赤白久痢；秦皮味苦可清热坚肠，性涩能固摄下焦气化，尤适用于热痢下重之证；如此等等。海桐皮是祛风湿药，能祛肠间风气，化肠间湿热，入血分以化肠络瘀滞，故其所主之痢疾，当系病患已久，肠鸣痢下赤白兼夹黏液者。此外，《海药本草》除说海桐皮主『赤白泻痢』外，又补出『主腰脚不遂，血脉顽痹，腿膝疼痛』之功用，明确其能祛风宣痹。其中『血脉顽痹』引人注目，彰显了其能入血分、化瘀滞、通络脉之特性，是以风湿痹痛，特别是证见肢节拘挛、顽痹作痛为临证应用的重要着眼点。换言之，祛风宣痹药甚多，而海桐皮以兼能化瘀通络为特长，无怪乎李时珍说它『入血分』，『能行经络、达病所』。

苏颂称海桐皮“古方多用浸酒治风蹶”。蹶与厥通，属风之厥病，示人此药能疗风邪为患的诸多顽疾。《传信方》治“腰膝痛不可忍”，用海桐皮二两，牛膝、川芎、羌活、地骨皮、五加皮各一两，甘草半两，薏苡仁二两，生地黄十两，并净洗焙干细锉，以无灰酒二斗浸之内服。其证当系风湿夹热走注，故痛楚殊甚，其方则苦寒、甘寒、辛温合法，以解风湿热错杂之邪。海桐皮作用于腰、膝，祛风湿、通经络，配合生地、羌活养血祛风，地骨皮清骨间之热，庶几风息痛定，脉通痹除。《证治准绳》海桐皮散，用意与上方有近似之处，主治“妇人血风身体骨节疼痛”，药用：海桐皮、肉桂、白芷、当归、漏芦、川芎、羚羊角屑各一两，赤芍、没药、川大黄（炒）、木香、槟榔各半两，上为细末，每服二钱，温酒调下。此证的成因是“体虚气血不调，为风所侵”，以致“风邪在皮肤肌肉，历于骨节，邪正交击故令疼痛也”。其状颇类历节痛风，故用海桐皮祛风湿、通血脉，归、芍、芎养血活血，肉桂、羚羊角寒温并举，舒筋宣痹，息风定痛。倘内无蕴结之秽浊，大黄、槟榔可以不用。又，羚羊角已禁用，可用山羊角或石决明代之。

海桐皮之宣痹，除腰、膝关节外，肩关节亦验。以其与片姜黄相伍，为治疗风湿臂痛之常用药对。《证治准绳》舒经汤，主治气血凝滞经络，臂痛不能上举。药用：片姜黄二钱，赤芍、当归、海桐皮、白术各一钱半，羌活、炙甘草各一钱，生姜三片，煎后去滓，磨沉香汁少许和服。此方加减用之，对肩关节周围炎（冻结肩、五十肩）疗效确切。肩关节周围炎多因人过中年，体气偏虚，复染风邪，以致经络痹闭所致。用黄芪桂枝五物汤之类益气宣痹，未尝不善，但此证初起，风寒、痰湿交阻，血运不行，肩关节活动受限，痛楚难耐，若早进益气之品，于事无补。故当权衡轻重缓急，先宣其凝滞、解其痹着。片姜黄横行手臂，理血中之气，与海桐皮并用，正是解凝止痛之所需。羌活、白术并用，行表里之水气，祛关节之湿邪；归、芍养血活血；沉香辛香透络，合为祛风宣痹、舒筋止痛之良方。俟痛势稍定，再用黄芪桂枝五物汤之类可也。

手足拘挛，关节不能屈伸，多与肝有关，以肝主筋之故。推究病机，血虚失荣则筋失所养，阴液亏乏则筋膜失润，于是燥急而挛缩。证治大法，当用养血药以荣其筋，柔润药以滋其燥，活血药促进血液的运行，辅以风药，意不在追风散邪，而取其舒筋膜拘挛之势，促进津液的流通。海桐皮入肝经，通血脉、疏风气，活血舒筋，正可选用。观《证治准绳》舒筋丸，方中即用此味。此方取海桐皮、没药、血竭、木香各二钱，肉桂、牛膝、虎骨、防风、木瓜、天麻各二钱半，乳香三钱，甜瓜子半两，沉香、楮实子各一钱半，自然铜、当归各一钱，上为细末，炼蜜为丸，如弹子大，每服一丸，细嚼，用温酒送下。明乎治疗手足拘挛的证治要点，此方用意不难理解，惟方中虎骨禁用，当删去。

海桐皮活血舒筋，有助于中风后痿废的神经功能之恢复，《摄生众妙方》十龙换骨丹即用之。此方“专治左瘫右痪，口眼㖞斜，半身不遂，中风诸症”。药用：独活、羌活、川乌（火炮去皮）、当归（酒浸去粗皮）、防风、川芎、天麻、何首乌（去黑皮）、海桐皮（去粗皮），共为细末，炼蜜为丸，金箔为衣。每服一钱，好酒或茶送下。观此方药偏温燥，中风后偏瘫已久，肢僵强直，阳气虚衰，血脉不通者可以选用，阴虚阳亢者切勿妄投。

虽然唐人已知海桐皮主“赤白久痢”，下此以往，知其意者不多，用者颇罕，而其确切的适应证更是不甚了了。清人蒋宝素《问斋医案》载有《椿田医话》赤松丸以疗休息痢，方中有此一味，提供了一个范例。此方由赤松皮、赤石脂、禹余粮、椿根皮、罂粟壳、五倍子、海桐皮、五味子、鸦胆子组成，制成水丸，早晚各服三钱。蒋氏认为：“痢成休息，犹痈疽成漏之理，以故脓血下注，经年不瘥。”与今人所称的肠黏膜发炎，水肿、溃疡不无相通之处。在距今约一百五十余年前，蒋氏有此认识实属难能可贵。休息痢脓血下注，经年不瘥，肠络受损，虚中夹瘀，治当涩中寓通，通络化瘀，祛腐生肌，促进溃疡面的愈合。综观全方，海桐皮不过是一味辅佐药，但它与赤松皮、椿根皮相伍，着眼于通络医疡，配合收敛固涩之赤石脂、禹余粮、五倍子，既顾护下焦气化，又着眼于局部病灶，确具巧思。鸦胆子为治热性赤痢、阿米巴痢疾之特效药，配合用之，庶无兜涩留邪之弊。总之，此方用海桐皮，是对古人用其治“赤白久痢”新的解读，给人以启发。今之溃疡性结肠炎，脓血杂下，缠绵难愈者，在辨证论治方药中加入海桐皮，可以提高疗效，值得进一步观察与研究。

海桐皮可用于跌打损伤，内服、外治咸宜。《圣惠方》海桐皮散，“治伤折，辟外风，止疼痛”。药用：“海桐皮一两（锉），防风二两（去芦头），黑豆一两（炒熟），附子一两（炮裂，去皮、脐），上药捣细，罗为散，每服以温酒下二钱，日三四服。”盖伤折之处，若中风邪，可引发破伤风，此方“辟外风，止疼痛”，实有预防破伤风之意。以海桐皮名方，赖其祛风活血，宣通营卫，祛瘀生新；防风、附子、黑豆并用，则有追风解痉之功，其中附子更有镇痛作用。但若风邪入里化热，此方即非所宜。《医宗金鉴》另有海桐皮汤，主治跌打损伤，筋伤骨错，疼痛不止之候，取海桐皮、铁线透骨草、明净乳香、没药各二钱，当归（酒洗）一钱五分，川椒三钱，川芎、红花各一钱，威灵仙、白芷、甘草、防风各八分，共为粗末，装白布袋内，扎口煎汤，熏洗患处，当能活血、消肿、镇痛，简便有效，可以选用。

八〇

# 川楝子

◎川楝子味苦、酸，性寒，入心、肝、肾、膀胱经，具疏肝散结、通脉宁心、泄热止痛之功，为治疗热厥心痛、脘胁疼痛、腹痛、心悸不宁、疝气、小溲淋痛，以及妇人痛经、经前胸胀、乳癖等证之要药，还能杀虫，并疗疥疡诸疾。

◎川楝子通常宜炒用，将其去核，文火加热炒至表面深黄色，取出待凉即可。以降低毒性，减缓寒性，增其散结之能。此外，治疝痛、腹痛宜盐炒，治胸胁疼痛宜醋炒，不赘。

◎《本经》载有楝实，楝实以川中产者良，故称川楝子，又名金铃子。《本经》称其『苦、寒』，未言其酸。张元素谓其『酸、苦，平，阴中之阳』，补出一个『酸』字。《本草述钩元》说它『酸而纯苦，气寒，气薄味浓，降也』，是为确论。川楝子味苦入心，苦能泄，是以能通心脉，寒能胜热，故可清心除烦；而苦与酸合，酸苦涌泄，开泄之力尤胜。不仅能清心包之热，还能通血脉之痹闭。川楝子通脉之义与苦参颇相近似，考《千金》治『卒中恶心痛』，以苦参一味与好醋煎服，既能辟秽解毒，又能通脉止痛，取苦与酸合，宣通开泄。而川楝子一味，俨然兼赅《千金》此方之意，其药用价值不可小觑。前人视其为『热厥心痛』之要药，于此亦可领悟。

张元素谓川楝子“热厥暴痛，非此不能除”。载于《保命集》之金铃子散，“治热厥心痛，或发或止，久不愈者”。药用：“金铃子、玄胡各一两，上为细末，每服三钱，酒调下。”《保命集》云：“诸心痛者，皆少阴厥气上冲也。”热厥心痛之特征是，“身热足寒，痛甚则烦躁而吐，额自汗出”。古人心痛、胃脘痛往往混称，此方所主之证，古籍每称胃脘当心而痛，意颇含混。以余观之，恐系心包络受邪，与临床所见心肌梗死引发的心绞痛，古人所说的“真心痛”有别。虽然病位在心，而“少阴厥气上冲”，又提示病源在肾，厥气上冲必夹肝郁，故当责之肾虚肝逆，厥气上干；心包郁热，络脉不和，因而作痛。观其痛或发或止，经久不愈，热郁殊甚，故用川楝子清心包之热，宣泄络脉之郁结，兼抑上逆之厥气；延胡索行血中气滞，气中血滞，专治上下一身诸痛；二药一寒一温，气血兼调，不失为宁心镇痛之良剂。此外，此方对胃痛、胁痛、疝痛、妇人痛经等亦有很好的疗效，作汤剂亦可。

尝思现代对心律失常的治疗，心气虚者补益心气，气阴两虚者益气养阴，心血瘀阻者活血化瘀，痰浊阻痹者宽胸豁痰，水气凌心者温阳化水。立法用药看似丝丝入扣，惟疗效尚难尽如人意。其中一个因素是病情每每寒热错综、虚实兼夹；有的病在此而源在彼。如何透过表象找到真相，探源而治值得探究。笔者尝见“脉结代，心动悸”之候，用益气通脉、柔养心营之剂，似中规中矩，但收效并不明显。细察其脉，虽多间歇，但其动搏指，显示气火未平，厥气上冲。详询其症，可见胸闷、易怒、心烦、口苦、尿黄，或胸膺隐痛，或夜难安寐等。功善清心平肝、通脉宁心的川楝子正是所宜，可用其伍赤小豆，开泄心包旺气，导心火下行；配合香附、郁金以畅气郁；丹参、紫石英以宁心神；火郁甚者酌加山栀；痰多者加枳实、竹茹。宣展气化，调和阴阳，化痰瘀于无形，则心律复常矣！

川楝子为治疗肝气犯胃，脘胁疼痛之要药。肝体不足，肝用愈强；肝失条达，横逆犯胃；于是脘痛连胁，嗳气不舒，纳谷不馨，诸恙以作。宜川楝子伍白芍，疏泄厥气、柔肝缓痛为主，配合香附、郁金、青皮、白蒺藜、木瓜、生大麦芽、甘草等疏肝解郁、养胃和中之品，多能奏效。清代医家魏玉璜鉴于肝气犯胃所致的脘痛，习俗多用香燥之品，引发肝血燥结，病证增重的弊端，自制一贯煎，“用北沙参、麦冬、地黄、当归、枸杞、川楝六味出入加减投之，应如桴鼓。口苦燥者，加酒连尤捷。可统治胁痛、吞酸、吐酸、疝瘕一切肝病。”(《柳州医话》)缘肝血燥结，则气塞不行，徒用疏肝理气无益。此方益肾养肝，清肺润燥，独用一味川楝子活动肝气，方之灵动在此。魏氏可谓善用川楝者。近贤张山雷云：“川楝清肝，最为柔驯肝木之良将。”此言得之。

川楝子长于治疝。疝气多从肝经论治，以足厥阴肝经循少腹、络阴器之故。证因肝失疏泄，阴囊肿胀偏痛者，用川楝子伍乌药、木香、青皮治之；属寒凝气滞者，用川楝子伍吴茱萸、胡芦巴、木香治之；见证寒热夹杂者，用川楝子伍小茴香分解寒热之邪；病邪深入血络，用川楝子伍桃仁、焦山楂散结化瘀；如此等等，尽可随证化裁。治疗疝气制方常需寒热并用。朱丹溪《格致余论》畅发其义，谓“此证始于湿热在经，郁而至久，又得寒气外束，湿热之邪不得疏散，所以作痛，若只作寒论恐为未备……火性且又暴，为寒所束，宜其痛之大暴也”。朱氏以山栀伍制川乌治疝痛，其理在此。证涉肝经，川楝子泻火郁、疏结气，较之山栀其功不遑多让，故其为历代医家所推崇。进一步推究，寒郁下焦易于生热的机理与相火内寄肝胆有关。火为寒束，内热因之而起，寒郁愈甚，内热愈增，痛势愈烈。此时以热攻寒，恐寒邪格拒不入，在温药中反佐川楝子是为从治，假其酸苦宣泄，以开闭塞之经气，从而“导气达阳”，方能收“解热散结”之效(《本草述钩元》)。“导气达阳”一语，深得用川楝子治疝之奥旨。须知阳虚与阳郁治法迥然有别，阳虚当温，阳郁当伸。常见情怀抑郁而致阳痿者，以青壮年居多，见症治症，屡用壮阳之品，竟无寸功，反增烦躁、口干诸症；予养阴和阳，解郁清肝之剂，配合川楝子、白蒺藜等，导气达阳，阳郁始伸，不待壮阳而阳气自振。世人徒知苦能泻火，不知泻郁火即是引阳气。因证而施，操之在我。

从《和剂局方》黑锡丹（金铃子、胡芦巴、木香、炮附子、肉豆蔻、补骨脂、沉香、舶上茴香、阳起石、肉桂、黑锡、硫黄，制法不录）用川楝子，可进一步领悟“从治”之义。此方主治真元不足，上盛下虚，痰壅气喘，汗出肢厥以及寒疝腹痛，男子阳痿精冷，女子血海虚寒等证，乃真阳不固，三焦不和，上热下冷之候。方用黑锡镇坠，专助肾水；硫黄大热，温壮命门；二味同用，交恋阴阳。附子、肉桂、阳起石、胡芦巴，益阳气，散阴寒，以助硫黄壮阳之力。上热下冷，中焦痞阻，木香、八角茴香、沉香，斡旋气机，疏降逆气。立方至此似已完备，惟浊阴上逆，温阳药恐格拒不入尚未顾及，于是用川楝子反佐作从治，且其疏泄厥阴，有助于利气止痛，其妙用如此。

川楝子“利小便水道”（《本经》），可用于淋证的治疗，以内夹肝火，或小肠积热者尤为适用。载于《卫生宝鉴》之参苓琥珀汤，治小便淋沥不畅，茎中痛不可忍，痛引胁下者，乃肝火内郁，瘀浊留着之证，亟当清肝泄热，化瘀泄浊。药用：人参五分，茯苓（去皮）四分，川楝子（去核，锉、炒）一钱，琥珀三分，甘草一钱，延胡索七分，泽泻、柴胡、当归梢各三分，上九味㕮咀，作一服，用长流水三盏，煎至一盏，去渣，空心食前温服。方以川楝子疏肝泄热，配合琥珀、当归梢、延胡索化瘀通淋、散结止痛；茯苓、泽泻泄热利窍；柴胡达肝郁；人参益正气；甘草缓急止痛。用意周到，可资效法。

川楝子为治疗经前乳胀、乳痈、乳癖、乳癌等常用之药。验方“洞天救苦丹”主治乳痈、乳癌、瘰疬溃烂，取带子露蜂房、两头尖、青皮、苦楝子（立冬后者佳）各等分，放新瓦上焙存性，研末和匀，每服三钱，陈酒调下，隔两日再服，不可日日连服。意在祛风攻毒，消坚散结。现代所称之乳腺小叶增生症颇类乳癖，乳房可见数量不一的硬结肿块，推之可移动，有的在月经期肿块有增大之感，往往情怀抑郁，胸胀胸闷，可仿此方之意，以川楝子伍炙蜂房、青皮，配合养血活血、疏肝解郁之品，常可收效。

# 八一 合欢皮

◎合欢皮味甘、性平，入心、肝、脾经，具和调心脾、安神定志、和血止痛、生肌续骨之功，为治疗情怀抑郁、心慌心悸、失眠多梦、久咳不愈、疮痛不敛以及跌仆损伤的常用药。

◎《本经》载合欢皮『安五脏，和心志，令人欢乐无忧，久服轻身明目』，展现了它调和心志的一面。和心志，即能安五脏；安五脏，则心神自定，乃是辩证的统一。迨后，古代医家又发现它能疗肺痈、续筋骨、消痈肿，其能和调血脉、消瘀生新、生肌敛疮不言而喻。朱丹溪进一步认为『合欢皮属土，补阴之功甚捷』，体悟到它还有补益阴气的一面，这就将合欢皮的功用从多方面呈现出来。推究合欢皮功用之要，全在一个『和』字，性平者不寒不燥，能和寒热；味甘者禀中和之性，能和物性之偏颇。因和而能缓，是以能缓脏气之躁急，缓经脉之急迫。和脾、和血、缓心气、缓肝急，是用此物至要之处。合欢皮不是补血药，但能益阴气，阴液与血同类，是以有养血之功；不是祛瘀药，但能润泽血脉，以助血液之流通，瘀者自行；不是理气解郁药，但能缓心气、缓肝急，使气运平和，血脉调畅而气郁自解。嵇康《养生论》有『合欢蠲忿，萱草忘忧』之说，为后人津津乐道。以余观之，若就其解郁之功而言，一味合欢皮颇类甘麦大枣汤。

载于《千金方》之黄昏汤，用合欢皮治肺痈“咳有微热烦满，胸心甲错”者，径取合欢皮“手掌大一块”，㕮咀，煎分二次服。证见微热，邪已衰也；咳而烦满，阴伤余热未楚，肺失清肃也；胸心甲错，虚中夹瘀也；此为肺痈邪少虚多之候，用合欢皮益阴气、祛余邪、和调血脉、生肌敛疮正为合拍。亦可测知其补肺清肺、有瘀能消、微热能清之功。至于其用量“手掌大一块”，干品约15g，因其力薄，量小则无济于事。后之医者，察病证之异，观正邪之偏盛偏衰，就黄昏汤的应用展现不同的变化。例如肺痈久不收口，有合欢皮与白蔹并用之法。久不收口毒邪未净，白蔹不仅能敛疮，还能解毒消痈，加用此味，正邪兼顾，可望建功。而肺痿吐血，有合欢皮与阿胶并用之法，直治本脏之虚，润肺补肺，止血生肌。凡咳嗽经久不愈，肺之气阴已伤，胸闷气短，时吐浊痰，既不耐苦寒清肺之品，又不宜甘寒润肺之味，不妨用合欢皮以和之，益肺之气阴以祛余邪，随证参用。合欢皮生肌止痛，不仅疗肺痈，可引申至内痈、外疡疮口不敛、邪少虚多之候。口腔溃疡亦可用之，若以合欢皮与丹参、木蝴蝶、茯苓、炙甘草等相伍，确有助于修复口腔溃疡、生肌止痛。

合欢皮能安心神，对于心慌心悸，失眠多梦，乃至心律失常均可参用。因其能缓心气，故其证治的要点是心率偏快者，其脉往往偏数，或细数，或促，或至数不齐，一派营阴亏虚，脉管不充盈，虚阳偏亢，心气不和之象。常以合欢皮配合太子参、玉竹、丹参、柏子仁、五味子、炙甘草等治之。心烦口苦加莲子心、黄连以泻心火；胸闷加香附、郁金、白蒺藜以疏逆气；守法持恒，缓图其效。此类证候，若脉来迟缓，或有间歇，多是心阳不振之象，合欢皮非所宜也。寻常失眠多梦，精神恍惚，合欢皮与夜交藤并用，养血安神，有一定效果。

俗称合欢皮能解肝郁，非理气解郁之谓，实缓心气、缓肝急之必然结果。盖忧愁抑郁，或急躁多怒，必耗营阴，必伤阴液，于是脏器躁急，气运失常，神志不安。其见症或悲或哭，或不欲见人，或噫气不爽，或惊恐不安，或夜不能寐，或皮肤若虫蚁之行，如此等等，莫可名状。若理气解郁，过投香燥之品，郁未解而营阴更耗，非治病求本之图；若以抗抑郁为宗，一味安神镇静，则不能疏解其郁结之气，有失情志病宜疏泄、宜调节之旨。对于情志病的治疗，能知“调神”，思过半矣。合欢皮甘平入脾，益脾阴而滋灌诸脏，于是心气自缓，肝气自平，急迫自解，神志自安。观乎甘麦大枣汤中并无理气解郁之品，却能治疗抑郁之证，义可思矣。凡心营暗耗，肝燥气涩，神志不宁者，合欢皮与丹参并用；若夜难安寐，伍入百合、夜交藤；夹痰、易惊，伍入前胡、贝母、枳壳、竹茹；随证立方。妇人经前期紧张症，经前胸胀、易怒，合欢皮与香附、郁金、白蒺藜、青皮并用，配合养血调经之品常获佳效。

合欢皮质黏，“其干相著即黏合不解”（张璐语），能续骨，这与《淮南子》称地黄质黏，有续骨之功，其义近似。古人体察物性细致入微，并由此了悟药物的功用，绝非凭空想象。特别是合欢皮能流通血脉，能消肿，大凡骨折后的局部肿痛以及外疡肿痛悉可用之。王璆《百一选方》治仆损折骨，用合欢皮（去粗皮，炒黑色）四两，炒芥菜子一两，共为末，每服二钱，温酒卧时服，以滓外敷，接骨甚妙。按：此方简约，值得引用。盖芥菜子流通津液，消肿散瘀，通络止痛，与合欢皮相伍，不失为接骨消瘀、散肿之良方。今之骨折，特别是骨及关节病变术后，在西方除功能锻炼外，缺乏药物辅助以尽快恢复其功能，每见病延较久，局部僵肿未消者，余常以合欢皮伍白芥子为主，配合养血活血、舒筋通络之品，多能获取效机。用古方疗今病，在乎临证者审谛精思、化裁变通之。

# 八二 诃子

◎诃子亦称诃黎勒，味苦、酸、涩，性微温，入肺、胃、大肠经，具敛肺降火、破胸膈结气、消痰化食、涩肠止泻之功。常用于失音、久咳、喘逆、宿食不消、久泻、久痢、心腹疼痛、肠风下血、吐血等证。其性开中寓阖，其用降中寓敛，开则能下气散邪，敛则能固摄精微，全在医者组方调适之。

◎诃子的应用始于《金匮》，而收载则见于《唐本草》，说它主『冷气，心腹胀满，下食』。以其味苦能泄，微温能通，是以功善泄降；以其味酸且涩，是以能固摄下焦。约言之，上能清肺，中能和胃，下能涩肠（涩肠宜炙用）。诃子有生用、炙用之别。清肺气，润咽喉，扬声音，化痰浊，生者为胜；若单用其皮（诃子皮），尤能敛肺止嗽。炙用有面煨、麸炒、土炒之异，总取其能温胃涩肠。王好古说诃子『苦、酸、平，苦重酸轻，味厚，阴也，降也』。朱丹溪说：『诃子下气，以其味苦而性急。』均指生用而言。云南腾冲所产的克地佬，与诃子的功用颇多相似，当地人亦称其『性急』，竟与朱氏所言相契合，均言其下气之速也。唐人萧炳称诃子：『波斯舶上来者，六路黑色肉厚者良，六路即六棱也。』此为古代中外医学交流的又一明证。今日所用之诃子有5~10条纵棱，笔者在云南所见之克地佬呈椭圆形，大小形态类似，表面呈青黄色，有黑斑，但绝无纵棱，嚼之味虽苦涩，久则回甘，为清肺、润肺、化痰、消除食管炎症之良品，特附记于此。若以升降论生、炙诃子，生者性急下行，降令居多，浊去则清升；炙则固下，清气不复下陷，是以升清之力为优。

一味诃子所用甚广，《金匮》诃梨勒散，取诃子十枚（煨），为散剂，粥饮和，顿服之，以疗“气利”。气利指腹泻时矢气频作者，系清气下陷，滑脱不禁，肠蠕动失常之候。此方药量不轻，药力甚专，着力固涩升清。因其涩中寓通，故又能促进胃肠运化以消水谷。《千金》治“一切气疾，宿食不消”，取“诃子一枚，入夜含之，至明嚼咽”，盖假其下气消食之力。《千金》黎勒丸，“治气满闭塞，不能食，喘息”，取“诃黎勒十枚，为末，蜜丸如梧子大，食服三丸，不忌，得利即止”。其证痰浊、食滞交阻，肺胃不和，清肃失职，诃子用生者以下逆气、清肺气、化痰浊、平喘逆，以蜂蜜和之，略缓其急。方后云“得利即止”，是生用能通泄之明验。

诃子炙用，不仅温涩，抑且温通，能散结止痛，这可从唐宋的一些方剂中窥其端倪。温开的良方苏合香丸（白术、青木香、乌犀角、香附、朱砂、煨诃子、白檀香、安息香、沉香、麝香、丁香、荜茇、龙脑、苏合香油、乳香）是由《外台》乞力迦丸改变药量而成，适用于涎潮昏塞、牙关紧急之“气中”，寒凝气滞、痰浊阻痹之胸痹心痛等多种急症。方中采用诸多异香之品以启闭化浊、开窍醒神，用煨诃子其意何在？除了假其敛聚之性，使诸香之气不致散逸外，还赖其敛中兼散，以逐邪辟恶，协同诸香散结镇痛。迨至宋代，《三因方》诃子散（炮诃子、炙甘草、姜制厚朴、炮干姜、草果、陈皮、炒良姜、茯苓、炒神曲、炒麦芽），“治心脾冷痛不可忍”，并云“一服见效”，还治“老幼霍乱吐泻，其效如神”。方中一派温通散结、强脾燥湿之品，而用炮诃子统领诸药，收散寒镇痛之效。

诃子长于治疗失音。《宣明论方》诃子汤别具一格，此方“治失音不能言语者”，取“诃子四个（半炮半生），桔梗一两（半炙半生），甘草二寸（半炙半生），上为细末，每服二钱半，用童子小便一盏，煎至五七沸，温服”。失音多与肺有关，肺司开阖，治肺需开阖得宜，过敛则邪不易散，过散则气易于耗。诃子生者润咽喉、清肺祛痰；炮则敛肺功胜，此方生、炮并用，可谓宣肃兼施。而桔梗、甘草亦是生、炙并用，均寓利开阖之意。童便旨在降炎上之火，火不上炎则肺气自清。方意隽永，给人殊多启迪。

诃子常用于治疗咳嗽、喘逆等病证。苏颂谓：诃子“治痰嗽咽喉不利，含三数枚殊胜”。取其润肺生津，化痰镇咳。《医方考》劫嗽丸，主治“久咳失气”，方由诃子、百药煎、荆芥穗组成，作蜜丸，含化。“久咳失气”，乃《素问·咳论》描述的“小肠咳”之状，因小肠受邪，故咳与矢气并作，其实既云“失气”，与大肠亦相关联。诃子、百药煎均有敛肺涩肠之功，为久咳久泻之良药。百药煎系以五倍子配合酒糟、茶叶汁，或配合桔梗、甘草，或配合乌梅、白矾、酒曲、水荭蓼汁发酵而成，今不易得。笔者仅取诃子、荆芥穗二味作汤剂，祛风利咽，肃肺镇咳，治外感咳嗽已久，风邪未净，痰热留恋，咽痒，咳痰不易者；或久咳不已，肺胀上气者，随证参用黄芩、桑白皮、杏仁、紫菀、枇杷叶、甘草等甚验。用诃子治喘证，有伍麻黄、伍人参之法。宋·刘昌诗《芦浦笔记》云：“先君尝施喘药，盖用麻黄三两不去节根，汤浴过，诃子二两去棱用肉，二味为粗末，每服三大匕，水二盏，煎减一半，入腊茶一钱，再煎作八分，热服，无不验者。”（见《唐宋文献散见医方证治集》）方中麻黄用全草，其发汗作用已大为减弱，着力止咳平喘；诃子则收逆上之气；腊茶以祛痰热，不失为解痉平喘之良方。李时珍曾有诃子“同人参则能补肺治咳嗽”之说，可用于咳喘之虚证，与上方适成对待。

诃子治痢前人备多推崇，除仲景用其治“气利”外，唐·义净《南海寄归内法传》所载之三等丸亦妙。方用诃子、干姜、砂糖等分，先捣诃、姜令碎，以水少许和入砂糖，共捣为丸，每服十丸为度，患痢者二三服即瘥，并称此丸“除风消食”，为益甚广。此方以风寒、食滞交阻肠中而下痢者为宜。至于用诃子治久痢，如《保命集》诃子散，治“腹痛渐已，泻下微少”者，取“诃子一两（半生半熟），木香半两，黄连三钱，炙甘草三钱，上为细末，每服二钱，以白术芍药汤调下”。痢久下焦气化不固，肠中余邪未净，此方半敛半化，调和肠中寒热，甚为合拍。

# 八三 桑叶

◎桑叶味苦、甘，性寒，入肺、肝经，具散风热、润肺燥、泄肝热之功，为风温上受、风燥袭肺、肝火灼肺引发之寒热、咳嗽、咯血等证之要药。桑叶功善明目，举凡风热上攻、肝火上熏所致之目赤涩痛、羞明下泪悉可用之，又善固摄下焦，治崩漏、带下与脱肛，还有清络凉血、疏风升发等作用。

◎桑叶禀轻扬之性，质黏，能散能敛。散，以气胜；敛，以质胜。桑叶用其散，是常；用其敛，是变；通常达变，随证应用。用桑叶止夜汗，是其能敛的明证。宋·洪迈《夷坚志》云：严州山寺有一游僧，形体羸瘦，饮食甚少，每夜就枕，遍身汗出，迨旦衣皆湿透，如此二十年无药能疗，期待尽耳。监寺僧曰：吾有药绝验，为汝治之，三日，宿疾顿愈。其方单用桑叶一味，乘露采摘，焙干碾末，每用二钱（6g），空腹温米饮调服。或值桑落时，干者亦堪用，但不如新采者。按：此则医话即桑叶治夜汗之由来。迨后，朱丹溪亦有同样的体验，称：『经霜桑叶研末，米饮服，止盗汗。』朱氏此说是否受到《夷坚志》的启发无从考证，但桑叶止夜汗的功用又得到进一步的证实。惟监寺僧所用桑叶为新采者，取其气味浑全，药力足；朱氏所用之桑叶为经霜者，取其得秋令肃降之气，收敛之力胜，可谓各具千秋。

当代已故名医魏龙骧亦喜用桑叶止夜汗，留下了《夜汗——桑叶止夜汗》的医话脍炙人口（见中国百年百名中医临床家丛书《魏龙骧》），文中记述了先生通过临床实践认识桑叶止夜汗的过程，让人如历其境。先生曾治数例夜汗者，“独取桑叶一味，不期信手拈来，皆成妙用，无不应手”，足证疗效确凿。夜汗一证，古人多从阴虚立论，以养阴制亢、养阴固表诸法为常用；亦有参用补气药者，以气旺则阴生耳。用桑叶其义何在？以余观之，阴伤者肝失所养，风阳易动，以致疏泄太过，肌腠不密，津液外泄而为汗。汗出愈多，阴液愈伤，肝用愈强，形成恶性循环，致使夜汗缠绵难愈。桑叶能散能敛，生用作末服，敛胜于散。散者，散其风阳，勿使疏泄太过；敛者，敛其阴液，勿使外泄为汗。更兼米饮调服，以养胃气。胃气和则营卫自和，胃气得养则化源不竭，津液自生矣。此桑叶作末，米饮调服能止夜汗之义。

《本经》称桑叶“除寒热，出汗”，与其能止夜汗并不矛盾。清代医家张隐庵在《本草崇原》中谓：“桑叶是止盗汗之药，非发汗药，《本经》盖谓桑叶能除寒热，并除出汗也，恐人误读作发汗解，故表而明之。”殊不知散与敛乃辩证的统一，原可包含在一物之中，张氏强解《本经》，诚恐有误后学。桑叶伍菊花，轻清直达上焦，疏风泄热。《温病条辨》桑菊饮（桑叶、菊花、连翘、薄荷、杏仁、桔梗、苇根、甘草），主治“太阴风温，但咳，身不甚热，微渴者”。其证往往有汗，以风性疏泄，热逼汗出之故，药后得微汗，则热退汗止，以邪去则表固。风燥之候，喻嘉言清燥救肺汤（桑叶、石膏、人参、杏仁、麦冬、阿胶、胡麻仁、枇杷叶、甘草），《温病条辨》桑杏汤（桑叶、杏仁、沙参、大贝母、豆豉、山栀皮、梨皮）均用桑叶伍杏仁散风润燥，或伍甘寒，或略参清泄，因证有别。须知此类风燥证均系温燥，若系凉燥非所宜也。

肺司开阖，治疗咳嗽往往宜宣肃并施。惟视病程之久暂，或以宣为主，或以肃为主，侧重点不同而已。桑叶散中寓敛，亦即在宣肺中寓清肃之意，其治咳嗽之妙用在此。张锡纯对此特加阐发：“肺具阖辟之机，治肺之药，过于散则有碍于阖，过于敛则有碍于辟。桑得土之精气而生，故长于理肺家之病，以土生金也。至其叶凉而宣通，最解肺中风热……敛而且散之妙用，于肺脏阖辟之机尤投合也。”是以不仅风热咳嗽用之，张氏对肺部痰火及虚热咳嗽亦用之。寻常风热咳嗽，咽痒咽干，咳痰不爽，用桑叶伍杏仁、牛蒡子、薄荷轻宣之；若咽红、咽肿、咽间痰鸣，咳嗽声嘶，轻宣力有未逮，不妨以射干易牛蒡子，轻宣中兼肃降为宜。此用药轻重缓急之层次，当细审之。

桑叶伍枇杷叶，或伍丹皮，治疗咳嗽值得参究。桑叶伍枇杷叶，主要适用于咳嗽气急，胸胁作痛，痰稠，甚则痰中带血者，多系咳甚引动肝火，肺肝之络失和所致，取二味清肃兼以平肝。近人陆士谔甚赞二味并用之妙：“桑叶为肺家之肝药，枇杷叶为肝家之肺药，二味同用，大能清肺肝之热，降气通络宁嗽。”此解甚确，亦经得起临床的验证。桑叶伍丹皮，清肝泻肝，气营两清，随证加味，可用于肝火灼肺之咳嗽。《通俗伤寒论》桑丹泻白汤（霜桑叶、丹皮、生桑皮、地骨皮、川贝母、竹茹、粳米、金橘饼、蜜枣、清炙草）引用之，其证咳则胁痛，不能转侧，甚则咯血，或痰中夹有血丝。此方以桑、丹配合钱乙泻白散加味而成，泻肝清肺，宁络止血，缓急和中，深具巧思，值得参用。

桑叶伍丹皮，叶天士常用于内伤杂病脾虚肝旺之证，《临证指南医案·木乘土》某案，叶氏有“补太阴，泄少阳”法，药用：人参、茯苓、焦白术、陈皮、白芍、炒丹皮、桑叶。证系脾虚失运、肝阳偏亢之候，故用参、苓、术、草、陈平补脾气，健运中州；桑、丹、芍泻肝柔肝。脾阳虚宜温，肝阳旺宜清；脾喜刚燥，肝宜柔养；用药刚柔互济，寒热兼施，示人以大法。

对于虚热内扰、冲任失固之崩漏，桑叶可相机用之。《傅青主女科》之“加减当归补血汤”，专治老年血崩，药用：当归一两（酒洗），生黄芪一两，三七根末三钱，桑叶十四片。妇人老年天癸已竭，阴阳易于失衡，忽作崩漏，气血之虚，真阴之耗，自不待言。故用归、芪气血双补，三七根以止血。用桑叶者，傅青主云：以桑叶能“滋肾之阴，又有收敛之妙耳”。桑叶用十四片，其量不轻，清风阳、滋肾阴、固冲任，可胜其任。若作末服之，收敛之功或更胜一筹。

桑叶既能生津止渴，又能固摄下元，糖尿病气阴两伤者，口渴、尿频，用桑叶能缓解症状，并降低血糖，可供进一步研索。

桑叶有明目之功，无论内服、外治咸宜。举例言之，风眼下泪，可用霜桑叶煎汤外洗之。目痒、目赤羞明，审系风热夹肝火为患，可用桑叶伍菊花、白蒺藜之属治之。桑麻丸系由桑叶与黑脂麻二味组成（炼蜜为丸），不仅能滋肾明目，且能疗风湿麻木，对血热血燥之体，有养发生发之功，可以久服无弊。

八四

# 枳实

◎枳实味苦、酸，性微寒，入脾、胃、大肠经，具行气疏风、消痞破坚、化痰消食、祛腐生肌之功，为心下痞满、停痰宿水不消、咳嗽痰多、食滞不化、腹胀、便秘、风疹瘙痒、子宫脱垂、脱肛等证常用之药，还能化腐排脓，生肌敛疮。枳实入气分，兼入血分，其性通中寓涩，其用泻中寓补，端在医者洞明其性，灵活应用。

◎枳实并非祛风药，然而《本经》首列其主『大风在皮肤中，如麻豆苦痒』，后人据此用于瘾疹瘙痒之候。枳实祛风止痒，与其行气、滑窍、清洁肠胃有关。盖风乃气流失衡所致，所以陈修园有『风即是气』(《神农本草经读》)的说法。枳实行气之力胜，气行则风散，故可疏散风气。风邪留着肌表即痒，风散则痒止。枳实『滑窍』之说见于朱丹溪，朱氏说它『滑窍破气』。『滑窍』二字最妙，惟其滑窍，故能祛皮肤肌窍留着之邪，消除瘾疹痞瘤。此外，瘾疹之作，常有胃肠不洁之内因，枳实能祛肠胃湿热积滞，里邪一去，外乘之风邪亦易散。审此三义，可明枳实祛风止痒之故。

◎《本经》还称枳实『益气轻身』，与朱丹溪说枳实『破气』义正相反。张洁古说枳壳『多用损胸中至高之气』，枳实行气力胜枳壳，安得不伤气，则枳实益气究作何解？王好古曰：枳实『益气则佐之以人参、白术、干姜，破气则佐之以大黄、芒硝、牵牛，此《本经》所以言益气而复言消痞也』。王氏此解，乃中药配伍的『从化』说，『此非无定性也，夺于群众之势，而不得不然也』(王履《医经溯洄集》)。从王履之说引申，枳实从于益气药则益气，从于破气药则破气。

王好古之论，可供参酌。而《医林纂要》另有一说，“枳实，人知其破气，而不知其敛阴，盖酸能补肺，所以敛阴也。《本经》言其益气明目，肺主气，壮火灼金，则能耗气，补肺降火，则所以益气。”然而枳实苦过于酸，毕竟不是敛阴补肺之品，此解不足为训。当代已故名医冉雪峰谓：“枳实消积破滞有特长，《本经》推其功曰除寒结（寒字下疑脱一“热”字——笔者注），长肌肉，利五脏，益气轻身，于破药中看出益来，攻药中看出补来，自是慧眼慧识，识高于顶。用气药者，可于此悟出无限法门。”斯论深具识见。盖攻与补、损与益乃是辩证的统一，补药可作攻邪之用，如大补元气的人参能“通血脉，破坚积”（《别录》），泻下药可作益元气之资，如善于攻下的大黄能“安和五脏”（《本经》），有“黄良”之名。损中有益，益中有损，若盈虚有数。以补为补，人所易知，以泻为补，人多费解，不知在某种情况下，损其有余正是补其不足。须知气以行为益，气行不畅则气滞。若因虚而滞者，补而行之；若因滞而虚者，当以行为补，非行气不足以振奋脏腑功能。盖滞气留着，不仅耗气，抑且聚湿生痰，血涩成瘀。为治之道，滞气散而正气安，可谓不补之补，这与痰湿去而脾气健，浊气降而清气升，其理正复相同。试观形盛之人往往气虚，且二者互为消长，倘能损其有余，减轻体内的过剩，气虚可望渐复。所谓枳实益气轻身，亦可从此参悟。

枳实由胸至胃，及于两胁，宣通气塞，泄化痰湿，借重其力，《金匮》治“胸痹心中痞，留气结在胸，胸满，胁下逆抢心”之候，以枳实薤白桂枝汤（枳实、厚朴、薤白、桂枝、栝蒌实）治之。其证系气结痰阻，壅于胸膺，以致胸阳痹阻，心下痞坚，胸胁胀满，气逆不下。薤白、栝蒌通阳泄浊，固为治疗胸痹之要药；桂枝宣通心阳，平降冲逆，亦此证所必须。然非枳实不足以消痞坚，非厚朴不足以除胀满，二味同用，行气散结之力胜，气行则痰浊易消，胸阳复振，痹阻自除。载于《证治准绳》之枳实散，“治胸痹，心下坚痞，胸背拘急，心腹不利”。药用“枳实（麸炒）、赤茯苓（去皮）、前胡（去芦）、陈皮（去白）各一两，木香半两，上㕮咀，每服五钱，用水一大盏，姜三片，煎五分，去渣，食前温服”。其适应证与上方颇相近似，惟证情有轻重之别，是以制小其剂。此方仗枳实宣通开泄，配合陈皮、生姜，得《金匮》橘枳姜汤疗“胸痹，胸中气塞，短气”之意，而前胡、赤茯苓之祛痰湿，聊当薤白、栝蒌之用，木香芳香行气，散寒止痛，与上方用桂枝用意不殊，可知枳实散乃从上方蜕化而来。胸痹是一个宽泛的概念，涵盖了现代所称的冠心病心绞痛、心律失常等病证。凡血脉不畅或湮塞，胸闷胸痛，脉来节律不齐或有间歇，以宣痹通脉为总则，其中因虚而不通者固然有之，而痰凝、瘀阻、脂浊留着者尤为常见，斯时非通脉不足以强心，枳实常为当选之良药。体质壮实，奉养太过，痰热偏盛者，尤多应用的机会。若配合黄连、苦参之属，既有引经作用，又能增强其苦泄之力；心慌心悸，再加紫石英之温摄、宁心安神亦未尝不可。总之，度量虚实盛衰及证情之兼夹，配伍用之，尤当存乎一心。

古人所称的结胸，是指心下至少腹硬满而痛、手不可近的一类疾患，此证有寒热之别。《类证活人书》枳实理中丸（理中汤原方加麸炒枳实、茯苓），专疗寒实结胸，胸膈高起，痞满作痛，手不可近之候。观其证必有停痰积饮，参、术、干姜固可温中散寒，斡旋大气，然结非通不散，实非泻不除，故有赖乎枳实，更用茯苓化气导饮，于法尤为周密。《温病条辨》小陷胸加枳实汤（黄连、栝蒌、枳实、半夏）与上方适成对待，主治湿热郁于中焦，得水则呕，按之胸下痛，小便短，大便秘者，实为痰热结胸之证。仗枳实拨动气机，与连、夏、栝蒌并用，苦泄辛开，化气涤饮，泄热消痰。结胸的病位主要在胃，亦涉及心、胸膈的病变，由此可悟心胃相关之理。缪仲淳谓："胃之上口名曰贲门，贲门与心相连，胃气壅则心下亦自急痞痛。"病由胃及心，其理甚是。上列二方，虽有寒热之异，然则和胃气、通心脉，一以贯之。

痞乃塞而不通之谓。痞证心下痞满，与脾失健运，胃失和降，以致气郁、湿阻、痰聚有关。枳实长于消痞，张洁古以枳实与黄连相伍，善疗痞证，此法为后人所沿用。倘兼夹痰湿，宜加入半夏化痰和中；寒热夹杂，伍入干姜辛开，可祛寒热夹杂之邪；胃气虚乏，配合人参，得通补阳明之意，如此等等，均从张仲景诸泻心汤衍化而来。李东垣阐释张洁古用枳实消痞之义，说张氏认为枳实"去脾经积血，脾无积血则心下不痞也"。盖枳实入气分，兼入血分，消痞原有行气消瘀之意。《问斋医案·痞满门》一则医案，论及痞与血分的关系，案曰："经以浊气在上，则生䐜胀，土为木克，健运失常，升降失司，变生痞象。东垣谓痞从血中来，仲景言病发于阴而反下之，因作痞。盖皆营分受伤，当理脾营为主。"药用：人参、川黄连、枳实、炮姜炭、制半夏、当归身、赤芍药、川厚朴、大枣。从"痞从血中来"想到"营分受伤”，不仅治气分，还当治血分；不仅泻实，还当补虚；立意甚佳。以余观之，痞满与痞坚尚且有别，前者消痞可参入养营，后者消痞当辅以化瘀，不可不辨。

枳实增进胃肠功能，化食滞、通大便为临证所习用。治疗脘腹痞满，食滞不化，见证属脾虚者，当消补兼行。可予张洁古枳术丸（白术二两，麸炒枳实一两，为细末，荷叶裹烧饭为丸，如梧桐子大，每服五十丸，白汤下）。若系积滞内阻，湿热蕴结，或泄泻不爽，或大便秘结，见证属实者，当化食消滞，和胃清肠。可予《内外伤辨惑论》枳实导滞丸（大黄一两，麸炒枳实、炒神曲各五钱，茯苓、黄芩、黄连、白术各三钱，泽泻二钱，为细末，汤浸蒸饼为丸，如梧桐子大，每服五十至七十丸，温水送下，食远服）。至于《症因脉治》枳实散（陈枳实、莱菔子、麦芽、山楂肉），则侧重于行气消胀，可为食积不消、脘腹胀急者取法。用枳实通便，无论热病、杂病咸宜。张仲景《伤寒论》大、小承气汤，即用枳实、厚朴，配合大黄等通下药以疗阳明腑实证。盖阳明腑实，气必不通，是以用枳、朴通闭解结，以行气化。从此意推勘，后世医家对风壅气塞之大便秘结选用枳实，确有至理。观《世医得效方》治大便不通，仅取枳实、皂角刺二味等分，为末，饭丸，米饮下。着眼于行气、通窍、利肠。为气壅风盛，腹中作胀，矢气频作，大便不通之良方。二味性锐，以饭为丸，米饮下，和其中，缓其性也。

枳实通中寓涩，取其能涩的一面，《千金》治积痢脱肛，用枳实石上磨平，蜜炙暖，更互熨之，缩乃止。至于内服，近人治疗胃下垂、子宫脱垂及久泻脱肛，证见中虚气陷者，尝以大剂枳实（30g 左右）与黄芪、党参、升麻等益气升提之品同用，确属有验。此类内脏弛缓无力之候，补之、升之、固之犹恐不及，竟能耐枳实，耐人寻味。盖其证必有滞气不散，乃至痰湿内阻，血行障碍，用其散滞气，化痰湿，旺盛血行，实有助于脏器功能的恢复。医者治病，能察其实中之虚，虚中之实，其庶几矣！又，此种用法可为王好古枳实“益气则佐之以人参、白术、干姜”之注脚。

枳实散败血，排痈脓。黄元御《长沙药解》称“枳实迅利，破结开瘀……涤荡郁陈，功力迅猛，一切腐败壅阻之物，非此不消”。观《金匮》排脓散（枳实、芍药、桔梗、鸡子黄）用之，可识其意。笔者治疗复发性口腔溃疡，经年累月，此起彼伏，疮口不敛，因证加用枳实，确有助于疮面尽快愈合。非推陈不足以致新，于此方识《本经》枳实“长肌肉”之意。损而后能益，消而后能长，其旨深微。

# 枳壳

◎枳壳与枳实性味悉同，功用近似。枳实小而力速，枳壳大而力缓，随证择宜。《开宝本草》言枳壳『散留结胸膈痰滞』，张洁古言其『泄肺气』，可见其除入脾、胃、大肠经，还能入肺经。临证取舍，若欲沉降下行，当用枳实；若欲开泄上焦，自以枳壳为优。

《类证活人书》载有桔梗枳壳汤，治伤寒热病，虚满不适，心下痞闷，取“桔梗、枳壳（麸炒去穰）各一两，锉如麻豆大，以水二盏，煎至一盏，去滓分两服”。并称此方“行气下膈”。盖桔、枳并用，开泄宣化，由肺达胃，调畅气机，化湿消痰，故能利胸膈，消痞满。随证化裁，还适用于噫气不舒，或噎，或咳诸多病证。《普济本事方》五噎膈气丸，系由此方加半夏、肉桂，并以姜汁糊丸而成，治疗忧劳思虑，胸膈满闷，食欲不下，噎塞不通，痰浊阻滞之候。取桔、枳之开泄，理胸膈气滞；半夏降逆下气，化痰和中；肉桂通散达郁，温阳散寒；更用姜汁糊丸，温胃和中。因其证气结、痰阻、寒凝，故用药如此。张洁古枳壳汤，系由枳壳、桔梗加黄芩而成，治热在上焦，咳嗽经久不愈者。缘久咳气逆火升，膈间痰热阻滞，肺失清肃，径用枳、桔利胸膈，黄芩降火消痰，气顺则痰下，火降痰消，清肃之令自行。

枳、桔并用，由肺及胃，达于肠间，还能除滞气腹胀，以及肠间湿热积滞、痢疾里急后重之候。笔者治腹部手术引发之肠粘连，腹胀、腹痛，历久不愈，证属脾虚气滞者，以香砂六君子汤加桔梗、枳壳常可获验，是其能增进肠蠕动，行气散结之明验也。

枳壳、枳实常用于治疗胁痛。严用和《济生方》云：胁痛“多因疲极嗔怒，悲哀烦恼，谋虑惊忧，致伤肝脏。肝脏既伤，积气攻注，攻于左，则左胁痛，攻于右，则右胁痛，移逆两胁，则两胁俱痛”。肝居于右，气化行于左，左右者，阴阳之道路也。对于“左胁刺痛，不可忍者”，严氏以枳芎散治之。药用：炒枳实、川芎各半两，炙甘草二钱半，共为细末，每服二钱，姜、枣煎汤调服，酒调亦可，不拘时候。方以川芎升疏，俾气从左升，枳实泄降，以折肝逆，如斯则清升浊降，积气可散，胁痛自已。对于“右胁疼痛，胀满不食”，严氏以推气散治之。药用：麸炒枳壳、桂心、姜黄各半两，炙甘草三钱，共为细末，每服二钱，姜、枣煎汤调服，热酒调服亦可，不拘时候。方以枳壳下气散结为主，配合桂心抑肝逆，姜黄行气活血，推逆上之气下行，奏和降胆胃、散结止痛之效。临证常见之胆囊炎，以湿热蕴结肝胆者居多。若阳气不足之躯，或迁延日久，或过服苦寒清肝泄热之品，以致脘胁撑胀，胁痛隐隐，纳谷不馨，舌苔白浊垢腻者，乃湿郁不化之变症，可用此方伍入威灵仙、槟榔、炒白术以治之。总之，上列二方，对胁痛偏左、偏右的治疗示人以大法，也彰显了枳壳、枳实散肝经积气之功。《沈氏尊生》枳壳疏肝散，以枳壳、枳实并用，配合川芎、柴胡、陈皮、香附、白芍、甘草，疗肝实胁痛，着眼于疏泄肝经积气。柔肝缓痛，疏中兼养，用意颇佳。

枳壳亦长于通便，尤适用于风秘之候。载于《证治准绳》之枳壳丸，“治肠胃气壅风盛，大便秘结”。药用：皂角（去皮弦子，炙）、炒枳壳、大黄、羌活、木香、橘红、桑白皮、白芷各等分，上为末，炼蜜丸，如桐子大，每服七十丸，空心米饮下。方以枳壳伍皂角、大黄、羌活为主干，升清降浊，行气疏风，宽肠通便。

枳壳祛肠间风气，《博济方》治“肠风下血，不拘远年近日”，“用枳壳（烧黑存性）五钱，羊胫炭（为末）三钱，和令匀，五更空心米饮服，如人行五里，再一服，当日见效”。将枳壳烧黑存性，还能止血生肌，羊胫骨炭则假其扶正摄血，并祛肠间湿热，二味同用，不失为治疗肠风下血有效验方。

甄权称枳壳主“遍身风疹，肌中如麻豆作痒”。其祛风止痒之功与枳实仿佛。《证治准绳》载有枳壳丸，“治一切风热生疮疥”，药用麸炒枳壳四两，苦参八两，上为细末，炼蜜捣和为丸，如梧桐子大，每服三十丸，食后温酒送下。方药简洁，可用于风热瘾疹。《证治准绳》另有枳壳散，是在此方的基础上加白蒺藜、蔓荆子而成，“治痂疥、瘙痒麻痹”，其凉血清热、祛风止痒之功较上方过之，亦甚可取。

# 八六 山栀

◎山栀味苦、性寒，入心、肺、胃、肝经，功善清肌热，解郁热，凉血热，行结气，除心烦，通小便，并有清中定痛之功，为热病肌热不解，邪热内扰、心烦不安，胸中窒塞，郁热胃痛，黄疸，小便淋涩，衄血，吐血，血淋等证常用之品。一般说来，热在肌表，宜用山栀皮，热在心胸，宜用山栀仁，通常则皮仁一并用之。

同为苦寒清热之品，黄连、黄芩为根茎，黄柏为树皮，山栀乃果实，其色赤，其质轻，张元素称其“气薄味厚，轻清上行”。气薄则发泄，故能发散火郁；味厚则沉降，又能导热邪从小便而出。上列四味均能泻火，而散热之功能为山栀独具。连、芩、柏性燥，均能燥湿清热，而山栀独润，不仅山栀仁多油，山栀皮亦润泽，苦寒而质润是山栀的特质。《本草经考注》云：“此物能解血热而兼滋润，故不论邪之有无与气之虚实皆通治之也。”其说甚是。《伤寒论》栀子豉汤，为伤寒“发汗吐下后，虚烦不得眠，若剧者，反复颠倒，心中懊侬”之证而设，元代医家王好古释之曰：“仲景治烦躁用栀子豉汤，烦者气也，躁者血也，气主肺，血主肾，故用栀子以治肺烦，香豉以治肾躁。”其说从理论上或许可通，而实际应用很难把握。盖人之神志主宰在心，烦与躁往往并见，殊难截然分开。伤寒发汗吐下后，重亡津液，脏气必燥，且余热留扰胸膈，扰乱心神，于是心烦不安，躁扰不宁，莫可言状。正可用山栀之凉而兼润者以清心肺之热，兼润其燥，配合豆豉宣通郁滞，清解郁热，庶可收除烦宁心之效。须知脏躁能引发情志病变，《金匮》脏躁证即是例证。仲景方中所用山栀加一“擘”字，其连仁用无疑矣。仁则多油，尤能清心润燥。仲景又云：“凡用栀子汤，病人旧微溏者，不可与服之。”以山栀能滑大肠，大便微溏者当禁用。清人王旭高因之曰：“栀子豉汤清泄上焦热邪，与肠胃亦无大害，而《伤寒论》云‘病人旧微溏者，不可与服’，不知何故。想因大肠之滑脱者，肺气不可泄也。”殊不知泄肺之品甚多，何独禁山栀，盖与其质润密切相关。又，栀子豉汤用于杂病之情怀不畅，五志化火，心烦不寐亦效。此可证山栀之用不在于邪之有无与气之虚实，惟心肺郁热、脏气兼躁者即可用之。

《本经》以山栀主“五内邪气，胃中热气”，能清泄内热，尤能解阳明之热。刘河间《宣明论方》栀子金花丸（山栀、黄连、黄芩、黄柏），苦泄兼能凉散，治炽盛之热，不恶寒，汗出不畅之候，以山栀具解肌清热、宣郁达邪之功。运用栀子豉汤当随证化裁，例如流行性感冒病起二三日，表证未罢，里热已起，高热、有汗、身痛、咳逆、胸闷、舌苔垢腻、脉浮滑者，可伍入前胡、葛根、黄芩、桔梗、枳壳、甘草等，一面解肌疏表，一面清泄里热，疏通里气，遂可收表里双解之效。若湿热病邪热在气分留连，身热不退，胸脘痞闷，小便黄赤，便溏不爽，或咳嗽，或呃逆，当展气化以轻清，导湿泄热。《重订广温热论》所载之叶氏新加栀豉汤（淡豆豉钱半，焦栀皮一钱，光杏仁十粒，生薏苡仁三钱，飞滑石钱半，白通草一钱，浙苓皮三钱，鲜枇杷叶三钱）可以用之。此证大便溏而不爽，乃湿热积滞蕴结肠胃之征，山栀仅用其皮，其量甚轻，且经炒焦，清化湿热而无损中阳，不仅不忌，正是所宜。

山栀具清中定痛之功。栀子豉汤还用于“伤寒五六日，大下之后身热不去，心中结痛”者，即是明证。嗣后朱丹溪明确指出其“治热厥心痛，解热郁，行结气”，其治“胃脘火痛”，径用“大山栀子七枚或九枚，炒焦，水一盏，煎七分，入生姜汁饮之”。胃脘痛如火灼，用山栀是正治，入姜汁，乃从治，简洁可从。观乎前人用山栀镇痛，多与温热药合并用之，其中伍附子、伍良姜、伍吴茱萸等等，最为常见。或用其作热药之向导，或用其解久痛之郁热，或用以解寒热之互结，从而调和阴阳，达到止痛的目的。山栀伍附子，见于《苏沈良方》仓卒散，取“大附子（炒，去皮、脐）一枚，山栀子（炒焦）四两，每用三钱，水一盏，酒半盏，煎七分，入盐一捻，温服”，主治心胃痛，寒疝腹痛，脾肾诸痛，挛急难忍，手足冰冷，汗出厥逆者。盖经脉内有郁热，忽为寒束，痹闭不通，陡然痛作，且痛势剧烈而致阳虚气弱，阴阳之气不相顺接，呈现手足冰冷、汗出厥逆之象。栀、附并用，共奏分解寒热之邪、通脉定痛之功。此方主要用于寒束热郁之心腹疼痛，对于寒积内伏，无明显热性倾向者亦可酌用。盖以热治寒，有时有格拒之嫌，少用山栀为引药，庶免其弊。山栀伍良姜，如《素问病机气宜保命集》之越桃散，方用“越桃（山栀之大者）、高良姜各三钱，研，每服三钱，米饮或酒调下”。“治下利腹中虚痛不可忍者”，并可作汤剂随证加味，后人广泛应用于寒热夹杂之腹痛，亦可用于妇人痛经迭治不愈，经来色鲜夹瘀块、腹中疠痛异常者。此外，对妇人子宫肌瘤、子宫内膜异位症引发的顽固痛经，亦可相机用之。朱丹溪称山栀能泻“痞块中火邪”，故其不仅能解无形之郁热，亦能解有形癥积之伏热，配合良姜之辛香行散，苦泄温通并可散结。对上述病证能够止痛，良非幸致。山栀伍吴茱萸，主要用于气实胃痛。一般认为，胃痛按之痛减者属气虚，按之痛甚者属气实。《丹溪心法》栀萸丸为气实胃痛之妙方，方用：山栀六钱，吴茱萸、香附各一钱，共为末，蒸饼丸，如花椒大，生姜汤下二十丸。盖气有余便是火，故用山栀行结气，散郁火；吴茱萸辛通温达，解肝郁、降冲逆为反佐；香附苦辛芳香，调畅气机，遂可奏泄肝和胃、清中定痛之功。凡脘痛连胁，撑胀不舒，嗳气频作，甚则泛吐酸苦之水者，均很适宜。

山栀可用于心胸、肝胃热郁气结的多种病证。栀子与干姜并用，一则苦泄清热，一则温运升阳，实为升降阴阳之剂。《杨氏家藏方》称之为二气散，“治阴阳痞结，咽膈噎塞，状如梅核，妨碍饮食，久而不愈”。笔者常用于胆汁反流性胃炎、食管炎等。此类病证，多因情怀抑郁，胆胃逆行，或过食辛辣，或长期饮用过烫的茶水所致。咽间噎塞，咽际潮红或深红而偏紫，胸脘疼痛、状如火灼，泛吐酸苦之水，有的大便偏溏，呈现上热下寒之象。斯时山栀不妨炒用，略减其寒性；干姜不妨炮用，减缓其对食管、胃黏膜的刺激，酌加紫苏梗、郁金、丹参、菝葜、绿萼梅等治之。颇堪注意的是，心胃相关，因胃脘郁热、结气、酸水、痰涎致使胃络与心包络不相通贯，乃是某些心律失常、早搏频发乃至房颤的主因。假山栀兼清心包之热，干姜以通脉，调和阴阳，遂能收调节心律之效。山栀之宁心安神于今有了新的理解。治疗肝脾二经之郁热，山栀亦为擅长，例如钱乙治小儿脾热弄舌，制泻黄散（山栀子仁、藿香叶、生石膏、防风、甘草）以治之，此方并可用于烦渴易饥、口臭、口疮、唇风、唇茧诸证。治疗肝郁脾虚常用之逍遥散，若肝郁化热，常加入丹皮、山栀以应之，盖亦取山栀解肝胆郁热之功。

山栀清肝利胆，凉血泄热，善疗黄疸，是以茵陈蒿汤用之，栀子柏皮汤亦用之。宋人苏颂谓：“张仲景及古今名医治发黄，皆用栀子、茵陈、甘草、香豉四物作汤饮。”可见一时之风气，惟阴黄山栀不宜用之。

朱丹溪称山栀“其性屈曲下行，能降火从小便泄去”，用其治小便淋涩，内服、外治咸宜。《普济方》治小便不通，取“栀子仁十四个，独头蒜一个，沧盐少许，捣贴脐及囊，良久即通”。沧盐指产于沧州的海盐。《经验良方》治血淋涩痛，“用生山栀末、滑石等分，葱汤下”，均是其例。

山栀能凉血止血。衄血不止，可用山栀烧灰存性，研极细末，吹入鼻中，甚效。《肘后方》治热毒血痢，用“栀子十四枚，去皮捣末，蜜丸梧子大，每服三丸，大效。亦可水煎服”。此外，山栀还有一些特殊的用法，如扭伤挫伤初期，局部红肿疼痛，用生山栀研细末，和入飞面少许，以醋调敷，次日局部色转青紫，乃瘀热由内外达之明验也，旋即肿胀减轻，痛势缓解，连用二三日即可。

# 枸杞子　地骨皮

# 枸杞叶（天精草）

◎枸杞之根、茎、叶、实俱入药，功用各异。实即枸杞子，味甘、性平，入肝、肾经，具强阴益精、养血柔肝、明目安神之功，善疗内伤不足、心悸、失眠、眩晕、视物昏花、消渴、阳痿诸疾。地骨皮为其根之皮，味苦、甘，性寒，入肾、三焦经。能益阴液而制亢阳，解劳热而除骨蒸，清肺热而宁咳嗽，除热痹而坚筋骨。常用于骨蒸、虚烦、肺热咳嗽、咯血、风湿痹痛、骨弱乏力、消渴引饮等证。枸杞叶亦名天精草，味甘苦而气凉，入肺、肝、肾经，功善散风明目，滋肾养肝，能清心肺之邪热，去皮肤骨间之风气，解热毒，疗消渴、明目补虚。

《本经》并未区分上列诸味的不同功用，只是在枸杞条下统言其“主五内邪气，热中消渴，周痹，久服坚筋骨，轻身不老”。盖古人常以枸杞全株作服食之用，既防病治病，又益寿延年。葛洪《抱朴子》将其列为“仙药”之一，意指服食可以长生。《千金》所载枸杞煎，治虚劳，退虚热，并防止痈疽之再发。系用枸杞三十斤（春夏用茎、叶，秋冬用根、实），入锅煎熬收膏，以供服用。此种用法在古代很有代表性，枸杞之茎、叶、根、实，乃至花，皆宝也。在不同的季节，采用不同的部位，正可充分发挥其药效，以益体防病。《本经》之后，其不同部位的药用价值始作区分，诚如李时珍云：“后世以枸杞子为滋补药，地骨皮为退热药，始歧而二之。窃谓枸杞苗叶味甘苦而气凉，根味甘淡气寒，子味甘气平，气味既殊，则功用各别，此后人发前人未到之处也。”凡植物之性，根主升发，且多具解毒之功；实主退藏，为生气之所钟；茎则有流动之功；花与叶每有发散之能。枸杞子质润而多液，味甘而纯正，其强阴益精为诸家所称道。然而明代医家张景岳别有会心，说它还能补气。张氏曰：枸杞子“味甘微辛，气温，可升可降，味重而纯，故能补阴，阴中有阳，故能补气……此物助阳而无动性，故用其助熟地最妙。其功则明耳目，壮神魂，添精固髓，健骨强筋，善补劳伤，尤止消渴，真阴虚而脐腹疼痛不止者，多用神效。”盖阴阳相合而不相离，精与气亦复如是，积精化气，精足则气旺，枸杞子滋填阴精正是补气。《圣济》以一味枸杞子治短气，其义可以互发。由斯观之，凡精衰而气弱者，非填精不足以补气，而补气之品又非仅指参、芪之属而言。

用枸杞子治目疾，可单用，亦可配伍用之。《千金》治“肝虚下泪”，用枸杞子一味浸酒饮之，取其养肝明目。若与菊花相伍，可疗肾虚肝旺之目疾。为人熟知的杞菊地黄丸，则为治疗肝肾不足，眼光歧视，或枯涩眼痛之良方。枸杞子与茯苓相伍，如《证治准绳》杞苓丸（枸杞子四两，白茯苓八两，当归二两，菟丝子四两，青盐二两，上为细末，炼蜜为丸，如桐子大，每服七十丸，食前用白汤送下），适用于肾精不足，虚热上熏，以致远视不明，渐成内障者。盖杞、苓并用，益阴液以导虚热，当归、菟丝子助枸杞子养肝肾以益神水，青盐坚阴，且配合茯苓导虚火、泄湿热，神水不浊则鉴物更明矣。立方补中兼清，益神水而泄浊气，寓意良深。

枸杞子能养心血，其说见于清代医家王学权，王氏曰："枸杞子味纯甘，色大赤，其质润，其性平，《圣济》以一味治短气，余谓其专补心血，非他药所能及也。与玄参、甘草同用，名坎离丹，可以交通心肾。"枸杞子养心血，玄参滋肾阴，和之以甘草，为交通心肾之助。此方适用于劳心过度，心悸，怔忡，夜寐不安之候。妇人更年期综合征，证见虚阳上亢、心肾不交者亦可用之。

枸杞伍熟地，不仅适用于多种内伤不足，肾精亏耗之候，还可用于糖尿病，证见尿频、口渴、腰酸膝软、舌光少苔、脉细弦者。可随证参用麦冬、地骨皮、海蛤壳、桑螵蛸、五味子之属。

张景岳以枸杞子主"真阴虚而脐腹疼痛不止者"，以余观之，其痛当系虚痛，往往喜温喜按，宜少佐辛香通脉之品，如当归、小茴香之属，其效方著。清人魏玉璜之一贯煎（北沙参、麦冬、地黄、当归、枸杞子、川楝子），为肝阴不足，肝气不疏，胸脘胁痛及疝气瘕聚之证而设。方中用枸杞子，盖取其柔肝缓痛也；其用川楝子，以其能活动肝气。余常胎息此方之意，以枸杞子伍川楝、木瓜、白蒺藜、青皮等，疏养结合，以疗肝阴不足、肝郁不疏之胁痛，甚效。

枸杞之根入土颇深，以地之骨名之，很为形象。药用其皮，虽味苦性寒，但其质轻虚，其性降而能升，其用清中兼滋。降则入肾凉血凉骨，升则入肺泄热镇咳。《本经》称枸杞主"周痹风湿"，究之临床，枸杞子难胜其任，地骨皮确具此功，故张元素称其主"风湿痹，坚筋骨"。《内经》以"风寒湿三气杂至，合而为痹"，未言热痹。然而风能化热，湿能化燥，燥热生毒，灼津耗液，亦能致痹，若阳旺之躯，风湿化热尤速，再有热毒流入关节因而致痹者亦复可见，是以用地骨皮等苦寒药治热痹乃是发《内经》未到之处。地骨皮苦以坚骨，寒以清热，清人陈士铎还说它"益肾而生髓"，颇具新意。陈氏谓："地骨皮虽入肾而不凉肾，止入肾而凉骨耳。凉肾，必至泻肾而伤胃；凉骨，反能益肾而生髓。"地骨皮可资服食，能退虚热而益阴液，则"生髓"之说并非空穴来风，乃陈氏之妙悟。其所以能除骨蒸，亦与其能凉骨生髓有关。

在宋代，地骨皮常用于清肺平喘。《圣济总录》地骨皮汤，治肺脏实热，喘促上气，胸膈不利，烦躁鼻干者。药用："地骨皮二两，桑根白皮（锉）一两半，甘草（炙，锉）、紫苏茎叶各一两，上四味，粗捣筛，每服三钱匕，水一盏，煎至七分，食前临卧温服。”证系肺脏实热，地骨皮伍桑白皮乃是清肺泄热、止咳平喘之佳绝配伍，略佐紫苏茎叶，宣通肺胃气滞以利升降，立方确具法度。钱乙泻白散“治小儿肺盛气急喘嗽”，径取地骨皮、桑白皮、甘草三味锉散，入粳米煎服。肺热气逆痰涌，喘嗽不宁，用地骨皮伍桑白皮泄之，然小儿脏腑柔弱，罹患易虚易实，易寒易热，方药除以甘草和之，还用粳米以养胃气，并协同甘草矫正药物之苦味，颇具巧思。

地骨皮是治疗骨蒸烦热之良药。《和剂局方》地骨皮饮，由四物汤加地骨皮、丹皮而成，养血和血，并清血中伏火，故可适用于阴虚火旺，骨蒸发热，日静夜剧者，并治妇人热入血室，胎前发热。至于用地骨皮伍青蒿，或伍银柴胡以疗骨蒸，皆有常法可遵。余独心折《普济本事方》之地仙散，系以地骨皮伍防风、炙甘草而成，苦寒伍入辛温，清蒸热，解郁火，生津液。蒸热除而营卫和，津液生而烦躁除。若加入玉竹一味尤妙，不仅对慢性杂病低热不退有效，即如咳喘、痹证、皮肤瘙痒症、瘾疹、急性细菌性结膜炎等，亦可相机而施。

地骨皮可用于热痹之关节红肿疼痛者，若辅以防风、白芷、苍耳子之属，开发郁结，流动津液，更有助于消肿定痛。《千金》治湿热留着之腰痛，取萆薢、杜仲、地骨皮三味等量，浸酒服用。以其能坚筋骨，祛湿热，配合萆薢祛风湿，杜仲强腰脊以建功。《千金》另有小鹿骨煎，系以鹿骨与枸杞根同煎后服用，“治一切虚羸”。观其阴阳平调，也可用于老年骨弱乏力者。地骨皮还可用于某些骨质病变乃至骨肿瘤术后的治疗，对控制发炎以及修复创伤均有助益，值得进一步观察。

枸杞叶（天精草）为服食之佳品，陶弘景曰：“枸杞叶作羹，小苦。”但苦而后回甘，与李时珍所说的“枸杞苗叶味甘苦而气凉”，其义仿佛。凡药物之苦味者，前人常有小苦、苦、大苦、至苦之分，示程度之异耳。小苦而气凉，可以散热；大苦而气寒，可以胜热；至苦而性大寒，可以泄热。凡采枸杞苗叶以春初为佳，鲜嫩无比，生气盎然，不仅散风、清热、明目、生津止渴，且能养肝疏肝。《药性论》说枸杞苗还能“兴阳事”，此固与其能益阴精有关，其实乃疏肝气、达肝郁之故。盖肝主疏泄，肝郁则气血违和，亦令阳事不振。于此可见，能兴阳事者未必是温阳药。

就治消渴而言，枸杞子专解肾精不足之渴，地骨皮专解阴虚火旺之渴，枸杞叶专解心肺淫热之渴。枸杞叶又能益肝肾不足之阴，还能解热毒，“散疮肿”（《日华子本草》），而疮肿又常为消渴之并发症，故治消渴枸杞叶（苗）较枸杞子、地骨皮应用范围更广。清代医家缪遵义在其所著《缪松心医案·消渴》中，载有数则医案可供参阅。一张姓患者，28岁，案载“消渴一年，金水同治”，方用固本丸加五味子、石斛、天精草；一王姓患者，案载“肾水先亏，心火内炽，渴饮溲多，有消渴之虑”，方用：大生地、五味子、茯神、天精草、天冬、麦冬、川石斛、山药；一陈姓患者，案载“消渴几及半载，龙雷灼金，阴液日耗，最为重候。姑拟王太仆法，所谓壮水之主，以制阳光”，方用八仙长寿丸加知母、天精草。缪氏对天精草之倚重，简直视其为治消渴之专药。无独有偶，近贤王仲奇亦用天精草治消渴，《王仲奇医案》载其治某男子肾消，以枸杞苗与牡蛎、海蛤粉、生地、玄参、菟丝子等相伍以治之，意在清肝之热，固肾之精，化水生津，亦可谓善用此味矣。今之糖尿病患者，审其为阴虚热淫之候，笔者常嘱其春日采枸杞叶晒干代茶饮，以便持久服用，徐图其效。

《药性论》称枸杞苗“除风明目”，鲜者作羹，干者作饮代茶均可。又云“汁注目中，去风障赤膜昏痛”，此外治法。《十便良方》治目涩有翳，取“枸杞叶二两，车前叶一两，挼汁，以桑叶裹，悬阴地一夜，取汁点之”。此古之天然点眼药，甚妙。

# 八八 蔓荆子

◎蔓荆子味辛、苦，性平（微寒微温），入膀胱、肝、胃经，具疏散风热、清利头目、宣痹通络、凉血止痒、坚齿之功，为外感风热、头痛、眩晕、湿痹拘挛、湿疹瘙痒、目赤肿痛、视物昏蒙等病证的常用药。约其功用，曰升清、散风、凉血而已。

◎《本经》称蔓荆子味苦、微寒，《别录》称其味辛、平、温。据《本草经考注》『《证类·诸病通用药》条疗风下，引《药对》云：蔓荆实微寒微温』则综括了《本经》《别录》之说。蔓荆夏日开花，秋日结实，其性微寒微温，其味又辛又苦，古人此种认识药性的方式似乎模棱两可，殊不知气味相兼正是天然药物的特质，也是其功用多样性的缘由。对此，元代医家王好古曾作出如下的阐释：『有一物一味者，有一物三味者，一物一气者，一物二气者，或生熟异气味，或根苗异气味。或温多而成热，或凉多而成寒，或寒热各半而成温。或热者多，寒者少，寒不为之寒；或寒者多，热者少，热不为之热，不可一途而取也。或寒热各半，昼服则从热之属而升，夜服则从寒之属而降。或晴则从热，阴则从寒，变化不一如此。』王氏是明道者，道出了药物气味相兼的奥秘，值得深刻领悟。如蔓荆子正是一物二气者，即微寒微温。一般而言，具上升之性者，大多是药物的根部，本草称之为『根升梢降』，其次是花与叶，具升散、轻扬、发散作用。蔓荆子则是果实，气清而辛，体轻而浮，其性上升，不仅能升阳，且能引精气灌注清窍，而明目、而疗眩晕，《别录》称其能『益气』是也。因其有微寒的一面，是以能散颠顶的风热而疗头痛。其味兼苦，升中寓降。苦而微寒，是以又能凉血。因其有微温的一面，故能祛风通络，化湿宣痹。知其性，明其用，还要通过配伍组方才能将它的潜在功用充分发挥出来。

蔓荆子或疗头痛，或疗眩晕，用法各异，尽显古人智慧。例如在《千金方》中，就有用一味蔓荆子治疗头风的记载，其方取“末蔓荆子二升，酒一斗绢袋盛浸七宿，温服三合，日三”。盖借酒以助其上行，直达颠顶，以奏疏风清上、解痉镇痛之功。药仅一味，其力甚专。再如李东垣在补中益气汤“四时用药加减法”中云：“头痛加蔓荆子三分，甚者加川芎五分。”以中气不足，清阳不升，虚风上旋引发头痛。在补中益气汤中加蔓荆子，既助其升阳，亦能息风止痛。李氏所制的益气聪明汤亦用蔓荆子，其方能聪耳明目，善疗气虚清阳不升，精微不能上奉，以致视物昏花、耳聋、耳鸣之疾。药用黄芪、人参、甘草各半两，白芍、炒黄柏各一钱，升麻、葛根各二钱，蔓荆子一钱半为方，共为粗末，每取三钱，煎服。方中用此味，不仅取其散风利窍，还借其升阳上行，引领气血精微以养目，以聪耳而利听觉。又如《证治准绳》蔓荆子散（蔓荆子、甘菊花、半夏、羚羊角屑、枳壳、茯神、川芎、黄芩、防风、麦冬、石膏、地骨皮、天麻、细辛），治风头眩晕闷，起则欲倒之候。当系风阳上扰，兼夹水气为患，其适应证颇类今之梅尼埃病。方药以平肝镇逆兼化水气为主，以蔓荆子为方名，可见对此药的倚重。于今临床，风阳夹饮邪上逆之眩晕，以蔓荆子与化饮降逆之品同用确属有效。而高血压头痛，证见风阳上亢者，在辨证论治的方药中加用蔓荆子，其效可期。以上可供验证。

蔓荆子善疗目疾，无论外障、内障，证属外感内伤，悉可相机用之。风热上扰，目赤肿痛，以蔓荆子伍桑叶、菊花、黄芩、防风清解之；肝热内盛，风火上攻，目生云翳，宜蔓荆子伍木贼草、白蒺藜、蝉蜕、青葙子、赤芍疏散之。李东垣《兰室秘藏》蔓荆子汤是治疗“劳役饮食不节，内障眼病”之良方，药用：蔓荆子二钱五分，黄柏（酒拌炒四遍）、白芍各三钱，黄芪、人参各一两，炙甘草八钱，共为粗末，每取三钱或五钱，煎服。此方冶补益元气、抑降阴火、升清养目之品为一炉，乃内障眼病治本之图。同书之神效黄芪汤，“治浑身麻木不仁……或两目紧急缩小，及羞明畏日隐涩难开，或视物无力，睛痛昏花，手不得近，或目光精少，或肿热如火”。药用：蔓荆子、陈皮、人参、黄芪、白芍、炙甘草。如小便淋涩加泽泻；内热盛加酒洗黄柏。观其用意与蔓荆子汤近似，临证可以酌用。

蔓荆子所治之痹证，以湿痹及皮痹不仁为指征。李东垣《内外伤辨惑论》羌活胜湿汤，主治风湿留着，太阳经气郁而不行之候，其证或肩背痛不可回顾，或脊痛项强，腰似折，项似拔。药用：羌活、独活、藁本、防风、蔓荆子、川芎、炙甘草。其意在于祛风胜湿，疏通太阳经气，以祛痹着。临床所见，湿痹而见筋脉拘挛，尤为运用蔓荆子之的证，以其辛以散之，微温以通之，兼可荣筋舒挛故也。治疗皮痹不仁，《证治准绳》有蔓荆实丸，药用：蔓荆子八钱，炒枳壳、白蒺藜、白附子、桔梗、羌活、防风各五钱，共研细末，另用皂荚半斤，挫碎，用新汲水浸一宿，以熟绢滤去滓，入面少许，同煎成膏和药，如梧桐子大，每服二十丸，食后开水送下。其所主之皮痹，当系古人所说的大风苛毒，留着不去，阻遏营卫之运行，以致麻痹不仁者。其方散风利窍，达邪外出，可以胜任。

蔓荆子功善祛风止痒，为治疗皮肤病瘙痒诸症之良药。《证治准绳》蔓荆子散，“治肺脏蕴热，风毒如癞”。药用：蔓荆子、甘菊花、枸杞子、苦参、天麻、制天南星、胡麻各一两，共为细末，每服二钱，煎荆芥汤调下，茶清亦可。风毒如癞，已成顽疾，此方不仅用蔓荆子、菊花、天麻疏风，还用天南星以搜风，苦参祛血中风毒，枸杞、胡麻养血润肤，意在疏养结合，值得师法。寻常皮肤瘾疹，瘙痒难耐，风邪夹湿为患者，蔓荆子宜与白芷、白蒺藜、薄荷相伍；风邪化热，疹色鲜红，宜加山栀、赤芍清气凉营。湿疹反复发作，缠绵不愈，湿邪化热，热蕴化毒，浸淫成片，或破溃脂水淋漓，或皮厚皲裂，其状如癞，往往奇痒难耐，斯时用蔓荆子，主要取其凉血止痒之功，常与清气凉血、解毒化浊之品同用。须知热不除则风不静，风不静则痒不除，若痒甚者可伍入羚羊角。羚羊角禁用，不妨以山羊角代之，或加代赭石之镇摄，多能收效。

此外，蔓荆子还有一些特殊用法，例如《普济方》治妊娠卒小便不通，取蔓荆子二两，研为细末，每服不计时候，煎葱白汤调下一钱。其证乃妊娠转胞之候，因胎体增大，下压膀胱所致。蔓荆子升举清气，辅以葱白通阳利窍，从而恢复膀胱的气化功能。

# 八九 茯苓

◎茯苓味甘、淡，性平，入脾、肺、心经，功善利水湿、生津液、和脾胃、止腹泻、宁心神、定悸眩，为胸闷气逆、水肿胀满、痰饮咳嗽、心烦、心悸、头眩、不寐、泄泻、小便淋涩、遗精白浊、带下等病证常用之药。其性纯良，其用甚广。

◎观乎历代本草学著作，茯苓常具有既补又泻、既通又涩的双重作用。例如《本经》既言其『利小便』，又说主『口焦舌干』。《别录》既说治『大腹淋沥，膈中痰水，水肿淋结』，又说能『长阴，益气力，保神守中』。李东垣言其『小便多者能止，小便结者能通』。王好古进一步称其『小便多，能止之；小便涩，能利之』。何以看似相反的功用能萃于一物？不得不精究其性味。茯苓得松之余气而生，质重而气清。味甘归脾，甘淡又能养胃，是以直入中州，执升降之枢纽，操气化之权。《素问·阴阳应象大论》曰：『味厚者为阴，薄为阴之阳；气厚者为阳，薄为阳之阴。味厚则泄，薄则通。』《素问·至真要大论》又谓：『淡味渗泄为阳。』茯苓气味俱薄，具通利之性无疑。其性主升，功可渗泄。何谓『渗泄』？按照李东垣的说法，『渗谓小汗，泄谓利小便也』。无怪乎张洁古说茯苓能『开腠理』，并『利小便』。由斯以观，淡能利窍，不仅指利下窍，还指其利肌窍。

李时珍进一步阐明淡味药的功用“俱皆上行而后下降，非直下行也”。李氏谓：“茯苓气味淡而渗，其性上行，生津液，开腠理，滋水之源而下降，利小便。故张洁古谓其属阳，浮而升，言其性也；东垣谓其为阳中之阴，降而下，言其功也……则知淡渗之药，俱皆上行而后下降，非直下行也。”惟其上行，故能升清阳而助气化，助气化即能去水湿，水湿去则脾复健运之职，于是津液上奉而止渴。惟其升而复降，故又能导水湿从小便而出。由此可知，茯苓上能清肺化气，中能和脾养胃，下能开窍利尿，升清泄浊，祛有余的水湿，行不足之津液，此茯苓功用之奥也。要之，阐明淡味药先上行而后下降之机理，《内经》发其义，洁古、东垣畅其旨，李时珍则集诸家大成，论述明白晓畅，足以启迪后人。

古人常取茯苓作服食用，陶弘景称其“通神而致灵，和魂而炼魄，利窍而益肌，调营而理卫”，极尽赞誉。服食之方甚多，不及细载。兹录《千金》“饵茯苓方”略示其例，取“茯苓十斤，去皮，酒渍密封之，十五日出之，取服如博棋，日三，亦可屑服方寸。凡饵茯苓，皆汤煮四五沸，或以水渍六七日”。按照张璐的说法，用酒（米酒）渍密封之，“取酒气与茯苓合成一片也”；用汤煮水渍，“乃辟谷法，炼去渗利之性，但取清胃之质，作辟谷之资”。可供参酌，知古人有此一法。

明代医家汪绮石《理虚元鉴》谓：茯苓“为诸阴药之佐，而行其滞；为诸阳药之用，而宣其道。补不滞涩，泄不峻利，精纯之品，无以过之”。言之中的，令人服膺。凡用茯苓，不可不知其意。兹试绎之：熟地滋填肾阴，人所共知，但有腻膈之嫌，倘伍入茯苓，即无此弊，以其能行其滞也。吴茱萸温肝达郁，燥湿制酸，倘中焦痰饮阻隔，胀满殊甚，难逞其功，伍入茯苓，其功乃宏，以茯苓能宣其道也。观《朱氏集验方》吴仙丹，即以吴茱萸、茯苓各等分，炼蜜丸而成，可识其意。叶天士治胃独具心得，凡胃气虚衰用人参，常伍入半夏、茯苓，盖“阳明胃府，通补为宜”，“胃虚益气用人参，非半夏之辛，茯苓之淡，非通剂矣”。《临证指南·木乘土》徐案，“初则气升至咽，久则懒食脘痞”，认为“治肝不应，当取阳明”，药用：人参、姜汁炒半夏、茯苓、淡附子、白粳米、木瓜。吴仙丹用茯苓化有形之痰饮，此则为通补阳明而设，此“宣其道”之义也。

茯苓功善化水。考化水之物以甘淡、咸寒居多。甘淡，化水兼能通阳；咸寒

（如蛤壳），化水兼能清热，此大别也。茯苓得杏仁，则化胸中水气；得桂枝、白术则化胃肠水气；得猪苓、泽泻则化膀胱水气。《本经》称茯苓主“胸胁逆气”，《金匮》之茯苓杏仁甘草汤，则为胸痹，胸中气塞、呼吸气短之证而设。以其肺间必有水饮、痰涎阻滞，是以气塞、气短，故用茯苓伍杏仁化饮宣肺。《金匮》苓桂术甘汤，适用于“心下有痰饮，胸胁支满，目眩”之证，其所称之“痰饮”，指“其人素盛今瘦，水走肠间，沥沥有声”之候，是饮在胃肠无疑。茯苓伍桂枝，通阳化水之功胜；茯苓伍白术，健脾化湿之力优；故此方能旋转中阳，化水导饮。茯苓得猪苓、泽泻，相须为用，专利膀胱。五苓散（茯苓、猪苓、泽泻、白术、桂枝）被后人称为“利水之祖方”，适用于热病膀胱气化不行，小便不利，微热，烦渴，或水入即吐者。对周身水肿、腹泻，以及水气病引发之吐涎、头眩等证均宜。开太阳则表症除，化水气则烦渴止，利膀胱则邪水去，其妙用如此。

茯苓既能利尿通淋，又能治小便不禁。李东垣《兰室秘藏》以渴与不渴，分辨小便淋闭有热在上焦肺分或在下焦血分之异。如渴而小便不利者，是热在上焦肺分，当用淡味渗泄之药，如茯苓、灯心草、通草之属，“以清肺之气，泻其火，资水之上源也”。惟淡味药能先上行，方能清肺之火，化水生津而止渴，后下降方能通淋利尿。如热在下焦血分，则用大苦寒之品，以清血分伏热，如通关丸用知母、黄柏。至于小便闭塞不通，因“血涩至气不通而窍涩”者，则用导气除燥汤（茯苓、滑石、知母、泽泻、黄柏）以治之。血涩，故用知、柏直清阴中之热而滋燥；气不通，故用茯苓之通利，配合滑石、泽泻以利窍。前列腺肥大引起的癃闭多系热结窍涩，此方颇具参考价值。治疗小便不禁，《三因方》有张真君茯苓丸，用白茯苓、赤茯苓各等分，为末，以新汲水挼洗，澄去新沫，控干，以地黄汁同捣，酒熬作膏，和丸，弹子大，空心嚼下一丸。“治心肾气虚，神志不守，小便淋沥，或不禁，及遗泄白浊”。陶弘景有茯苓白补赤泻之说，此方赤白并用，要义在于宁神，兼泄肾间湿热；用地黄补益肾阴，故为心肾并调之剂。凡神志失宁，神经功能失用而小便不禁者，此方适用。能治白浊，以其能分清祛浊之故。《儒门事亲》治小便频多，滑数不禁，用白茯苓（去皮）、干山药（去皮，以白矾水瀹过，焙）各等分，为末，每米饮调下二钱。取山药以固下元，用茯苓者，通以济涩也。

茯苓有祛痰作用。痰饮内停，犯肺为咳，上逆为呕，凌心为悸，上蒙清窍为眩为晕，茯苓咸可治之。化痰和胃之二陈汤，随证加味，可适用于多种咳嗽。《金匮》治心下有支饮，呕吐，用小半夏汤（半夏、生姜）散结逐饮，降逆止呕。若证兼心悸、头眩，则加茯苓一味（小半夏加茯苓汤），以其能去水宁心、升清泄浊。《外台》茯苓饮（茯苓、人参、白术、枳实、橘皮、生姜）适用于脾气虚衰，内有停痰宿水，胸闷气塞，不思饮食之证。其以茯苓为主药，展气化以行水，参、术益气扶脾，橘、枳、生姜行气和中，为消补兼施之良方。痰饮为患，怪病丛生，指迷茯苓丸（茯苓、半夏、炒枳壳、风化硝，生姜汁糊丸）适用于中脘停痰伏饮，导致臂痛难举，或肩臂酸痛，脉来沉细之候，其状颇类风痹，实系痰滞经络，气失运行，络脉不通，用此方加入通络镇痛之品即可。若久病正虚，亦可与益气养营之品同用。肩周炎患者，若有咳喘宿疾，胶痰滞膈，往往痛势更甚，倘随证参用此方，可提高疗效。

茯苓治疗遗泄带下、消渴、腹泻，不乏良方妙剂，兹略举数则以作借鉴。《和剂局方》威喜丸，取白茯苓四两，以猪苓四钱拌煮二十余沸，去猪苓，晒干用。化黄蜡四两，蜡丸弹子大，空心细嚼一丸。治元阳衰惫，精气不固，小便下浊，频频遗泄，或妇人带下之证。此方以茯苓为主药，制之以猪苓，伍以黄蜡，既能固摄精气，又能导下焦瘀浊，为涩中寓通之剂，用意甚佳。《德生堂经验方》治上盛下虚之消渴，证系“心火炎烁，肾水枯涸，不能交际”。用“白茯苓一斤，黄连一斤，为末，熬天花粉作糊，丸梧子大，每温汤下五十丸”。心火上炎，用黄连泻心；口渴不已，用天花粉生津止渴。然而消渴饮水必多，水气不化，脾精不布，终不能升腾津液，而收水火既济之功，方中用茯苓，非为利尿而设，是取其化水、通阳、升清、交通上下。《百一选方》治疗“飧泄”不止，用白茯苓一两，木香（煨）半两，为末，紫苏木瓜汤下二钱。《素问·阴阳应象大论》谓“清气在下，则生飧泄”，此方所主之证，显系湿浊中阻、清气不升之候。茯苓伍木香，温运中阳，和脾渗湿，更以紫苏、木瓜芳香辟恶、消胀除满为引，化浊止泻，简洁实用。

九〇

# 蒲公英

◎蒲公英味苦、甘，性寒，入肝、胃二经，兼通肾气，具清热解毒、消痈散结、清胃定痛、滋肾清肝之功，为乳痈、疖肿、疔疮、瘰疬、丹毒、胃痛、目赤肿痛等证之要药。因其有缓泻之功，可用于津伤便秘；有利水之能，可用于五淋。生食则滑利，可以养窍；熟食则健胃，可化食毒。其性虽寒，但寒而不凝；其味虽苦，但苦而回甘；是以能清能滋，能补能泻，妙品也。

蒲公英始载于《新修本草》，称其味甘、平，无毒，主妇人乳痈，“煮汁饮之，及封之，立消”，亦即可作内服与外敷之用。并云：“叶似苦苣，花黄，断有白汁，人皆啖之。”古人以色黄者归脾胃，茎叶味甘多汁，足可滋液，故取其服食甚为普遍，《本草纲目》将其归入“菜部”。除了服食以及煎煮作药用，古人还用特殊的制法进一步彰显其疗效。如还少丹（见《本草纲目》）即是一例。此丹能“固齿牙，壮筋骨，生肾水”，有乌须发、抗衰老之功。制法如下：取蒲公英连根带叶一斤，洗净、晾干，入斗子解盐一两，香附子五钱，二味为细末，入蒲公英淹一宿，分为二十团，用皮纸三四层裹扎定，用六一泥（即蚯蚓泥）如法固济，入灶内焙干，乃以武火煅通红为度，冷定取出，去泥为末，早晚擦牙漱之，吐、咽任便，久久方效。所称的斗子解盐，按照近代名医张锡纯的说法，“即《神农本草经》大盐晒于斗子中者，出山西解池”，大抵有滋肾、清热、坚骨之功。香附行中兼补，生则性升，熟则能降，用盐制之可通肾气。蒲公英与解盐、香附融为一体，如法炮制，总取清心益智、交济水火之意，是以有乌发固齿、壮筋健骨之功。较之世俗所用的益气养血之补药，识见高出一筹。想魏晋时代，方士多取金石燥烈之品炼丹，其生热、生痈之弊端丛生，还少丹是仿古人炼丹之法，但采草药而弃金石之品，无燥烈之嫌，绝少流弊。方中用蒲公英之义，李时珍释之曰：“盖取其能通肾也，故东垣李氏言其为少阴本经必用之药，而著本草者不知此义。”蒲公英能通肾气、滋肾阴，味苦复可清心平肝，其性愈明，其用愈广。

清人王孟英学博思深，在其所著《随息居饮食谱》中，将蒲公英列入“蔬食类”，称其“甘平，清肺，利膈化痰，散结消痈，养阴，凉血，舒筋，固齿，通乳，益精，嫩可为蔬，老则入药，洵为上品。今人但以治乳痈，抑何陋耶？”大抵囊括了蒲公英的功用，对应用颇有指导意义。蒲公英能清上解毒，且其质滑利，可稀释痰液，排泄浊痰、浊涕。外感风邪，痰热滞膈，可与疏风宣肺之品同用；鼻渊浊涕如脓，鼻塞不利，可与疏风利窍之品同用。因其能凉血解毒，故为多种疮疡肿毒所取用。何以能通乳？一则取其能滋液养阴；一则取其能散滞气、通乳络。是既益其源，又畅其流也。至于舒筋、固齿、益精，殆从还少丹悟得。蒲公英遍地皆有，笔者从亚洲到欧洲，又去过北美、南美、非洲等地，都见过形态类似者。在北美一些地区，已由野生转为家种，超市即可购得鲜品。蒲公英之叶含有维生素A、维生素

C 及矿物质，嫩者可作沙拉，甚至成为高级西餐厅的美食。在欧洲一些国家，用蒲公英作袋泡茶亦很流行。大抵蒲公英普世皆知食用，亦足奇矣！蒲公英一身是宝，其根解毒散结之力较叶过之，其白色汁液可治疗鸡眼、疣，并可外涂治疗毒虫咬伤。花性轻散，取鲜者擦拭或煎汁可去除雀斑。

清代王洪绪《外科证治全生集》中，有蒲公英“炙脆存性火酒送服，疗胃脘痛”的记载，炙脆既可减其寒性，又可散瘀，故可止脘痛。此物干品作煎剂，为清胃定痛之妙品。首先蒲公英多汁液，有草香气，为胃所喜，能养胃阴；其次，蒲公英能“解食毒，散滞气”（朱丹溪语），凡过食煎炒炙煿或辛辣之品，胃中积热不消，可赖其清之、化之；再者，临床常见的慢性胃炎可见胃黏膜糜烂，胃溃疡更应护膜医疡，蒲公英功善解毒疗疮，有针对局部病灶的意图。当然，这应在审证明确的前提下应用，倘慢性久病，中阳虚馁即不可孟浪。凡湿热中阻，胃阴伤残，通降失职，脘痛嘈杂者，往往不耐刚药，此时蒲公英正为相宜，常与川楝子、白芍、甘草同用，兼夹气滞者，加苏梗、枳壳；兼夹血瘀者，加丹参、泽兰；湿浊中阻者，加藿香、郁金之芳化；纳呆食减者，加生大麦芽、玫瑰花以和中，随证损益，务期切当。

乳痈多属肝、胃二经的病变，以乳头属肝、乳房属胃故也。蒲公英清肝胃、散滞气、化热毒、通乳络，治乳痈甚为擅长。《积德堂方》治乳痈红肿，取“蒲公英一两，忍冬藤二两，捣烂，水二钟，煎一钟，食前服，睡觉病即去矣”。朱丹溪则云，以蒲公英“同忍冬藤煎汤，入少酒佐服，治乳痈，服罢欲睡，是其功也。睡觉微汗，病即安矣”。二方相似，惟朱氏加酒以行药势，是所异耳，均适用于乳痈初起之候。若乳痈肿硬殊甚，疼痛，身发寒热，可予《洞天奥旨》和乳汤（蒲公英、当归各一两，贝母、天花粉各三钱，生甘草二钱，穿山甲片一片），以解毒消痈，散结消肿，庶免痈溃化脓。蒲公英可用于多种痈疡疮毒，《洞天奥旨》立消汤（蒲公英、玄参各一两，金银花四两，当归二两），适用于“痈疽发背，或生头项，或生手足臂腿，已溃即敛”。并云：“即治肺痈，大小肠痈无不神效。”以其“既善攻散诸毒，又不耗损真气，可多服、久服，俱无碍也”。对于肺痈已溃，元气不足，毒气难化之候，该书所载之完肺散（人参一两，玄参、金银花各二两，蒲公英五钱，天花粉、桔梗、生甘草各三钱，黄芩一钱）可资应用。方用人参、玄参益气养阴，蒲公英、金银花清解热毒，乃扶正托毒之法。

鉴于蒲公英清利肝胆之热，祛血中毒素，因而为肝炎、胆囊炎，乃至肝癌常用之品。凡草药之性，生则行，熟则滞，是以治疗上列疾患，生用尤良，生啖更妙。一例病情深重的乙肝患者，面色灰滞，形衰色夺，同时有胃病宿疾，胃痛隐隐，纳谷不馨，食后脘胀嗳气。余除处以汤药外，嘱其常服鲜蒲公英，患者遵嘱行之，常在野外采摘，生食，采多了就做成馅儿，包饺子速冻食用。坚持年余，不仅乙肝大为好转，胃病也随之而愈。

蒲公英滋肾清肝，常用于治疗目疾。《医学衷中参西录》载有蒲公英汤，“治眼疾肿疼，或胬肉遮睛，或赤脉络目，或目睛胀疼，或目疾连脑，或羞明多泪，一切虚火实热之证”。取鲜蒲公英四两（根叶茎花皆用，花开残者去之。如无鲜者可用干者二两代之），一味煎汤两大碗，温服一碗，余一碗趁热熏洗。张氏用此方“屡试皆效”，因而赞曰：“使人皆知其治眼疾如此神效，天下无瞽目之人矣。”

# 九一 豆豉

◎ 豆豉味苦、辛、甘，微寒，入肺、胃经，功善解表发汗，宣郁散满，下气调中，辟恶解毒，为外感风寒，温热时邪，胸闷痞塞，下痢赤白等病证之要药。其药至简，其效甚宏。

◎ 豉有淡咸两种，淡者入药，故又名淡豆豉。欲明豆豉的特性，必先了解制作的过程，据《本草纲目》记载：『造淡豉法：用黑大豆二三斗，六月内淘净，水浸一宿沥干，蒸熟取出摊席上，候微温蒿覆。每三日一看，候黄衣上遍，不可太过，取晒簸净，以水拌干湿得所，以汁出指间为准，安瓮中，筑实，桑叶盖厚三寸，密封泥，于日中晒七日，取出，曝一时，又以水拌入瓮。如此七次，再蒸过，摊去火气，瓮收筑封即成矣。』黑大豆性平，古人称为肾谷，经过蒸罨发酵，制而为豉，其体由质重变为轻虚，其功由沉降变为升散，能透达表里，宣通上下，散风邪于肌表，解郁热于膈上，宣湿浊于中焦，化湿毒、化热毒、化药毒、祛脂浊，各尽其用。至于将大豆辅以其他原料，蒸罨发酵，制作酱豉、酱油等，以供食用，或作烹调之需，益体养人，能促进脾胃的运化功能，祛除陈气，寓药疗于食疗之中，其功不及细载，另当别论。总之，用黑大豆作豉乃是古人的伟大发明，惠及千秋万代，意义非凡。

豆豉具透发之性，解热化毒，古人于新感与伏气致病咸采用之。《肘后》葱豉汤（豆豉、葱白）即为外感热病初起而设。宋·苏颂赞曰：“古今方书用豉治病最多。江南人善作豉，凡得时气，即先用葱豉汤服之取汗，往往便瘥。”其效确实如此。至于治伏气可从唐代医家张文仲所立之豉薤汤看出端倪。此方由仲景栀子豉汤加薤白而成，“治伤寒下利，如烂肉汁赤滞，伏气腹痛”，“伏气”二字值得注目，假使仅仅外感风寒而致下利，断不致状如烂肉汁，臭秽不堪，此必有伏气藏匿，复因外邪刺激，卒然发病使然。豆豉既能透邪于外，又能化伏气于内，解毒化滞，辅以山栀以清之，薤白以泄之，遂能奏解表清里之功。须知发越陈腐之气乃是豆豉的一大特性，清代温病学家，既用其治新感温病，又用其治伏气温病，即是此故。

如前所述，《肘后》葱豉汤可广泛应用于风寒初起之证，后世有认为其可代麻黄汤者，足见对此方之倚重。《肘后》于此方后有加升麻、加葛根、加麻黄法，提示倘随证增味，更贴切病情。升麻、葛根均是阳明药，前者有助于解毒辟恶，后者可助其解肌清热。加麻黄则适用于恶寒发热、表闭无汗者。《千金》之葱白香豉汤（香豉、葱白、童便）亦从《肘后》取法，“治疫气伤寒三日以前不解者”。清代医家张璐认为：“本方药味虽轻，功效最著，凡虚人风热，伏气发温，及产后感冒，靡不随手获效。”又谓：“豆豉专解虚人疫气壮热，从少阴发越其邪。”盖前人有伏邪藏于少阴之说，黑豆入肾，故引申为豆豉能从少阴发越其邪。邪伏何处诚不必拘泥，而豆豉能疗伏气温病则不容置疑。再辅以葱白宣肺通阳，以利达邪外出；童便功善清热消瘀，既有助于清温彻热，又能祛胞宫之瘀滞，张氏以为此方还能疗产后感冒，职是之故。

葱豉汤沿用不衰，衍生的方剂甚多，极尽豆豉之妙用。仅以《通俗伤寒论》为例，就有擅长理气发表的香苏葱豉汤（葱豉汤、香苏饮合方），既能疏郁达表，又能理气安胎，为妊娠伤寒而设；擅长养血发汗之七味葱白汤（葱豉汤加生地、麦冬、葛根、生姜，百劳水煎药），可为血虚之人感受温邪取法；擅长滋阴发汗之加减葳蕤汤（葱豉汤加玉竹、桔梗、白薇、薄荷、炙甘草、红枣），适用于阴虚之体，罹患风温，或冬温咳嗽、咽干口燥之证；以及擅长和中发汗之葱豉荷米煎（葱豉汤加粳米、薄荷），适用于小儿伤寒初起，头痛身热，恶寒无汗之证，用粳米以养汗源，薄荷解表达邪，简捷精当，切合实用。

豆豉《本经》未载，张仲景《伤寒论》有栀子豉汤（豆豉、山栀）之制，治伤寒经汗、吐、下后，余热留扰胸膈，心烦不得眠，甚则“反复颠倒，心中懊侬”。“懊侬”乃烦闷之状，《素问·六元正纪大论》：“火郁之发……目赤心热，甚则瞀闷懊侬，善暴死。”张景岳注曰：“火入于肝则目赤，火入于心则心热，火炎上焦则瞀闷，火郁膻中则懊侬。”观仲景用药通例，心烦为山栀所主，懊侬则为豆豉所主。何以知之？试看治“伤寒下后，心烦腹满，卧起不安”之栀子厚朴汤（山栀、厚朴、枳实），治“伤寒，医以丸药下之，身热不去，微烦”之栀子干姜汤（山栀、干姜）均有心烦之见症，均用山栀，但无懊侬，均未用豆豉，即是明证。山栀能清心除烦，绝无疑义。但烦闷不安，反复颠倒，莫可名状，表示气机郁滞，火郁不达。其郁结之气，非豆豉之升散不足以疏通；其郁结之火，非豆豉与山栀相伍不足以发越。二味相伍，方能奏清解膈热、安神宁心之功，此豆豉治懊侬之微旨也。后世医家用栀子豉汤治杂病气郁化火，心烦失眠之证渊源于此。

栀子豉汤被后世医家广泛用于温热病的治疗。此方的适应证，从六经辨证的角度来看，“在太阳为半里证，在阳明为半表证”（章太炎语），从卫气营血辨证的角度来看，在乎卫气之间。叶天士《温热论》开宗明义“温邪上受，首先犯肺”。柯韵伯则以“阳明为成温之薮”。膈近于胃，是以清代医家王旭高将善清膈热的栀子豉汤视为治温邪之的方。王氏认为：“夫温邪宜清宜泄，而叶天士《温热论》未出主方，但云‘挟风加入薄荷、牛蒡之属，挟湿加入芦根、滑石之流’，试思加入何方之内，当知主治不出此方矣。”此论确有见地，遵而行之，治疗温病初起，夹风夹湿诸候，大法不离矣！豆豉之升散，山栀之清泄，能宣通上下，还被清代温病学家发展为轻清化气之法，用于湿热留恋气分，身热不退，胸脘痞闷，小便黄赤，便溏不爽之证。《重订广温热论》所载之新加栀豉汤（叶天士方，淡豆豉、焦栀皮、光杏仁、生薏苡仁、飞滑石、白通草、浙苓皮、鲜枇杷叶）即是范例。此方展气化以轻清，俾气化则湿化，湿去则热孤，示人以法。若胸闷殊甚，不妨加入郁金、白蔻仁芳香宣化更妙。

《别录》称豆豉主“瘴气恶毒”，《肘后》有黑膏（生地、豆豉、猪脂、雄黄、麝香）之制，用治“温毒发斑，大疫难救”。后世医家治温病邪入营血，壮热口渴，烦躁不安，斑疹隐隐，舌质红绛，脉大而数者，从此方取法，用生地与豆豉同打，一方面凉血清营，一方面透热达邪，犹叶天士“入营犹可透热转气”之意。随证参用凉血散血、养阴生津、化痰开窍之品以治之。至此，豆豉不仅可用于温病邪入卫分、气分之证，即便温邪入营入血亦可用之。其应用之广泛，堪称无出其右者。

豆豉善辟不正之气，解毒化滞，为治痢之妙品。《药性论》治血痢，“以豉一升，水渍相淹，煎两沸，绞汁顿服，不瘥再作”。《外台》所载之《备急》疗痢下赤白，腹中疼痛；《救急》疗赤白痢，无问新旧，均用一味豆豉以治之。至于豆豉伍他药治痢，诸方各具特色。如《千金》香苏汤，系以豆豉伍生苏以疗“下后烦气暴上”，亦即下痢伴见虚烦、气逆之候。生苏即鲜紫苏，取其芳香化浊，下气宽中，豆豉除治痢外，则为解郁除烦而设，立方允合病机。《外台》所载《删繁》香豉汤，“疗下焦冷热不调，暴下赤白痢”，以香豉伍白术、薤白、升麻，温清并用，升清泄浊，以解冷热夹杂之邪，而收解毒清肠之效。《外台》另有《必效》疗赤痢方（香豆豉、黄连），显系肠间热毒殊甚，营络受损，故参用黄连坚肠清肠，清热治痢。此外，《博济方》治血痢不止，用淡豆豉、大蒜等分，杵丸梧子大，每服三十丸，盐汤下。着眼于解毒治痢，其法简易可行。

豆豉还有一些特殊的用法，例如《普济本事方》“治多年肺气喘急，呴嗽晨夕不得眠”的紫金丹，系以砒石与豆豉组成（因砒有剧毒，请参阅原书，注意制法、服法，严格控制剂量，以策安全），药用冷茶送下。呴嗽，即哮证，以咽间痰鸣，哮吼有声，咳逆倚息不得卧为特征。因其反复发作不易根治，后世也有医家认为此症当有“宿根”，一旦外有非时之感，或饮食不慎，猝然病发。此方适用于冷痰积于肺窍之候，砒石大热大毒，其性甚烈，能直达病所，攻劫冷痰，豆豉疏散郁结，发越胸中陈腐之气，二味为丸，劫哮定喘之功甚著。黑大豆能解砒毒，豆豉亦然，制其毒而彰其用，配伍精当。砒畏冷水，丸以冷茶送下，亦有降低砒剂毒性的意图，用意精到，值得参究。再如豆豉还可用于外症，《证治准绳》有豆豉饼一方，治疮疡肿痛，硬而不溃及溃而不敛，并一切顽疮、恶疮。系以江西淡豆豉研为末，唾和成饼，如疮大，以艾铺上灸之，干则易之。未成者即消，已成者祛逐邪毒则愈。如有不效，往往是气血虚衰之败症，当另行图治。上法可供参考。

# 九二 赤小豆

◎赤小豆味甘、酸，性平，入心、脾、小肠经，具健脾利水、清心除烦、解毒消痈之功，为水肿、脚气、黄疸、痢疾、心烦、心悸、肿毒疮疡等证常用之品。赤小豆能通乳，并可安胎，古人还用其辟疫。

◎赤小豆色赤归心，味甘入脾，微酸表示禀升发之气，具流通之性。甄权称其『通气，健脾胃』，通气，即是能流通气机，运行水湿。赤小豆不仅能入气分『下水肿』(《本经》)，还能入血分『排痈肿脓血』(《本经》)，故气血兼治，其功不凡。邹润安申之曰：『盖气血皆源于脾，以是知血与水同源而异派，浚其源其流未有不顺矣。』从赤小豆入脾，联想到它能祛气分、血分留着之邪，颇得其要。然而通利仅是赤小豆性能的一个方面，除了通，它还能涩。盖其质甚黏，作末调敷痈疽疮疡，干后不易揭开，收敛之力殊甚。古人用其安胎，预防流产，即有固摄胞胎之意。综而言之，赤小豆以黏涩之体，具通利之用，可谓能通能涩。明乎此，可扼其功用之要。

赤小豆为利水消肿之良药。药食同源，以赤小豆与鲤鱼煮烂食用，《食疗本草》用于治疗脚气及大腹水肿。《十剂》将赤小豆归于“燥剂”，究其性并不燥，因能去湿，湿去则燥之意。鲤鱼除养正外，并长于下水气、利小便，故二味同用，和脾消水相得益彰。此法自唐宋医家倡用以来，迄今沿用不衰。现代临床之营养不良性水肿、慢性肾炎水肿等，用此法亦效，并可辅助对证之方药而建功。至于水气肿胀殊甚，乃至水臌已成，下列二方可供择用：一是《肘后方》治水臌腹大，“动摇有声，皮肤黑者，用赤小豆三升，白茅根一握，水煮食豆，以消为度”。此方之适应证当系癖散为臌，久郁生热，水停致瘀之候。赤小豆伍白茅根，健脾利水兼能泄化血分的瘀热，可以采用。二是宋代苏颂的一则验方，“用赤小豆五合，大蒜一颗，生姜五钱，商陆根一条，并碎破，用水煮烂，去药，空心食豆，旋旋啜汁令尽，肿全消也”。方中重用赤小豆健脾利水，并驾驭商陆逐水峻利之性，配合大蒜燥湿强脾，辟恶逐秽；生姜辛散水气，宣通胃阳，在扶正中有祛邪之功，不失为有制之师。惟方中商陆用一条，其量很难把握，当以 3~9g 为宜，妄用大量，反足偾事。

赤小豆为心之谷，其能清心火，是因其能通小肠，利小便，导热下行之故。《食疗本草》还说它“令人心孔开”，实寓有通心脉之意。赤小豆清心包郁热、通利心脉、宁神除烦之功易为人忽略，实为憾事。其实《千金》早有记载，可供后人参悟。例如其治“产后烦闷，不能食，虚满”之赤小豆散，取“赤小豆三七枚，烧作末，以冷水和，顿服之”。赤小豆烧后存性用之，取炎上之苦味以泄热，从而清心除烦；赤小豆炭化还能消瘀，以除腹中虚满。再如《千金》“治心气不足，善悲愁恚怒，衄血，面黄烦闷”之茯苓补心汤，药用：茯苓、肉桂、甘草、紫石英、人参、麦冬、大枣、赤小豆。方中多系益心气、养心营、宁心神之品，用赤小豆其义安在？清代医家张璐认为其可作紫石英、肉桂之报使，并开泄心包之旺气。由此可知其既能作引经之用，又能泄旺气而清心火，损有余，补不足，斯能平调阴阳。上方用一味赤小豆以治“虚烦”，此方主治亦有“烦闷”一症，谅非巧合。赤小豆能清心除烦，可以征信。笔者发现，赤小豆还能调整心律，凡心肝火旺，或兼夹痰热，早搏频发者，可以相机用之。若心火偏旺，口苦、尿黄者，以其与苦参相伍；若肝失疏泄，肝阳偏亢，性急易怒，胸闷，甚则心前区隐痛者，以其与川楝子（炒）相伍；若心慌、心悸、易惊者，以其与紫石英相伍；随证参用柔养心营、理气解郁、宽胸化痰之品可矣。

赤小豆"治产难，下胞衣，通乳汁"（李时珍语）。观《产宝》治妇人难产，"用赤小豆生吞七枚，佳"。《救急方》治胞衣不下，亦用赤小豆7~14枚吞服。《产书》治乳汁不下，则煮赤小豆汁饮之。另据陈自明《妇人大全良方》记载，其妻"因产前食素，得疾羸弱，产后乳脉不行，已七十日，服诸药无效，婴儿甚苦，偶有人送赤豆一斗，遂如常煮豆粥食之，当夜乳脉通行"。可证其通乳汁之作用。赤小豆生则气锐，通利之力胜，用其治产难，下胞衣；熟则补中兼行，故可通乳汁。赤小豆还有安胎作用，惟这一功能不见于《本经》《别录》《药性论》诸书，《千金》则有记载，其治"妊娠数月堕胎"，"赤小豆末，酒服方寸匕，日二。亦治妊娠数月，月水尚来者。"单方一味即可获验，亦可与他药组合成方以治之。例如茯神汤主治云："若曾伤三月胎者，当预服茯神汤。"茯神汤由茯神、丹参、龙骨、阿胶、当归、甘草、人参、大枣、赤小豆组成，腰痛加桑寄生。方中多系益气养血、收敛固涩之品，意在养胎元、防滑脱。何以要用赤小豆？张璐以为"赤小豆归心以承制其火，则无消烁胎气之虞矣"。然而清心之品甚多，原不必借重赤小豆，张氏此解未达《千金》之旨趣。笔者认为主要取其健脾与黏涩之功。脾健则能化生气血，取土厚则能载物之意。黏涩则能固胞胎，使其不易滑脱。笔者治疗习惯性流产，常嘱患者以赤小豆与糯米一并煮粥服，坚持服数周确属有效，可供进一步验证。此外，《小品方》还用赤豆芽研末服用治胎漏。胎漏是指妊娠后依然有少量出血，但腹中不痛，多因冲任不固，或跌仆闪挫、损伤胞胎所致。赤豆芽是将赤小豆置于湿地生长发芽而成，味甘，性微凉，有清热解毒、止血、安胎之功。与赤小豆安胎相较，多一层凉血止血之意。

古人用赤小豆辟疫，与其能解毒有关。黄疸用赤小豆，如张仲景麻黄连翘赤小豆汤（麻黄、连翘、杏仁、赤小豆、生梓白皮、甘草、生姜、大枣），其证系伤寒瘀热在里，不得发越，因而发黄，当有身热、无汗、身痒等见症。赤小豆清热利水，凉血解毒，助诸药分消瘀热，消退黄疸。此方并可用于荨麻疹，荨麻疹今知与过敏有关，有的反复发作，不易根治。经验所及，倘能坚持以赤小豆煮烂服用，则发作日稀，乃至根治。提示赤小豆能调节机体免疫功能，并有抗过敏作用。赤小豆之解毒，既非苦寒直折亢厉之热毒，亦非芳香以辟不正之气，乃是扶正、清心、利水等作用之综合效应。化毒邪于无形，平淡之神奇。狐惑病顽缠难治，病因不详，张仲景亦用赤小豆。《金匮》谓："病者脉数，无热微烦，默默但欲卧，汗出，初得之三四日，目赤如鸠眼，七八日目四眦黑，若能食者，脓已成也，赤豆当归散主之。"其方用赤小豆三升，浸令芽出曝干，当归三两，上二味，杵为散，浆水服方寸匕，日三服。方用赤小豆芽，不仅取其解热毒、排痈毒，还赖其顾护正气；当归养血活血，祛瘀生新；浆水清凉解热，调和脏腑；不失为祛邪安正之良方。

赤小豆为痈疽热毒外敷之良药，《小品方》治丹毒如火，用"赤小豆末和鸡子白，时时涂之不已，逐手即消"。至于用其外敷痄腮、发背，尤为简便实用。家母精于外科，对赤小豆外敷发背的功用赞不绝口，多以其研成细末，或加入芙蓉叶末，或加入苎麻根末，或加入如意金黄散，以茶清或鸡子白调敷发背四周，中留一孔，达到箍疮消肿的目的。凡此证初起，用之尤良。

# 九三 白芥子

◎白芥子味辛、性温，入肺、胃经，具利气消痰、通络止痛、消肿散结、通阳起痿之功，适用于咳逆痰多、胸满胁痛、痹证、痛风走注、湿痰流注、阳痿、阴疽等诸多病证。性虽通利，但行中兼补，行则化痰消食，温中助运；补则聚水谷之气以益肾精，敷布阳气，振起颓废；其药用价值代有发明，应用范围日趋广泛。

据《别录》记载，白芥子“发汗，主胸膈痰气”。以其味辛能通，性温能散，是以由肺而及肌表，外散风寒，内化痰湿。宋代《三因方》控涎丹用之，颇具深意。此方为攻逐饮邪、痰涎之剂，药用：甘遂（去心）、紫大戟（去皮）、白芥子（真者）各等分，煮糊丸梧子大，晒干，淡姜汤或熟水下五丸、七丸至十丸。适用于停痰留饮伏于胸膈上下引发之诸多病证，如人忽患胸背、手脚、颈项、腰胯隐痛不可忍，连筋骨牵引作痛，坐卧不宁，走易不定，或令人头痛不可举，或昏倦多睡，或饮食无味，痰唾稠黏，夜间喉中如锯声，或手脚重，腿冷痹，误认为瘫痪者。总而言之，《三因方》描述的种种怪病不可名状，而其症结乃是饮邪、痰涎蕴结，以致营卫流行失度，阴阳乖违之故。方中甘遂与大戟并用，攻逐胸腹、脏腑、经隧之水湿。二味性皆苦寒，无通阳之力，故假白芥子辛温以疏利气机，通阳散结，引领遂、戟搜剔伏匿于皮里膜外的痰涎。俾气行则水行，气化则痰消，用意甚佳。余用此方治渗出性胸膜炎，寒热退后饮积未除，胸满胁痛者，畅下后诸恙均已，而历代医家用此方治疗诸多怪症，获验良多，不复一一枚举，学者审时度势，斟酌用之。此方长于治痰涤饮，而短于治瘀，然而痰饮内结，又易于致瘀，瘀痰互结，癥结难消。《丹溪心法》所载控涎丹另具一格，此方“治身及两胁走痛，痰挟死血者”。其组成与上方相同，亦采遂、戟、白芥子三味，惟以桃仁泥糊丸服之，用量与上方亦同。桃仁入血分，祛瘀行痰，化腐生新，且油润滑利，正可祛留着之邪，制方深具卓识，值得效法。

痹痛游走不定，谓之“走注”，其因与“风”有关。陶弘景称白芥子主“暴风毒肿流四肢疼痛”，盖以其疏利气机，气行则风散，加之辛香之气可以解毒，温通能开痹着故也。《丹溪心法》治“痛风走注”之四妙散用之，允合陶氏之意。其方用“威灵仙酒浸五钱，羊角灰三钱，白芥子一钱，苍耳一钱半，为末，每服一钱，生姜一大片擂汁，入汤调服。又，二妙散同调服”。此证气分有湿热，血分有瘀热，风毒湿热纠结不解，方用威灵仙、苍耳子通利关节，祛风宣痹，而苍耳子尤善祛风毒；羊角平肝清热，烧灰存性，兼可散瘀；白芥子搜剔伏匿于关节之湿浊，消肿止痛。若湿热蕴结殊甚，伍入二妙散（苍术、黄柏）是矣！惟羊角灰一时难备，余用此方常去此味，加入龙胆草以清骨间之热，亦妙。又《赤水玄珠》所载之加味二妙散，治“痛风走注疼痛”，观其方系以黄柏、苍术水煎，调入威灵仙、羚羊角灰、苍术、白芥子末而成。方药与朱氏方近似，惟方中两处用苍术，重味，可疑；羊角灰作羚羊角灰，恐亦不确。特附志于此。

南宋医家陈自明用白芥子治痹痛另有创获。《妇人大全良方·妇人臂痛方论》白芥子散，“治臂痛外连肌肉，牵引背胛，时发时止……其痛发则有似瘫痪”，盖因“荣卫之气循行失度，留滞经络，与正气相搏”所致。药用：真白芥子、木鳖子各二两、麸炒，没药（另研）、桂心、木香各半两，为细末，每服一钱，温酒调下。木鳖子（土木鳖）味苦、微甘，性温，有小毒，为攻毒散结之品，此方以其与白芥子相伍，着眼于开通经络，流通气血，配合肉桂、木香、没药辛香透络、活血散瘀，共奏解凝止痛之功。从“痛发则有似瘫痪”一语观之，其证有由痹致痿之势，用白芥子等运行经气，宣通络痹，振奋机能，正是振颓起废所必需。是知此方用白芥子不仅取其“通”，抑且取其“补”矣。余临证观察，用白芥子治关节肿痛，以关节腔有积液，或为患已久，关节僵硬作痛者尤为适宜。对于关节腘窝囊肿，历久未消，坚硬如石，选用此品有助于徐消徐磨，化有形为无形。

控涎丹用白芥子是制方之巧者，若以为白芥子之性如甘遂、大戟之猛悍则误矣。白芥子出自菜园（白芥），在明代医家韩悫眼中，和紫苏子、莱菔子一样，“以为甘旨”，是美好的食品而已。其所制之三子养亲汤，治“高年咳嗽，气逆痰痞”。方用紫苏子、白芥子、莱菔子洗净，击碎，咳嗽若气逆偏胜，以紫苏子为君；痰多，以白芥子为君；食痞，以莱菔子为君；余次之。每剂不过三钱，用生绢小袋盛之，煮作汤饮，代茶水啜用，不宜煎熬太过。若大便素实者，临服入熟蜜少许；若冬寒，加生姜三片。“夫三子者，出自老圃，其性度和平芬畅，善佐饮食奉养，使人亲有勿药之喜，是以仁者取焉。老吾老以及人之老，其利博矣。”（《韩氏医通》）寻常菜园之品，子则饶有生气，降气化痰，消食和中，消中能益，化中能生，其性纯良。韩氏谓此方“不宜煎熬太过”，独取其气之轻清，亦当着眼。又，白芥“辛甘而温，御风湿，根味尤美；补元阳，利肺豁痰，和中通窍，腌食更胜”。“白芥子研末，水调如糊，以纸密封半时，可作食料，辛热爽胃，杀鱼腥、生冷之毒”（《随息居饮食谱》）。录之以供参考。

明人李梴《医学入门·本草》称白芥子“安五脏，止夜多小便”。其说在诸家本草中独具新意，值得关注。李氏此说当作何解？夜尿频多，多缘于肾虚，其能治之，由此可测知白芥子在温养中有缩泉之功。此外，男子常见的前列腺肥大症，常以夜尿频繁、不爽为苦，审系湿热、脂浊下注，加用白芥子有效。以其行中兼补、通中寓涩也。白芥子能起阳痿，余历验不爽，但当审证用之。阳痿缘于阳气不振，但阳气不振有阳虚、阳郁之分。果系阳虚，当用温补；若系阳郁，误用温补，适得其反。此类病证，若郁而化火伤阴，当苦以泄之，苦以坚之，并参宣导之品；若郁而不通，当辛以通之，白芥子为当选之良药，取其通阳气，聚水谷之气以益肾精，振颓起痿。

白芥子善消阴疽。清人王洪绪《外科全生集》阳和汤即用之，此方主治一切阴疽、附骨疽、流注、鹤膝风等证属阴寒者。药用：熟地黄一两，白芥子（炒研）二钱，鹿角胶三钱，肉桂（去皮研粉）一钱，姜炭、麻黄各五分，生甘草一钱。此方消阴霾、布阳和、化坚凝，以熟地黄、鹿角胶补血填精，立回阳之基；肉桂、姜炭温行气血；麻黄通阳，白芥子亦通阳，麻黄通阳解凝消坚，白芥子通阳疏风散肿，是以此方不仅可用于阴疽，还能用于湿痰流注。马培之曾谓，“此方治阴证，无外其右”，又说“乳岩万不可用，阴虚有热及破溃日久者，不可沾唇”。洵为知言。

# 九四 葱白

◎ 葱白味辛、甘，性平，入肺、胃经，具通阳、发表、利窍、解毒、和血、安胎、杀虫之功，为外感风寒、肺闭咳逆、阴寒腹痛、二便不通、胎气不安、虫积腹痛、痈疡肿痛之良药。葱乃寻常菜蔬，居家必备，深明其性不仅可用于某些急症（如癃闭），还可作防病、治病之资。

◎ 葱易于栽培，难死易活，极富生生之阳气。其形中空，其茎色白，中含稠涎，阳涵于阴也。葱白下连及根，上生青叶，一派从阴达阳之象。古人用其通阳、达邪，其意可知。陶弘景体察物性：『葱有寒热，白冷青热，伤寒汤中不得用青也。』是说葱的白茎与青叶其性并不相同。《外台》卷三所载之柴胡汤，方中有葱白一味，并注曰：『勿令有青处，青即热，白即冷。』亦宗陶氏之说。由斯观之，葱白之发散，非温散之谓，全假其辛味，全赖其有升阳之功。清人邹润安《本经疏证》附和陶氏之说，谓：『茎，葱之去叶者也；汁，捣全葱而绞出者也；茎性平，汁性温，则陶隐居白冷青热之说不虚矣。』邹氏并指出：所谓葱白，乃『下不连根，上需去管』的部分，并非如某些本草著作所说的葱之鳞茎，至于连须葱白，则葱白当连根及须用之。

葱白偏重宣通上下阳气，流通津液；葱叶、葱汁偏重消瘀活血。然则气为血帅，气通则血活，且血亦阴液之属，津液得滋有助于血液之运行，故葱白亦能和血通脉，有行血止血之功能。葱白辛而且滑，既可利窍，又能养窍，此一特性值得深刻领悟。北齐徐之才《十剂》："药有宣、通、补、泄、轻、重、涩、滑、燥、湿十种，是药之大体，而《本经》不言，后人未述。凡用药者，审而详之，则靡所遗失矣。"《十剂》确是用药之大经大法，未可轻忽。在论及滑剂时，徐氏曰："滑可去着，冬葵子、榆白皮之属是也。"为之提示范例。着者，有形之邪，如痰涎、瘀滞留而不去之类，取质滑之药引而去之。葱白之去着，主要作用于肺系病变，以其中含稠涎、汁滑，味辛又能通气化液，故能利肺气，养肺窍，从而促进气体的交换，排泄痰涎，尤能将顽痰、胶痰滑而去之，推陈致新，不致留着生变。且葱白兼能散瘀，痰涎留着，肺络必有瘀滞，其能化瘀和络，改善肺循环，以利呼吸。是以咳嗽胸闷，气短气急，咳痰不爽，或络脉不和、胸胁作痛等证常选用之。

张仲景治危急重症，葱白作回阳通脉之用，其义值得参究。一般说来，回阳救逆以干姜、附子之力胜，但姜、附常需以通脉药为引，方可回阳生脉，此仲景之微旨也。试看《伤寒论》治少阴病下利之白通汤（葱白、干姜、附子），方中用葱白。治少阴病，下利清谷，里寒外热，手足厥逆，脉微欲绝，身反不恶寒，其人面色赤，或腹痛，或干呕，或咽痛，或利止脉不出者之通脉四逆汤（炙甘草、附子、干姜），方后注曰："面色赤者，加葱九茎。"曰脉微欲绝，曰利止脉不出，阳气之衰微，心脏之衰竭，生机将绝，朝不保夕矣。此证阴寒内盛，逼阳外越，寒是凝冱之沉寒，故下利清谷；阳是格拒之残阳，故面色赤。急用姜、附驱散沉寒，振奋心肾之阳气，回阳救逆。然非葱白通阳，不足以导浮阳归宅，且肺朝百脉，葱白入肺以利呼吸，气顺则血行，正可引导姜、附以收回阳生脉之功。仲景用葱白，神乎技矣！后世医家如明人陶节庵所制之回阳救急汤（附子、肉桂、炮干姜、人参、白术、茯苓、姜半夏、陈皮、甘草、五味子、麝香），治少阴中寒，干呕，心烦，下利、肢厥、脉微欲绝或无脉之候，沿用不衰。方以麝香为引，引领回阳救逆诸品以生脉，其用麝香殆得仲景用葱白之意也。

葱白具升发之性，味辛能通能散，有解表之功。《肘后》葱豉汤，即以其与豆豉相伍，治疗风寒初起，恶寒发热之候。《类证活人书》连须葱白汤，治"伤寒已发汗，或未汗，头疼如破”之证，药用：连须葱白（寸切）半斤，生姜二两，煎后去渣，分作二三服。证系表邪未罢，里热渐起者。葱白由胃达肺，配合生姜，开表气之郁闭，清透郁热，连须用，冀疏达络中之邪。如斯则表解热退，头痛自已。《活人书》另有葛根葱白汤（葛根、芍药、知母、葱白、川芎、生姜），治外感头痛不止者，着眼于清解表邪，清泄里热，可为表证渐罢，阳明经热已盛者取法。葱白兼有解毒作用，《证治准绳》葱白汤，系以其与豆豉、葛根、升麻相伍，“治中水毒、溪毒，如伤寒状”。豆豉善解湿毒，升麻、葛根升阳解毒，四味相协，解热、解毒之功更著。此方用药精纯，颇有巧思。

治疗外感热病，用葱白组成的一些食疗方可资采用。在感冒流行期间，可常服小葱拌豆腐。豆腐由大豆制成，大豆具解毒作用，磨成豆浆用石膏或卤水点卤，石膏善解肺热，故一味豆腐治肺热咳喘有效；卤水点卤的豆腐化痰作用较石膏点卤者为胜。小葱用全株，去须即可。以通阳、宣肺、发表、解毒。将豆腐蒸过放冷，拌入洗净切细的小葱，酌加少量盐和麻油即可食之。此方流感能防，流感初起能治，且简便易行。小葱乃葱之柔细者，《本草正义》称之为“绵葱”，并谓：“其粗壮者则曰胡葱，气浊力薄，不如柔细者佳。”又：另有一种时行戾气，传染性强，危害性大，以肺系症状为主，初起即高热、咳嗽，如SARS流行期间，笔者曾建议友人用小葱拌豆腐做预防之用，以其能化疫热、解热毒故也。此外，葱白粥能解感冒发热，即用粳米适量煮成粥后，和入洗净切细的葱白再煮数沸即可食用。粳米养胃以资汗源，对虚人、老人及小孩尤宜。

小便癃闭，涓滴难出，汤药常缓不济急，《千金方》记载了古代用葱管作导尿之法：“胞囊者，肾膀胱候也，贮津液并尿，若脏中热病者，胞涩，小便不通……为胞屈僻，津液不通，以葱叶除尖头，纳阴茎孔中深三寸，微用口吹之，胞胀，津液大通便愈。”此法至明代，李时珍又有了发展，李氏用“葱管吹盐入玉茎内，治小便不通及转胞危急者，极有捷效”，并谓“余常用治数人得验”，可见疗效不虚。所谓转胞，是指妇人妊娠小便不通，甚至小腹胀急疼痛之候，系胎体渐大，压迫膀胱所致。治疗此证，《千金》一方用葱白、阿胶、琥珀、车前子；《全生指迷方》葱白汤则用葱白、陈皮、冬葵子。转胞则气陷，气化不行，葱白升清利窍，以助膀胱气化，二方均用之。前者适用于体虚液乏者，用阿胶滋之养之；后者适用于气机逆乱者，用陈皮以调之。至于车前子、冬葵子之属，只不过利尿之向导而已。

用葱白外治通利二便，为临床所常用。《普济本事方》治癃闭，“用葱白三斤，细锉炒令热，以帕子裹，分作两处，更替熨脐下即通”，意在温通行气，以复膀胱之气化功能。此方对中寒腹痛亦效。《直指方》治大肠虚闭之匀气散，取“连须葱一根，姜一块，盐一捻，淡豉三七粒，捣作饼，烘掩脐中，扎定，良久，气通即通，不通再作”。大肠虚闭不宜妄攻，此方意在调匀气脉，调节肠蠕动，达到通便的目的。

用葱白安胎，取意各别。例如气机不畅，胎气不宁，可用其顺气安胎。妇人妊娠感受风寒，常可采用葱白，以其发散外邪兼可安胎。若孕妇下元虚衰，虚阳上浮，或面赤，或头痛，胎动不安，有坠胎之虑者，葱白正可选用。《千金》治妊娠胎动不安，腹中疼痛之葱白汤（葱白、阿胶、当归、续断、川芎），殆为此类证候而设。盖假其导引虚阳，与胶、归、续断同用，以收益肾安冲、固护胎元之效。《杨氏产乳》治“胎动下血，腰痛抢心”，用葱白煮浓汁饮之，云“未死即安，已死即出，未效再服”。《沈氏尊生》葱白汤沿用其法，“治胎上逼心烦闷，亦治胎动困笃”，称其不仅能安胎，亦能下死胎。盖葱白极富生气，能安胎；滑可去着，又能下死胎，故其效如此。

葱白杀虫有殊功。《瑞竹堂经验方》治虫积腹痛，用本品捣烂，以麻油灌服甚效，对胆道蛔虫及因虫积腹痛引发的不完全性肠梗阻均可用之。验方葱油煎亦为疗胆道蛔虫之良方，取麻油四五两，青葱一握，放锅中加油煎之，俟葱变黑，捞出，将葱油放温，服下即可。

用葱白治外疡，内服、外治均可。《千金》治乳痈初起，用葱汁一味服之，取其解毒、消瘀、散肿也。《外科精要》乌金散，“治痈疖肿硬，无头不变色者”。药用：米粉四两，葱白一两（细切），同炒至黑色，杵为细末，酌量用之，以醋调敷，一伏时又换，以消为度。其法简易可行。

九五

# 石膏

◎石膏体松、质坚，味甘、淡，性寒，入肺、胃经，具清热泻火、解肌达邪、利水消肿、清镇降逆之功，为疗阳明气分大热之专药，适用于热病邪入阳明，高热，有汗，烦渴诸症。可平胃热上逆之呕吐、阳明经邪热上壅之头痛、肝阳上亢之风眩。因其能清肺化气、行水化饮，可用于肺热咳喘、风水泛溢肌肤的水肿以及脑水肿等证。

◎一味性寒的石药能解肌，乃至发汗，这一功用耐人寻味。从其性味分析，《本经》称其『辛、微寒』，《别录》以为『甘、大寒』。其实石膏何来辛味，殆因其能解肌之故。味辛，示其能达外而已。张元素说『石膏性寒，味辛而淡，气味俱薄，体重而沉，降也阴也，乃阳明经大寒之药』。所谓『气味俱薄，体重而沉』，是说其气可升，其用能降，能升则上达高颠，清脑热，清头目；能降则逐痰热下趋，引饮邪下行。『味辛而淡』的『淡』很值得注意，《别录》只言其甘，未言其淡，以淡附于甘耳。淡者味薄，味薄则通，故淡味有渗泄之功。淡味药先上升而后下降，既能开毛窍引热外达，复能启下窍而利小便，石膏既能解肌又能利尿与其淡味有关，且石膏性寒，为阳明气分之药。阳明气分大热用石膏，犹如『红炉泼水』，自然作汗而解，非石膏能发汗，是阴阳和而汗自出也。由斯观之，石膏解表发汗之力薄，解肌清热之功胜。

石膏疗热入阳明之候，因病邪的传变、正邪的盛衰，有伍知母、伍人参、伍生地等不同的配伍方法。石膏伍知母，如为人所熟知的白虎汤（石膏、知母、炙甘草、粳米），《伤寒论》用于不恶寒，反恶热，热势甚壮，大汗，烦躁，口渴引饮，舌上干燥，脉洪大之候；还用于脉滑而手足逆冷之热厥。甘寒之石膏与苦寒而质润的知母化合，专清阳明大热，兼滋不足之阴液，甘草、粳米缓诸药苦寒之性，养胃气以顾本，为清凉解热、养阴润燥、祛邪存正之良方。石膏伍人参，如白虎加人参汤，适用于热病大汗出、大烦渴不解，阳明热盛且气阴兼伤者。人参本为甘温益气之品，与膏、知化合，温性顿失，专益气阴之不足，此配伍之妙也。石膏伍生地，意在气营两清，表示热病不仅气分热盛，且营分热炽。《温病条辨》玉女煎去牛膝熟地加细生地玄参方，正为温病气血两燔、脉数舌绛、烦扰不寐之证而设。上列诸法，随证用之。

《别录》称石膏“解肌发汗”，此四字宜活看。如上所述，石膏毕竟发汗之力不足，不过解肌引热外达而已，故石膏切勿以汗药视之。对于外有寒束，或表证未罢，里热已盛者，石膏仍可用之。此类证候，在仲景时代，石膏常与辛温药同用，后人发展到石膏与辛凉解表药同用，既张扬了石膏解肌清热之性，又济其发表力不足之短，示人以法。《伤寒论》大青龙汤（麻黄、桂枝、杏仁、石膏、炙甘草、生姜、大枣），治太阳中风，脉浮紧，发热恶寒身疼痛，不汗出而烦躁，无少阴证者。此证高热无汗，周身熯干，用麻、桂发表是矣，但内热已盛，津液已伤，麻、桂有助热之嫌，且不足以化津液以为汗，故用石膏清热生津以济之。服此汤后，常汗出热解，见效甚速。惟当警惕里虚，特别是心肾阳虚者慎用。近人张锡纯善用石膏，曾制清解汤（生石膏、薄荷叶、蝉蜕、甘草）、寒解汤（生石膏、知母、连翘、蝉蜕）治疗温热病。前者适用于“温病初得，头疼，周身骨节酸疼，肌肤壮热，背微恶寒，无汗，脉浮滑者”；后者适用于“周身壮热，心中热而且渴，舌上苔白微黄，其脉洪滑，或头犹觉疼，周身犹有拘束之意者”。一则偏向于辛凉表透，另一则在清泄里热中寓透表之意，惟均仗石膏清热解肌也。

石膏清无形之邪热，若欲兼化热毒，不妨与苦寒解毒之品并用。例如《千金》治“妊娠伤寒，头痛壮热，肢节烦疼”之石膏大青汤（石膏、大青、黄芩、葱白、前胡、知母、山栀）即是其例。大青清心胃大热，解时行热毒，与石膏相伍，收气营两清之效。盖温热时行，热伤胎元，故急用二味配合黄芩、山栀、知母以化蕴热、解热毒；以葱白、前胡促热外达，邪热去则胎气自安。更何况葱白可以安胎，黄芩亦为清热安胎之良药也。

石膏清肺镇逆、止咳平喘，用之得当其效非凡。热壅肺系，肺气失宣，汗出而喘，呛咳剧烈，痰黄且稠，口渴，舌黄，脉浮数者，可用麻杏石甘汤（麻黄、杏仁、生石膏、甘草）治之。今用于治疗大叶性肺炎，还可加黄芩、鱼腥草之属以清肺解毒。麻杏石甘汤还可用于痉咳、寒包火之失音等证。斯时麻黄、石膏不宜用大量，恐药过病所。对“热盛喘嗽”，《普济方》径用石膏二两，炙甘草五钱，为末，每服三钱，用生姜汤和蜂蜜调下。此方取石膏化胸中之热，清镇降逆，热去则痰涎不致上涌，气降则痰涎自消；甘草以缓喘嗽急迫之势，蜂蜜以润肺燥，生姜为防石膏寒胃而设。配伍精当，方药简洁可从。

石膏能行水化饮，这一功用诸家本草罕见记载，识者甚鲜。饮属阴邪，仲景有“病痰饮者，当以温药和之”之明训，倘拘泥此说，禁锢思想，遂生弊端。其实仲景治痰饮水气未尝不用石膏，岂意在清热，还取其行水，惜人欠领悟耳。举例言之，如仲景治“风水恶风，一身悉肿，脉浮不渴，续自汗出，无大热”之越婢汤（麻黄、石膏、甘草、生姜、大枣），其义本甚显豁，而喻嘉言则曰：“越婢汤者，示微发表于不发之方也，大率取其通调营卫，麻黄、石膏二物，一甘热，一甘寒，合而用之，脾偏于阴，则和以甘热，胃偏于阳，则和以甘寒，乃至风热之阳，水寒之阴，凡不和于中土者，悉得用之……不害中土，自足消患于方萌矣。”真可谓求深反晦。殊不知此方为行水之剂，方中麻黄可以利尿，石膏亦有肃肺行水之力。盖肺气不清则气不肃，气不肃则水不化，石膏清肃肺气而水气自行。再如仲景治“膈间支饮，其人喘满，心下痞坚，面色黧黑，其脉沉紧”之木防己汤（木防己、石膏、桂枝、人参），方中用石膏其义何居？尤在泾释之曰：“木防己、桂枝，一苦一辛，并能行水而散结气，而痞坚之处必有伏阳，故又以石膏治热，人参益虚，于法可谓密矣。”“痞坚之处必有伏阳”，其理精凿不磨。然而治热之药甚多，何以选用石膏，盖以其有行水之力也，且与桂枝同用，升降阴阳，能消痞坚而化饮邪。尤氏一代名家，尚未及此，药性之难明甚矣。

当代江苏吴县陈国熊医师撰有《石膏应用心得二则》一文，载于 1978 年江苏人民出版社出版的《江苏中医学术活动文选》中，文中云："石膏此物，人但知其清热，殊不知此物最能行水逐饮，仲景于痰饮水气方中多用之。廿年前曾遇一老医，云彼曾治一病孩，患脑积水，头大如斗，诸治乏效。因思石膏善能行水，遂用生石膏一两，川芎二钱煎服之，用川芎者，取其升举引经之功也。先后服二十余剂，头形渐复正常，脑之积水竟消。"并言其治一胆囊积水证，因积水量大需行手术，经用枳术汤加生石膏、参、芪、柴胡，共治一月余，胆囊积水完全消失。作者称生石膏治中风（脑血管意外），"可消除脑水肿，降低脑压，并有抑制渗出之功"。凡此乃实践有得之言，可补方书之未备。以余观之，石膏之化饮行水，主要取肃肺化气、淡渗利尿二义，尤适用于饮证之夹热者，或佐以辛温之品以助气化。善用者可因证调适之。

石膏上清脑热，平息风阳，为头痛常用之药。若伍川芎，可疗风火头痛；若再加菊花，如《赤水玄珠》川芎散（石膏、川芎、菊花），可用于偏头痛及头风。前人治头痛还有石膏与附子并用之法，取寒热相激，相反相成，以收祛风镇痛之效。

石膏清胃热，其所主之牙痛，以风火为患或胃热上熏者居多。风火为患，可用石膏伍细辛；胃火上熏，可用石膏伍升麻，均可随证参用他药，兹不多赘。

图书在版编目（CIP）数据

本草致用 / 朱步先著. —北京：人民卫生出版社，2023.3
ISBN 978-7-117-34252-0

Ⅰ. ①本… Ⅱ. ①朱… Ⅲ. ①中草药 - 临床药学 - 经验 - 中国 - 现代 Ⅳ. ① R285.6

中国版本图书馆 CIP 数据核字（2022）第 244382 号

本草致用
Bencao Zhiyong

著　　者　朱步先
出版发行　人民卫生出版社（中继线 010-59780011）
地　　址　北京市朝阳区潘家园南里 19 号
邮　　编　100021
印　　刷　北京顶佳世纪印刷有限公司
经　　销　新华书店
开　　本　710 × 1000　1/16　　印张：23　　插页：8
字　　数　371 千字
版　　次　2023 年 3 月第 1 版
印　　次　2023 年 3 月第 1 次印刷
标准书号　ISBN 978-7-117-34252-0
定　　价　89.00 元

E - mail　pmph @ pmph.com
购书热线　010-59787592　010-59787584　010-65264830

打击盗版举报电话　010-59787491　E-mail　WQ @ pmph.com
质量问题联系电话　010-59787234　E-mail　zhiliang @ pmph.com
数字融合服务电话　4001118166　E-mail　zengzhi @ pmph.com

55检